Jutta König

Der MDK –
Mit dem Gutachter eine Sprache sprechen

Jutta König

Der MDK –
Mit dem Gutachter eine
Sprache sprechen

**Alles über die Einstufungspraktiken und
die Qualitätsprüfung nach § 112 in Verbindung
mit § 114 SGB XI des Medizinischen Dienstes
der Krankenversicherung sowie anhängende
Prozesse der Qualitätssicherung**

7., aktualisierte Auflage

schlütersche

Bibliografische Information der Deutschen Nationalbibliothek
Die Deutsche Nationalbibliothek verzeichnet diese Publikation in der Deutschen
Nationalbibliografie; detaillierte bibliografische Daten sind im Internet über
http://dnb.ddb.de abrufbar.

ISBN 978-3-89993-237-9

Anschrift der Autorin:

Jutta König
Untere Albrechtstraße 12
65185 Wiesbaden

Jutta König ist Altenpflegerin, Pflegedienst- und Heimleiterin, Wirtschaftsdiplom-
betriebswirtin Gesundheit (VWA), Sachverständige bei verschiedenen Sozialgerichten im
Bundesgebiet sowie beim Landessozialgericht in Mainz, Unternehmensberaterin, Dozen-
tin in den Bereichen SGB XI, SGB V, Heimgesetz und Betreuungsrecht.

Mehr wissen – besser pflegen!

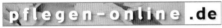

Besuchen Sie unser Pflegeportal im Internet.

© 2010 Schlütersche Verlagsgesellschaft mbH & Co. KG,
Hans-Böckler-Allee 7, 30173 Hannover

Gestaltung: Schlütersche Verlagsgesellschaft mbH & Co. KG, Hannover
Satz: PER Medien+Marketing GmbH, Braunschweig
Druck und Bindung: Druck Thiebes GmbH, Hagen

Inhalt

Vorwort 11

Teil I   MDK – Mit dem Gutachter eine Sprache sprechen

1   Einige Paragrafen aus dem Pflegeversicherungsgesetz .. 16
1.1   Absicherung des Risikos der Pflegebedürftigkeit § 1 Abs. 4 ... 16
1.2   Selbstbestimmung § 2 Abs. 2 16
1.3   Vorrang der häuslichen Pflege § 3 16
1.4   Eigenverantwortung § 6 17
1.5   Aufklärung, Beratung § 7 17
1.6   Begriff der Pflegebedürftigkeit § 14 18
1.7   Verfahren zur Feststellung der Pflegebedürftigkeit § 18 21
1.7.1 Neuerung 2009 22
1.8   Begriff der Pflegeperson § 19 22
1.9   Leistungsvoraussetzung § 33 23
1.9.1 Ohne Antrag geht in Deutschland gar nichts 23
1.10 Stufen der Pflegebedürftigkeit § 15 25
1.10.1 Pflegestufe I 25
1.10.2 Pflegestufe II 25
1.10.3 Pflegestufe III 25
1.10.4 Härtefallregelung 25
1.10.5 Die Pflegestufen sinken 26
1.11 Bedingung der Pflegebedürftigkeit 27
1.11.1 Die Hürden der Pflegeversicherung 29
1.12 Leistungen des Pflegeversicherungsgesetzes (PVG) 29
1.12.1 Leistungsarten, Grundsätze § 28 29
1.12.2 Kosten der Leistungen der Pflegeversicherung 30
1.12.3 Pflegesachleistung § 36 30
1.12.4 Pflegegeld § 37 31
1.12.5 Kombination von Sach- und Geldleistung,
       Kombinationsleistung § 38 33
1.12.6 Häusliche Pflege bei Verhinderung der Pflegeperson § 39 33
1.12.7 Pflegehilfsmittel und technische Hilfen § 40 34
1.12.8 Tages- und Nachtpflege § 41 45
1.12.9 Kurzzeitpflege § 42 46
1.12.10 Vollstationäre Pflege § 43 46
1.12.11 Soziale Sicherung § 44 50
1.12.12 Pflegekurse § 45 52

1.12.13 Pflegebedürftige mit erheblichem allgemeinen Betreuungsbedarf
§ 45a (ambulant) und 87b (stationär) 52
1.12.14 Neuregelung § 45b, Leistungen für Pflegebedürftige
mit erheblichem allgemeinen Betreuungsbedarf 57
1.12.15 Neuregelung § 45c 58
1.13 Aufgaben des MDK 59
1.13.1 Aufgaben des MDK im Rahmen der Feststellung zur Pflegebedürftigkeit 60
1.14 Pflegezeitgesetz 60

2 **Zahlen und Fakten zur Pflegeversicherung** 64

3 **Die Begutachtung** 72
3.1 Gliederung des Gutachtens 73
3.1.1 Die einzelnen Punkte der Abschnitte 73
3.2 Die anrechenbaren Verrichtungen 75
3.3 Der Hilfebedarf 76
3.3.1 Formen der Hilfeleistung 76
3.3.2 Zeitorientierungswerte der Begutachtungsrichtlinien 79
3.4 Verfahren zur Feststellung der Pflegebedürftigkeit
(gemäß Richtlinie zur Einstufung) 81
3.4.1 § 18 SGB XI 81
3.4.2 Festlegung der Pflegebedürftigkeit 82
3.5 Vorgehensweise bei einer Begutachtung 84
3.5.1 Ankündigung des Besuchs 84
3.5.2 Der Besuch 86
3.5.3 Begutachtung des Antragstellers im Krankenhaus
oder in einer Rehabilitationseinrichtung 87
3.5.4 Besonderheiten bei der Ermittlung des Hilfebedarfs 89
3.5.5 Hilfebedarf und aktivierende Pflege 89
3.6 Begutachtungssituation = Alltagssituation? 90
3.6.1 »Nehmen Sie mal die Arme hinter den Kopf!« 91
3.6.2 Gute Vorbereitung ist die halbe Einstufung,
aber keine Zauberei 94
3.7 Sind demenziell Erkrankte in der Richtlinie wirklich schlechter
gestellt? 98
3.7.1 Sind demenziell Erkrankte morgens fitter als abends? 99
3.7.2 Pflegetagebuch 100
3.8 Ist Kommunikation anrechenbar? 103
3.9 Erschwerende und erleichternde Faktoren 104
3.9.1 Allgemeine Erschwernisfaktoren 104

3.9.2   Allgemeine erleichternde Faktoren 105
3.9.3   Spezielle Faktoren 105

4   **Das Formulargutachten** 115
4.1   Erläuterungen zum Gutachten 129
4.1.1   Derzeitige Versorgungs- und Betreuungssituation 129
4.1.2   Pflegerelevante Vorgeschichte und Befunde 129
4.1.3   Krankheit(en)/Behinderung(en) und ihre Auswirkung(en)
        auf die Aktivitäten des täglichen Lebens 129
4.1.4   Pflegebegründende Diagnose(n) 130
4.1.5   Pflegebedürftigkeit 132
4.1.6   Ergebnis 134
4.1.7   Empfehlungen 134
4.1.8   Zusätzliche Empfehlungen/Erläuterungen für die Pflegekasse 135
4.1.9   Prognose/Wiederholungsbegutachtung 135
4.1.10 Beteiligte Gutachter 135
4.2   Wer macht denn nun die Einstufung? 136
4.2.1   Was sich hinter den einzelnen Fragen verbirgt 136
4.3   Der Widerspruch 137
4.3.1   Wie geht nun so ein Widerspruch? 137
4.3.2   Der Bescheid – sehen Sie genau hin! 138
4.3.3   Kaum Klagen 139
4.3.4   Wie wird der Widerspruch innerhalb der Kasse abgehandelt? 139

Teil II   Qualitätssicherung

5   **Qualitätsprüfung nach SGB XI § 114** 144
5.1   Die Qualitätsprüfungsrichtlinie 145
5.2   Die Prüfebenen 149
5.2.1   Strukturqualität 149
5.2.2   Prozessqualität 150
5.2.3   Ergebnisqualität 150
5.3   Transparenzvereinbarungen 151
        Die Anlage 1 151
        Die Anlage 2 152
        Die Anlage 3 152
        Die Anlage 4 175
5.4   Fragen aus dem MDK-Erhebungsbogen und der Anleitung
        zur Prüfung der Qualität 182
5.4.1   Wahrnehmung der Fachaufsicht 188
5.5   Prüfungsanlass 190

5.6	Prüfungsablauf	192
5.6.1	Gute Vorbereitung ist die halbe Miete	195
6	**Qualität**	198
6.1	Definition	198
6.1.1	Qualität ist nicht immer gleich Güte	199
6.2	Entwicklung der Qualitätssicherung	201
6.3	Ebenen der Qualität	202
6.3.1	Strukturqualität	202
6.3.2	Prozessqualität	203
6.3.3	Ergebnisqualität	203
6.3.4	Definitionen und Begrifflichkeiten	204
6.4	Die Normenreihe DIN EN ISO 9000 ff.	205
6.4.1	Die Normenreihe 9000:2008	205
6.5	EFQM	207
6.6	TQM	207
6.7	KTQ	208
6.8	Null-Fehler-Prinzip	210
6.9	Diakonie-Siegel	211
7	**Maßnahmen zur Qualitätssicherung**	216
7.1	Interne Qualitätssicherung	216
7.1.1	Anleiter, Mentoren, Paten etc.	216
7.1.2	Arbeitsabläufe/Pläne	216
7.1.3	Betriebsärztliche Untersuchung	219
7.1.4	Delegation	220
7.1.5	Dienstpläne	228
7.1.6	Dienstanweisungen	230
7.1.7	Dienst- und Teambesprechungen	230
7.1.8	Einarbeitungsmappe	231
7.1.9	Fachliteratur	238
7.1.10	Fort- und Weiterbildung	238
7.1.11	Maßnahmenkatalog	240
7.1.12	Merkblätter	247
7.1.13	Organigramm	247
7.1.14	Pflegeleitbild	249
7.1.15	Pflegehandbuch	250
7.1.16	Pflegekonzept	251
7.1.17	Pflegestandards	252
7.1.18	Pflegevisite	257
7.1.19	Qualitätsbeauftragte	269

7.1.20 Qualitätshandbuch/Pflegequalitätshandbuch 273
7.1.21 Qualitätszirkel 281
7.1.22 Schweigepflicht 282
7.1.23 Sicherheitsmaßnahmen (BGW) 285
7.1.24 Stellenbeschreibung 286
7.1.25 Übergabe 286
7.1.26 Verfahrensanweisung 291
7.1.27 Verhaltensanweisung 292
7.1.28 Pflegedokumentation 293
7.1.29 Expertenstandards 326
7.2   Externe Qualitätssicherung 337
7.2.1   Berater 337
7.2.2   Auditoren 338
7.2.3   Zertifizierungen 339
7.2.4   Begehungen – externe Audits 340
7.2.5   Kooperation mit anderen Institutionen 341
7.2.6   Konferenzen 341
7.2.7   Treffen/Meetings 341
7.2.8   Mitgliedschaft in einem Berufsverband 341

8   **Die häufigsten Mängel bei der Qualitätsprüfung** 343

Definitionen und Abkürzungen 347

Literatur 348

Register 350

Vorwort

Dieses Buch ist an alle in der Pflege Tätigen gerichtet. Hierzu gehören insbesondere die ambulante Alten- und Krankenpflege, die Alten- und Pflegeheime sowie die Behinderteneinrichtungen. Dabei ist es gleich, in welcher Struktur- oder Hierarchieebene jemand tätig ist. Die Bereiche der Qualitätssicherung und Einstufung betreffen alle gleichermaßen. Ob Heim- oder Pflegedienstleitung, ob Wohnbereichsleitung, Pflegekraft oder Pflegeassistent. Nur wenn sich jeder im Bereich der Pflege diesen Themen verantwortungsbewusst stellt, hat die Pflege eine Chance, ihre Lobby zu stärken.

Die bisherige Literatur befasst sich vorwiegend mit dem statistischen Zahlenmaterial beider Themen oder mit den dazugehörigen Paragrafen. Ich habe in diesem Buch versucht, erstmals aus Sicht der beteiligten Einrichtungen und Pflegekräfte zu schreiben. Dabei habe ich beide großen und derzeit bestimmenden Themen in der Pflege, die Qualitätsprüfung nach § 114 und die Einstufung von Pflegebedürftigen gemäß Begutachtungsrichtlinie, in einem Werk zusammengefasst.

In der Vergangenheit wurden bestimmte Themen, wie z. B. die Qualitätssicherung, oft nur für die Leitungsebenen besprochen. Die Pflegekräfte bekamen häufig genau so viele Informationen, wie es die Vorgesetzten für nötig hielten. Diese Taktik geht auf Dauer nicht auf. Jede Pflegekraft ist Teil des gesamten Systems. Sie muss daher die Anforderungen oder Aufgabenverteilungen innerhalb der Pflegeversicherung einordnen können. Die Einstufung von Pflegebedürftigen und die Qualitätsprüfungen durch den MDK sind nicht die sprichwörtliche »heilige Kuh«, sondern das Wissen um diese beiden Themen ist eine alltägliche Notwendigkeit.

Im ersten Teil meines Buches möchte ich mich den Einstufungskriterien widmen. Die »Richtlinien der Spitzenverbände der Pflegekassen zur Begutachtung von Pflegebedürftigkeit nach dem XI. Buch des Sozialgesetzbuches« (im Folgenden »Begutachtungsrichtlinien«) wurden im Juni 2009 überarbeitet und im August 2009 neu aufgelegt. Sie sind aber innerhalb der Pflege noch immer nicht ausreichend bekannt.

Immer wieder kam es in der Vergangenheit zu Unstimmigkeiten innerhalb der Institutionen, sowohl im Bereich der Qualitätsprüfung als auch beim Thema der Einstufungen. Die Pflegeeinrichtungen verlangten von den Mitarbeitern der Pflege oft hohe Pflegeeinstufungen. Je höher ein Pflegebedürftiger eingestuft war, desto größer schien der betriebliche Erfolg. War eine Einstufung nicht im Sinne der Einrichtung, hatten die Pflegekräfte entweder schlecht dokumentiert oder die Begutachtungsrichtlinien waren einfach nicht praktikabel. Die Wahrheit liegt – wie so häufig – irgendwo dazwischen.

Bis heute erlebe ich Einrichtungen, ambulante wie stationäre, die ihre Mitarbeiter ohne Wissen und Vorbereitung in eine Begutachtung schicken. Die Mitarbeiter sind dem Gutachter somit in Erfahrung und Wissen um die Einstufungskriterien weit unterlegen. So können die Mitarbeiter kaum in einem gemeinsamen Kontext zu einer für den Pflegebedürftigen korrekten Einstufung gelangen.

Dieses Buch trägt den Titel »Mit dem Gutachter eine Sprache sprechen«. Damit möchte ich zum Ausdruck bringen, dass der MDK mit seinen Gutachtern keineswegs nur als Hebel der Macht gesehen wird oder als jemand, von dem nichts Gutes zu erwarten ist. Wissen ist Macht. Je mehr Wissen über die Begutachtung, das Pflegeversicherungsgesetz und die Begutachtungsrichtlinien herrscht, desto klarer, nachvollziehbarer und korrekter werden die Einstufungen.

Es liegt sehr häufig eben nicht an der Begutachtungspraxis der einzelnen Gutachter, sondern vielmehr am fehlenden Know-how der Beteiligten.

Im zweiten Teil geht es um den derzeit wohl umstrittensten Teil der Pflege, die Qualitätssicherung.
Hier ist das Problem etwas anders gelagert als im Bereich der Einstufung: Viele Beteiligte, meist Trägervertreter der Einrichtung, Pflegeleitungen oder auch Qualitätsbeauftragte, verfügen bereits über genügend Informationen und kennen auch die Qualitätsprüfungsrichtlinien. Was fehlt, ist die Umsetzung des Wissens in die Praxis. Wie werden z. B. notwendige Qualitätsmaßnahmen in den Köpfen der Mitarbeiter verankert? Welche Strategie ist für die Erfüllung der Qualität die beste? Wie schafft die Einrichtung eine gute Benotung innerhalb des Transparenzverfahrens?

Die Anforderungen aus dem MDK-Konzept zur Qualitätssicherung von Oktober 1996 wurden mehrfach modifiziert und weiter ausgebaut. Der zweite Prüfkatalog aus dem Jahr 2000 unterschied erstmals zwischen ambulant und stationär und brachte deutlich neue Anforderungen. Diese beiden Anleitungen zur Prüfung der Qualität wurden im Dezember 2005 ersetzt. Möglich wurde dies durch die Qualitätsprüfungsrichtlinien (QPR) des Medizinischen Dienstes der Spitzenverbände der Krankenkassen (MDS): Die QPR regeln seither die Vorgehensweise und den Prozess der Qualitätsprüfung. Auch das, was die Prüfer vor Ort zu prüfen haben, ist neu geregelt. Nach wie vor wird sinnvollerweise bei den Prüfungen die Trennung zwischen ambulant und stationär praktiziert. Aber es wird nicht mehr nur nach einem Prüfbogen geprüft, es werden auch anhand eines festgelegten Systems künftig Noten für die Einrichtungen vergeben.

Es gibt Einrichtungen, die sich bereits seit dem Start der Pflegeversicherung mit der Qualitätssicherung befasst haben und damit mittlerweile sicherlich schon die x-te Revision ihres Qualitätshandbuches mitgemacht haben. Andere Einrichtungen ließen dieses Thema einfach auf sich zukommen und leben heute vielleicht mit einer Mängelliste – als Resultat einer Prüfung –, die sie nun abarbeiten (müssen), oder aber haben sich den geänderten Bedingungen seit 2009 noch nicht ausreichend gestellt.

Ich hoffe, dieses Werk ist nicht nur ein Informationsprodukt, sondern wird darüber hinaus ein allgegenwärtiges Nachschlagewerk mit unterhaltsamem Charakter.

Wiesbaden, im März 2010   Jutta König

Danke

Ich bedanke mich bei allen, die mich in meiner täglichen Arbeit unterstützen. Damit ich niemanden vergesse, nenne ich einfach keine Namen und alle fühlen sich angesprochen.

Den Kritikern ein Wort vorweg:

Die Selbstkritik hat was für sich.
Gesetzt den Fall, ich tadle mich,
so hab ich erstens den Gewinn,
dass ich so hübsch bescheiden bin.
Und zweitens denken sich die Leut:
»Der Mann ist lauter Redlichkeit.«
Auch schnapp ich drittens diesen Bissen
vorweg den andern Kritiküssen.
Und viertens hoff ich außerdem
auf Widerspruch, der mir genehm.
So kommt es dann zuletzt heraus,
dass ich ein ganz famoses Haus.

(Wilhelm Busch)

Teil I
MDK –
Mit dem Gutachter
eine Sprache sprechen

1 Einige Paragrafen aus dem Pflegeversicherungsgesetz

1.1 Absicherung des Risikos der Pflegebedürftigkeit § 1 Abs. 4

»Die Pflegeversicherung hat die Aufgabe, Pflegebedürftigen Hilfe zu leisten, die wegen der Schwere der Pflegebedürftigkeit auf solidarische Unterstützung angewiesen sind.«

1.2 Selbstbestimmung § 2 Abs. 2

»Die Pflegebedürftigen können zwischen Einrichtungen und Diensten verschiedener Träger wählen. Ihren Wünschen zur Gestaltung der Hilfe soll, soweit sie angemessen sind, im Rahmen des Leistungsrechts entsprochen werden.«

Die Aussage »soweit sie angemessen sind« dürfte im Einzelfall sehr spannend zu deuten sein. Wer sagt, was angemessen ist? In der Regel wird dies doch über das Geld entschieden. Wenn also das Sozialamt als Sponsor auftritt, wird nach dem Grundsatz der Angemessenheit sicherlich eine kostengünstige Alternative gesucht werden. Wobei auch im SGB XII (ehemaliger BSGH-Bereich) natürlich Grenzen gelten. So wurden in der Vergangenheit einige Fälle auch vor Gericht entschieden, in denen das Sozialamt als Beklagte Entgelte zahlen musste, die über das »Angemessene« hinausgingen.

1.3 Vorrang der häuslichen Pflege § 3

»Die Pflegeversicherung soll mit ihren Leistungen vorrangig die häusliche Pflege und die Pflegebereitschaft der Angehörigen und Nachbarn unterstützen, damit die Pflegebedürftigen möglichst lange in ihrer häuslichen Umgebung bleiben können. Leistungen der teilstationären Pflege und der Kurzzeitpflege gehen den Leistungen der vollstationären Pflege vor.«

Dieser Grundsatz spiegelt sich in verschiedenen Entscheidungen wider. So ist es manchmal verwunderlich, wenn man im häuslichen Bereich Pflegebedürftige mit einer Pflegestufe antrifft, die einem etwas zu hoch erscheint. Die

Einstufung im häuslichen Bereich erweckt den Eindruck, dass hier gelegentlich das eine oder andere Auge zugedrückt wird.

Auch die finanziellen Verbesserungen in den vergangenen Jahren haben weitgehend ambulant stattgefunden. Zwar wurde das Entgelt der Stufe III auch stationär angehoben, aber ambulant betraf die Anhebung alle Stufen und alle Leistungen (Sach- und Geldleistungen). Siehe auch Seite 32.

1.4 Eigenverantwortung § 6

»Die Versicherten sollen durch gesundheitsbewusste Lebensführung, durch frühzeitige Beteiligung an Vorsorgemaßnahmen und durch aktive Mitwirkung an Krankenbehandlung und medizinischer Rehabilitation dazu beitragen, Pflegebedürftigkeit zu vermeiden.«

In Zeiten knapper Kassen dürfte dieser Passus an Bedeutung gewinnen. Er betrifft nicht nur Pflegebedürftige, sondern alle Krankenversicherten. Es ist tatsächlich eine Überlegung wert, ob einem Diabetiker, der sich nie an seine Diät hält, sich also kontraproduktiv verhält, immer wieder eine Kur verordnet werden soll. Oder ob der Skifahrer, der die vorgegebene Piste verlässt, stets auf Kosten der Solidargemeinschaft behandelt werden soll. Was ist mit dem Fußballspieler, der regelmäßig nach jedem Wochenende seine geprellten Knochen zum Arzt trägt?

1.5 Aufklärung, Beratung § 7

Absatz 2: »Die Pflegekassen haben die Versicherten und ihre Angehörigen und Lebenspartner in den mit der Pflegebedürftigkeit zusammenhängenden Fragen, insbesondere über die Leistungen der Pflegekassen sowie über die Leistungen und Hilfen anderer Träger, zu unterrichten und zu beraten. Mit Einwilligung des Versicherten haben der behandelnde Arzt, das Krankenhaus, die Rehabilitations- und Vorsorgeeinrichtungen sowie die Sozialleistungsträger unverzüglich die zuständige Pflegekasse zu benachrichtigen, wenn sich der Eintritt von Pflegebedürftigkeit abzeichnet oder wenn Pflegebedürftigkeit festgestellt wird. Für die Beratung erforderliche personenbezogene Daten dürfen nur mit Einwilligung des Versicherten erhoben, verarbeitet und genutzt werden.«

In einer Pressemeldung des Verbandes der Angestellten-Krankenkassen e. V. (VdAK) heißt es unter der Überschrift »Rahmenkonzept der Ersatzkassen und ihrer Verbände zur Beratung der Pflegebedürftigen und ihrer Angehörigen (Pflegeberatung)«: »Die Ersatzkassen wollen die Auskunft und die Beratung Pflegebedürftiger und deren Angehörigen intensivieren und verbessern. Die Ersatzkassenverbände VdAK/AEV haben deshalb ein grundlegendes Konzept zur Pflegeberatung erarbeitet, das den Mitarbeitern in den Geschäftsstellen als Hilfestellung für ihre alltägliche Beratungstätigkeit dienen soll. Das Konzept informiert nicht nur über das Leistungsspektrum der Pflegeversicherung, sondern über alle im Zusammenhang mit der Pflegebedürftigkeit relevanten Leistungsmöglichkeiten und Hilfeangebote, z. B. aus den Bereichen der Rehabilitation, Prävention, Krankenbehandlung. Das Konzept orientiert sich praxisnah an den Fragen der Versicherten. Wie läuft das Antrags- und Begutachtungsverfahren? Welche Träger sind zuständig?«

Künftig müssen die Pflegekassen ihre Versicherten aber nicht mehr nur über die Leistungen der eigenen Kasse und die anderer Sozialversicherungen informieren, sondern auch über Anzahl, Preise und Qualität der Leistungsanbieter. In Absatz 3 ist geregelt, dass dem Versicherten »unverzüglich nach Eingang seines Antrags auf Leistungen nach diesem Buch eine Vergleichsliste über die Leistungen und Vergütungen der zugelassenen Pflegeeinrichtungen zu übermitteln« ist. »Gleichzeitig ist der Pflegebedürftige über den nächstgelegenen Pflegestützpunkt (§ 92c), die Pflegeberatung (§ 7a) und darüber zu unterrichten, dass die Beratung und Unterstützung durch den Pflegestützpunkt sowie die Pflegeberatung unentgeltlich sind. Die Leistungs- und Preisvergleichsliste ist der Pflegekasse vom Landesverband der Pflegekassen zur Verfügung zu stellen und zeitnah fortzuschreiben ... Ferner ist der Pflegebedürftige auf die Veröffentlichung der Ergebnisse von Qualitätsprüfungen hinzuweisen. Versicherte mit erheblichem allgemeinen Betreuungsbedarf sind in gleicher Weise, insbesondere über anerkannte niedrigschwellige Betreuungsangebote, zu unterrichten und zu beraten.«

1.6 Begriff der Pflegebedürftigkeit § 14

Absatz 1:
»Pflegebedürftig im Sinne des Gesetzes sind Personen, die wegen einer körperlichen, geistigen oder seelischen Krankheit oder Behinderung für die gewöhnlichen und regelmäßig wiederkehrenden Verrichtungen im Ablauf des täglichen Lebens auf Dauer, voraussichtlich für mindestens sechs Monate, in erheblichem oder höherem Maße (siehe § 15) der Hilfe bedürfen.«

Absatz 3:

»Die Hilfe im Sinne des Absatzes 1 besteht in der Unterstützung, in der teilweisen oder vollständigen Übernahme der Verrichtung des täglichen Lebens oder in Beaufsichtigung oder Anleitung mit dem Ziel der eigenständigen Übernahme dieser Verrichtungen.«

Absatz 4:

»Gewöhnliche und regelmäßig wiederkehrende Verrichtungen im Sinne des Absatzes 1 sind:

1. Im Bereich der Körperpflege das Waschen, Duschen, Baden, die Zahnpflege, das Kämmen, Rasieren, die Darm- oder Blasenentleerung.
2. Im Bereich der Ernährung das mundgerechte Zubereiten oder die Aufnahme der Nahrung.
3. Im Bereich der Mobilität das selbstständige Aufstehen und Zubettgehen, An- und Auskleiden, Gehen, Stehen, Treppensteigen oder das Verlassen und Wiederaufsuchen der Wohnung.
4. Im Bereich der hauswirtschaftlichen Versorgung das Einkaufen, Kochen, Reinigen der Wohnung, Spülen, Wechseln und Waschen der Wäsche und Kleidung oder das Beheizen.«

Lieber arm dran als Bein ab

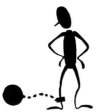

Exakt dieser Paragraf ist der Einstieg in die Pflegebedürftigkeit. Wer bereits hier scheitert, erhält keine Leistungen. Häufig ist dieser Paragraf in der Bevölkerung sehr umstritten. Vielleicht aber in erster Linie wegen der Unwissenheit über die Anwendung der Definition.

Betrachten wir die Formulierungen der Absätze im Einzelnen:
Absatz 1:

»Pflegebedürftig im Sinne des Gesetzes sind Menschen, die wegen einer Krankheit und/oder Behinderung auf Dauer, voraussichtlich mindestens sechs Monate, der Hilfe bedürfen. Es ist also ganz gleich, wie schwerwiegend die Erkrankung ist, ganz gleich, wie behindert jemand ist, es gehören noch andere Faktoren dazu. Genau dies ist der umstrittene Punkt in der Bevölkerung und nicht selten auch bei Pflegekräften. Es ist schwer nachvollziehbar, dass ein Mensch, dem vielleicht beide Beine fehlen, nicht automatisch pflegebedürftig ist. Die Behinderung ist eben nur ein zu erfüllendes Kriterium. Aufgrund dieses Kriteriums muss der Mensch dann zusätzlich der Hilfe bedürfen, und zwar in den Bereichen Körperpflege, Ernährung, Mobilität,

Hauswirtschaft. Ein behinderter Mensch oder ein stark eingeschränkter ist also nicht automatisch pflegebedürftig, weil er nicht automatisch der Hilfe bedarf.«

Manchmal spielt auch die Sechsmonatsfrist eine Rolle, und auch dies ist nicht jedem, der mit dem Bereich Pflege zu tun hat, eingängig.

Wer sich daran erinnern kann, wie 1995 die Pflegeversicherung in Kraft trat, hat vielleicht noch die Worte Norbert Blüms im Ohr, dass die Pflegeversicherung eine Teilkaskoversicherung sei. Das bedeutet zum einen, nicht jeder Schaden ist abgedeckt, und zum anderen, dass jeder Versicherte einen gewissen Selbstbehalt/-anteil einbringen muss. Wer eine Krankheit oder Behinderung hat, aber nicht der Hilfe bedarf, bekommt keine Leistung aus der Pflegeversicherung. Wer eine Krankheit oder Behinderung hat und der Hilfe bedarf, aber nur einen Hilfebedarf von weniger als 45 Minuten pro Tag nachweisen kann, hat einen Selbstbehalt in dieser Höhe. Erst ab der 46. Minute ist ein Pflegebedürftiger der Stufe I zuzuordnen.

So gesehen ist die Frage nach der Pflegebedürftigkeit auch eine Frage der Erfüllung von Anforderungen und Kriterien. Folgende Punkte gilt es zu erfüllen:

1. Liegt eine Krankheit und/oder eine Behinderung vor? Wenn »Ja«, weiter mit Frage 2, wenn »Nein«, keine Pflegebedürftigkeit gegeben.
2. Ergibt sich aus dieser vorliegenden Krankheit oder Behinderung ein Hilfebedarf in der Grundpflege (Waschen, Ausscheiden Ernährung, Mobilität), wenn »Ja«, weiter mit Frage 3, wenn »Nein«, keine Pflegebedürftigkeit gegeben.
3. Ist dieser Hilfebedarf voraussichtlich länger als ein halbes Jahr gegeben oder ist die Lebenserwartung kürzer als sechs Monate? Wenn »Ja«, weiter mit Frage 4, wenn die Antwort »Nein« lautet, ist keine Pflegebedürftigkeit gegeben.
4. Kommt zu der erforderlichen Hilfe in der Grundpflege auch noch die Hilfe bei der Hauswirtschaft hinzu? Wenn »Ja«, weiter mit Frage 5, wenn »Nein«, keine Pflegebedürftigkeit gegeben.
5. Die Hilfe für Grundpflege steht im Vordergrund und beträgt mehr als 45 Minuten täglich? Wenn »Ja«, weiter mit Frage 6, wenn »Nein«, keine Pflegebedürftigkeit gegeben.
6. a) Die mehr als 45 Minuten täglich fallen zu unterschiedlichen Tageszeiten an? Wenn »Ja«, ist Pflegebedürftigkeit und Pflegestufe I gegeben, wenn »Nein«, ist Pflegebedürftigkeit gegeben, aber keine Pflegestufe.

b) Frage 6 a ist komplett erfüllt, es fällt dreimal täglich Hilfe bei der Grundpflege an, insgesamt mehr als 120 Minuten, und zudem ist mehrfach wöchentliche Hilfe bei der Hauswirtschaft notwendig? Wenn »Ja«, dann ist Pflegebedürftigkeit und Pflegestufe II gegeben, wenn »Nein«, ist Pflegestufe I gegeben.

c) Es ist Frage 6 b erfüllt und zudem wird eine Rund-um-die-Uhr-Betreuung erforderlich und einmal in der Nacht (zwischen 22 und 6 Uhr) eine Hilfe in der Pflege? Insgesamt ist der Hilfebedarf in der Pflege täglich (in 24 Stunden) zu mehr als 240 Minuten und zudem mehrfach wöchentlich bei der Hauswirtschaft notwendig? Wenn »Ja«, ist Pflegebedürftigkeit und Pflegestufe III gegeben, wenn »Nein«, ist Pflegestufe II gegeben.

d) Es ist Frage 6 c erfüllt und zudem ist die Pflege nur durch zwei Pflegepersonen zu leisten oder statt zwei Personen wird Hilfe dreimal in der Nacht benötigt? Wenn »Ja«, dann ist Pflegebedürftigkeit und Härtefall gegeben, wenn »Nein«, dann ist Pflegestufe III gegeben.

1.7 Verfahren zur Feststellung der Pflegebedürftigkeit § 18

Absatz 1:

»Die Pflegekassen haben durch den MDK prüfen zu lassen, ob die Voraussetzungen der Pflegebedürftigkeit erfüllt sind und welche Stufe der Pflegebedürftigkeit vorliegt.«

Absatz 2:

»Der MDK hat den Versicherten in seinem Wohnbereich zu untersuchen. Die Untersuchung im Wohnbereich des Pflegebedürftigen kann ausnahmsweise unterbleiben, wenn aufgrund einer eindeutigen Aktenlage das Ergebnis der medizinischen Untersuchung bereits feststeht.«

Absatz 3:

»Die Pflegekasse leitet die Anträge zur Feststellung von Pflegebedürftigkeit unverzüglich an den Medizinischen Dienst der Krankenversicherung weiter. Dem Antragsteller soll spätestens fünf Wochen nach Eingang des Antrags bei der zuständigen Pflegekasse die Entscheidung der Pflegekasse schriftlich mitgeteilt werden.«

Absatz 4:

»Der Medizinische Dienst soll, soweit der Versicherte einwilligt, die behandelnden Ärzte des Versicherten, insbesondere die Hausärzte, in die Begutachtung einbeziehen und ärztliche Auskünfte und Unterlagen über die für die Begutachtung der Pflegebedürftigkeit wichtigen Vorerkrankungen sowie Art, Umfang und Dauer der Hilfebedürftigkeit einholen. Mit Einverständnis des Versicherten sollen auch pflegende Angehörige oder sonstige Personen oder Dienste, die an der Pflege des Versicherten beteiligt sind, befragt werden.«

Absatz 5:
»Die Pflege- und Krankenkassen sowie die Leistungserbringer sind verpflichtet, dem Medizinischen Dienst die für die Begutachtung erforderlichen Unterlagen vorzulegen und Auskünfte zu erteilen. § 276 Abs. 1 Satz 2 und 3 des Fünften Buches gilt entsprechend.«

Der MDK ist unabhängig, heißt es im Gesetz. Es ist offensichtlich so, dass allein der MDK oder im privaten Versicherungsbereich MEDICPROOF die Begutachtung vornehmen dürfen. Der MDK wird aber, wie alle wissen, nur von den Kassen beauftragt. Wie sich dies mit dem Grundsatz der Unabhängigkeit vereinbaren lässt, ist mir persönlich nicht ganz eingängig.

1.7.1 Neuerung 2009

Wichtige Änderungen in 2009 waren, dass gemäß Absatz 3 fünf Wochen nach der Antragstellung bereits das Ergebnis der Begutachtung vorliegen soll. Man muss also nicht mehr Monate auf den Bescheid warten. Allerdings sollte man auch nicht fünf Wochen untätig verstreichen lassen. Ich empfehle, spätestens drei Wochen nach Antragstellung nachzufragen, wann der Begutachtungstermin folgt und bereits eine Woche nach der Begutachtung nach dem Bescheid zu fragen.

1.8 Begriff der Pflegeperson § 19

»Pflegepersonen im Sinne des Gesetzes sind Personen, die nicht erwerbsmäßig einen Pflegebedürftigen im Sinne des § 14 in seiner häuslichen Umgebung pflegen.«

Der Begriff der Pflegeperson wird in der Praxis etwas missverständlich genutzt. Jeder, der pflegt, nennt sich Pflegeperson. Kraft Gesetzes ist dies aber nicht immer der Fall. Nur wer einen Pflegebedürftigen nicht erwerbsmäßig und durchschnittlich 14 Stunden pro Woche pflegt, gilt als Pflegeperson und hat Anspruch auf die soziale Sicherung gemäß § 44 SGB XI (siehe weiter unten).

1.9 Leistungsvoraussetzung § 33

Absatz 1:

»Versicherte erhalten die Leistungen der Pflegeversicherung auf Antrag. Die Leistungen werden ab Antragstellung gewährt, frühestens jedoch von dem Zeitpunkt an, in dem die Anspruchsvoraussetzungen vorliegen. Wird der Antrag später als einen Monat nach Eintritt der Pflegebedürftigkeit gestellt, werden die Leistungen vom Beginn des Monats der Antragstellung an gewährt. Die Zuordnung zu einer Pflegestufe, die Anerkennung als Härtefall sowie die Bewilligung von Leistungen können befristet werden und enden mit Ablauf der Frist.«

Absatz 2:

»Anspruch auf Leistungen besteht in der Zeit ab 1. Juli 2008, wenn der Versicherte in den letzten zehn Jahren vor der Antragstellung mindestens zwei Jahre als Mitglied versichert oder nach § 25 familienversichert war. Zeiten der Weiterversicherung nach § 26 Abs. 2 werden bei der Ermittlung der nach Satz 1 erforderlichen Vorversicherungszeit mitberücksichtigt. Für versicherte Kinder gilt die Vorversicherungszeit nach Satz 1 als erfüllt, wenn ein Elternteil sie erfüllt.«

1.9.1 Ohne Antrag geht in Deutschland gar nichts

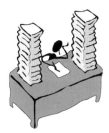

Der Antrag muss bei der Pflegekasse gestellt werden, dies kann formlos geschehen. Einen Antrag stellen dürfen Versicherte, deren gesetzliche Betreuer, Bevollmächtigte, Erziehungsberechtigte. Nicht berechtigt sind beteiligte ambulante Dienste oder stationäre Einrichtungen. Obwohl dies immer wieder vorkommt und möglicherweise auch die Kasse diesen Antrag bearbeitet, ist dieses Vorgehen nicht rechtens. Denn der Pflegebedürftige, für den der Antrag gestellt wird, und die stationäre Einrichtung stehen womöglich im Interessenkonflikt. Der Pflegebedürftige möchte eine niedrige Stufe, weil das Entgelt, das er zu entrichten hat, entsprechend niedriger ist. Und die stationäre Einrichtung möchte eine entsprechend höhere Stufe, weil eine höhere Stufe auch höhere Entgelte bringt.

Ambulante Dienste hätten den Weg über die Informationspflicht gegenüber den Kassen. Nur wird dies in der Regel wenig genutzt. Wenn ein Pflegedienst den Pflegebedürftigen informiert, dass ein Höherstufungsantrag gestellt werden sollte, so wird der Pflegebedürftige oder sein Vertreter dies gern und

23

sofort tun, bei Runterstufung eher nicht. Aber auch das wäre – gemäß § 120 SGB XI – die Pflicht eines ambulanten Dienstes.

Für stationäre Einrichtungen gab es lange Zeit keine Möglichkeit, einen Pflegebedürftigen dazu zu bewegen, einen Höherstufungsantrag zu stellen. Aber seit Januar 2002 gibt es eine Möglichkeit: § 87a SGB XI.

Im stationären Bereich ist die Regelung so, dass eine Einrichtung den Bewohner zu einem bestimmten Datum auffordert, einen (ggf. erneuten) Antrag zu stellen. Dies sollte die Einrichtung wegen der Beweispflicht stets schriftlich tun. Diese Aufforderung muss auch der Pflegekasse und dem zuständigen Sozialhilfeträger zugestellt werden.

Kommt der Pflegebedürftige dieser Aufforderung nicht nach, so ist das Heim berechtigt, im zweiten darauf folgenden Monat (nach der Aufforderung) das entsprechend höhere Heimentgelt zu verlangen.

■ **Beispiel**

Ein Bewohner mit Stufe I wird am 10. Dezember 20.. aufgefordert, einen Antrag zu stellen. Er kommt dieser Aufforderung nicht nach. Also darf die Einrichtung am 1. Februar 20.. das Heimentgelt entsprechend der Stufe II verlangen.

Mit Sicherheit wird dann Folgendes geschehen: Der Bewohner (oder Vertreter) merkt, dass sehr viel mehr Geld vom Konto abging als die Monate vorher, dass der Kassenanteil aber gleich geblieben ist. Infolgedessen wird nun doch ein Antrag gestellt, schließlich möchte man die Zuwendungen der Kasse haben. Vielleicht möchte man auch prüfen lassen, wer denn nun recht hat: das Heim mit der Stufe II oder der Bewohner mit Stufe I.

Wenn der Bewohner recht behält, muss das Pflegeheim den zu Unrecht verlangten Betrag mit 5 % Zinsen zurückzahlen. Wenn das Heim recht behält, erhält der Bewohner Leistungen von der Pflegekasse, jedoch lediglich ab dem Zeitpunkt der Antragstellung. Es sei denn, die Pflegebedürftigkeit war bereits länger als einen Monat vor Antragstellung gegeben.

1.10 Stufen der Pflegebedürftigkeit § 15

1.10.1 Pflegestufe I

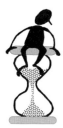

Pflegebedürftige der Stufe I sind erheblich pflegebedürftig. Sie benötigen mindestens einmal täglich Hilfe bei wenigstens zwei Verrichtungen aus einem oder mehreren Bereichen, zusätzlich mehrfach wöchentlich hauswirtschaftliche Versorgung.
Zeitaufwand: mindestens 90 Minuten im Tagesdurchschnitt, davon mehr als 45 Minuten für die Grundpflege ohne Hauswirtschaft.

1.10.2 Pflegestufe II

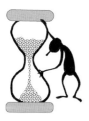

Pflegebedürftige der Stufe II sind Schwerpflegebedürftige. Sie benötigen mindestens dreimal täglich Hilfe zu verschiedenen Tageszeiten, zusätzlich mehrfach wöchentlich eine hauswirtschaftliche Versorgung.
Zeitaufwand: mindestens 180 Minuten im Tagesdurchschnitt, davon mindestens 120 Minuten Grundpflege ohne Hauswirtschaft.

1.10.3 Pflegestufe III

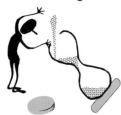

Pflegebedürftige der Stufe III sind Schwerstpflegebedürftige. Sie benötigen Rund-um-die-Uhr-Betreuung und bedürfen der nächtlichen Hilfe.
Zeitaufwand: mindestens 300 Minuten im Tagesdurchschnitt, davon mindestens 240 Minuten Grundpflege ohne Hauswirtschaft.

1.10.4 Härtefallregelung

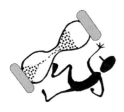

§ 36.4 ambulant und § 43.3. stationär beschreiben die Härtefallregelung. Der Zeitaufwand für die Grundpflege lag gemäß Richtlinie zur Begutachtung von Juni 2009 bei 360 Minuten pro Tag. Zusätzlich ist erforderlich, dass mindestens dreimal Hilfe in der Nacht erforderlich ist oder Hilfe durch mehrere Personen am Tag und in der Nacht.

Außergewöhnlich hoher Pflegeaufwand

Für die Feststellung eines außergewöhnlich hohen Pflegebedarfs im Sinne der Härtefallregelungen reicht es neben dem Hilfebedarf der Pflegestufe III und der zusätzlich ständig erforderlichen Hilfe bei der hauswirtschaftlichen Versorgung aus, wenn:

»Hilfe bei der Körperpflege, der Ernährung oder der Mobilität mindestens 6 Stunden täglich, davon mindestens dreimal in der Nacht, erforderlich [ist]. Bei Pflegebedürftigen in vollstationären Pflegeeinrichtungen ist auch die auf Dauer bestehende medizinische Behandlungspflege zu berücksichtigen.«

oder

»die Grundpflege für den Pflegebedürftigen auch des Nachts nur von mehreren Pflegekräften gemeinsam (zeitgleich) erbracht werden [kann] (...). Das zeitgleiche Erbringen der Grundpflege des Nachts durch mehrere Pflegekräfte erfordert, dass wenigstens bei einer Verrichtung tagsüber und des Nachts neben einer professionellen Pflegekraft mindestens eine weitere Pflegeperson, die nicht bei einem Pflegedienst beschäftigt sein muss (z. B. Angehörige), tätig werden muss.«

Vermeidung von mehreren Pflegekräften

Durch die o. g. Festlegung soll erreicht werden, dass hier nicht mehrere Pflegekräfte eines Pflegedienstes (§ 71 SGB XI) tätig werden müssen. Jedes der beiden Merkmale erfüllt bereits für sich die Voraussetzungen eines qualitativ und quantitativ weit über das übliche Maß der Grundvoraussetzung der Pflegestufe III hinausgehenden Pflegeaufwandes.

1.10.5 Die Pflegestufen sinken

Die Pflegestufen sinken in den vergangenen Jahren immer weiter ab, obwohl die Zahl der Pflegebedürftigen ständig steigt und die Begutachtungsrichtlinien permanent nachgebessert werden. Dies gilt ambulant wie auch stationär. Hier ein Überblick:

Ambulant waren zum 1. 1. 2000 bei insgesamt 1,26 Mio. Pflegebedürftigen die Stufen wie folgt verteilt:

Stufe I: 54,1 %
Stufe II: 35,6 %
Stufe III: 10,4 %

Am 1. Januar 2009 gab es 1,43 Millionen Pflegebedürftige, also 200 000 Menschen mehr. Dennoch sank die Stufe II um 4,9 % und die Stufe III um 1,2 %.

Stationär ist das Verhältnis ähnlich. Auch hier kamen 100.000 Pflegebedürftige hinzu, aber die Stufen II und III sanken dennoch: Stufe II um 1,2 % und die Stufe III um 1,7 %.

Das ist eine bemerkenswerte »Verbesserung« der Pflegebedürftigkeit in Deutschland. Woran mag diese Verbesserung nur liegen?

1.11 Bedingung der Pflegebedürftigkeit

Kriterien für die Zuordnung zu einer der drei Pflegestufen (Abbildung 1) sind neben den genannten Voraussetzungen die Häufigkeit des Hilfebedarfs sowie ein zeitlicher Mindestaufwand von 90 Minuten im Tagesdurchschnitt. Ein geringfügiger oder kurz anfallender Hilfebedarf, die allgemeine Beaufsichtigung sowie ausschließlich hauswirtschaftliche Versorgung führen nicht zur Anerkennung einer Pflegestufe.

Was alles nicht berücksichtigt wird
Alle Verrichtungen außer Körperpflege, Mobilität, Ernährung und Hauswirtschaft bleiben außer Acht. Ebenso die Behandlungspflege. Ungeachtet der Änderung in 2002, der Einflechtung der sogenannten krankheitsspezifischen Pflegemaßnahmen (siehe unten), wird alles, was außerhalb der Grundpflege stattfindet, nicht berechnet.

Deshalb sind viele Pflegebedürftige und Pflegende unzufrieden mit der Pflegeversicherung. Es fehlt bis heute an einer korrekten Aufklärung über die Versicherungsleistungen. Das ist sicherlich auch ein Verschulden der Regierung, sowohl der damaligen, die die Pflegeversicherung verabschiedete, als auch der heutigen, die es nicht schafft, ihre Bürger genügend aufzuklären. Wie oft wurde vorgegaukelt, die Pflegeversicherung sei für alte und kranke Menschen da. Dass neben dieser Hürde, alt und krank zu sein, noch weitere Klippen zu nehmen sind, verschwieg man einfach.

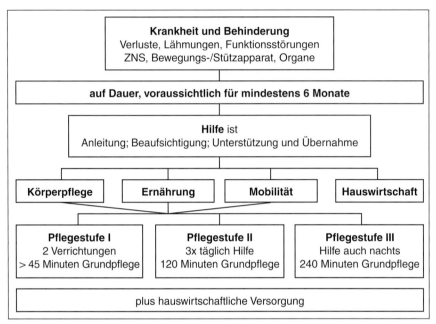

Abb. 1: Kriterien für die Zuordnung zu einer der drei Pflegestufen.

Nur Teilkasko

Die Pflegeversicherung ist eine Teilkaskoversicherung, die im Falle einer Pflegebedürftigkeit eben nur bestimmte Bereiche (Ernährung, Mobilität, Körperpflege und Hauswirtschaft) abdeckt. Sie wird auf keinen Fall allumfassend und auch nicht prophylaktisch wirksam.

Nach dem Willen der ehemaligen Gesundheitsministerin sollte der Begriff der Pflegebedürftigkeit mit der letzten Reform geändert werden. Die ehemalige Bundesgesundheitsministerin Ulla Schmidt beauftragte damit bereits 2006 einen Beirat. Verbände und Wissenschaftler wirkten in dem neuen Beirat zur Überprüfung des Pflegebedürftigkeitsbegriffs im Zusammenhang mit einem neuen Begutachtungsverfahren mit. Im Dezember 2008 sollten die Ergebnisse vorliegen. Am 25. Mai 2009 lag dann das Ergebnis vor und Dr. Peter Pick, Geschäftsführer des Medizinischen Dienstes des Spitzenverbandes Bund der Krankenkassen (MDS), erklärte: »Der MDS sieht in den heute in Berlin vorgestellten Umsetzungsvorschlägen eine wesentliche Hilfestellung für die anstehenden politischen Entscheidungen. Mit dem neuen

Pflegebedürftigkeitsbegriff und mit dem neuen Begutachtungsinstrument liegt jetzt das wissenschaftlich überprüfte Instrument vor, das wir brauchen, um die seit Langem bekannte Ungleichbehandlung von somatisch erkrankten und psychisch oder demenziell erkrankten Menschen zu beenden. Diese Neufassung ist längst überfällig und wird für viele Betroffene und ihre Angehörigen eine große Erleichterung bedeuten. Denn erfasst werden soll in Zukunft nicht mehr der Zeitaufwand für personelle Hilfen, sondern der Grad der Selbstständigkeit einer Person bei Aktivitäten in insgesamt acht pflegerelevanten Lebensbereichen wie z. b. kognitive und kommunikative Fähigkeiten oder der Umgang mit krankheits- und therapiebedingten Anforderungen.«

Seit Juli 2009 gibt es eine neue Begutachtungsrichtlinie, die natürlich konform ist mit dem derzeit gültigen Begriff der Pflegebedürftigkeit. Sollte der Begriff geändert werden, müsste auch die Begutachtungsrichtlinie geändert werden. Im Moment ist der Begriff der Pflegebedürftigkeit noch immer unverändert. Das liegt nicht nur an dem Wechsel im Ressort des Gesundheitsministeriums. Es ist vielmehr eine Frage der Finanzierung.

1.11.1 Die Hürden der Pflegeversicherung

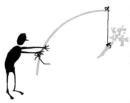

1. Eine Behinderung und/oder Erkrankung löst einen regelmäßigen Hilfebedarf (einmal pro Tag) in der Grundpflege aus.
2. Der Hilfebedarf besteht voraussichtlich mindestens sechs Monate bei Körperpflege, Ernährung und Mobilität.
3. Die Zuordnung zu einer Pflegestufe ist darüber hinaus Grundlage, um Leistungen aus der Pflegeversicherung zu erhalten.

1.12 Leistungen des Pflegeversicherungsgesetzes (PVG)

1.12.1 Leistungsarten, Grundsätze § 28

Absatz 1:
»Die Pflegeversicherung gewährt folgende Leistungen:
- Pflegesachleistung (§ 36),
- Pflegegeld für selbst beschaffte Pflegehilfe (§ 37),
- Kombination von Sach- und Geldleistung (§ 37),
- Häusliche Pflege bei Verhinderung der Pflegeperson (§ 39),

- Pflegehilfsmittel und technische Hilfen (§ 40),
- Tages- und Nachtpflege (§ 41),
- Kurzzeitpflege (§ 42),
- Vollstationäre Pflege (§ 43),
- Pflege in vollstationären Einrichtungen der Hilfe für behinderte Menschen (§ 43a),
- Leistungen zur sozialen Sicherung der Pflegeperson (§ 44),
- Zusätzliche Leistungen bei Pflegezeit (§ 44a),
- Pflegekurse für Angehörige und ehrenamtliche Pflegepersonen (§ 45),
- Zusätzliche Betreuungsleistungen (§ 45b),
- Leistungen des persönlichen Budgets nach § 17 Abs. 2 bis 4 des Neunten Buches.
- Versicherte haben gegenüber ihrer Pflegekasse oder ihrem Versicherungsunternehmen Anspruch auf Pflegeberatung (§ 7a).«

Absatz 3:
»Die Pflegekassen und die Leistungserbringer haben sicherzustellen, dass die Leistungen nach Absatz 1 nach allgemein anerkanntem Stand medizinisch-pflegerischer Erkenntnisse erbracht werden.«

Absatz 4:
»Die Pflege soll auch die Aktivierung des Pflegebedürftigen zum Ziel haben, um vorhandene Fähigkeiten zu erhalten und, soweit dies möglich ist, verlorene Fähigkeiten zurückzugewinnen. Um der Gefahr einer Vereinsamung des Pflegebedürftigen entgegenzuwirken, sollen bei der Leistungserbringung auch die Bedürfnisse des Pflegebedürftigen nach Kommunikation berücksichtigt werden.«

1.12.2 Kosten der Leistungen der Pflegeversicherung

Einfach und schnell lassen sich die Kosten der Leistungen der Pflegeversicherung auf der Homepage des Bundesgesundheitsministeriums auffinden. Die Übersicht in Tabelle 1 stammt von Februar 2009. Die Homepage des Bundesgesundheitsministeriums erreichen Sie unter der Adresse www.bmgesundheit.de.

1.12.3 Pflegesachleistung § 36

Leistungen, die durch einen ambulanten Dienst oder eine Sozialstation erbracht werden, nennt man Pflegesachleistung. Diese Sachleistungen werden derzeit je nach Pflegestufe bis zu folgendem Maximalbetrag von den Pflegekassen übernommen.

Tabelle 1: Pflegesachleistungen ab 1.1.2010.

Pflegestufe	Sachleistungen
Stufe I	€ 440
Stufe II	€ 1.040
Stufe III	€ 1.510
Härtefall nach § 36 Abs. 4	€ 1.918

1.12.4 Pflegegeld § 37

Pflegegeld dient dem Zweck der selbst beschafften Pflegehilfe. Der Pflegebedürftige erhält das Pflegegeld pauschal monatlich und stellt seine Pflege mit diesem Geld in geeigneter Weise sicher. Die Beträge ab 1.1.2010 finden Sie in Tabelle 2.

Tabelle 2: Pflegestufen und Pflegegeld.

Pflegestufe	Pflegegeld
Stufe I	€ 225
Stufe II	€ 430
Stufe III	€ 685

Empfänger von Pflegegeld sind verpflichtet – in Stufe I und II jeweils halbjährlich und in Stufe III jeweils vierteljährlich – einen Pflegeeinsatz abzurufen. Dieser Pflegeeinsatz wird von den Pflegebedürftigen beauftragt, wobei sie einen ambulanten Anbieter frei wählen können. Der beauftragte Leistungserbringer muss einen Versorgungsvertrag mit den Pflegekassen haben. Wird der Pflegeeinsatz nicht fristgerecht oder nach Aufforderung durch die Pflegekasse abgerufen, so ist die Kasse berechtigt, das Pflegegeld nach vorheriger schriftlicher Benachrichtigung zu kürzen.

Die Pflegeeinsätze dienen der Sicherung der Qualität im häuslichen Bereich. Die Pflegedienste müssen – mit Einverständnis des Pflegebedürftigen – der zuständigen Pflegekasse die bei dem Pflegeeinsatz gewonnenen Erkenntnisse zur Qualität der Pflegesituation und zur Notwendigkeit einer Verbesserung mitteilen.

Diese Pflegeeinsätze sind von der Pflegekasse zu zahlen. Für die Stufen I und II erhält der Pflegedienst bis zu € 21 für einen Pflegeeinsatz in Stufe III bis zu € 31.

Tabelle 3: Leistungen im Überblick (seit 1.1.2010).

		Pflegestufe I	Pflegestufe II	Pflegestufe III
Häusliche Pflege	Pflegesach-leistung bis € monatlich	440	1.040	1.510 (1.918)
	Pflegegeld € monatlich	225	430	685
Pflegevertretung a) durch nahe Angehörige	Pflege-aufwendungen für bis zu vier Wochen im Kalenderjahr	225*	430*	685*
b) durch sonstige Personen		1.510	1.510	1.510
Kurzzeitpflege	Pflege-aufwendungen bis € im Jahr	1.510	1.510	1.510
Teilstationäre Tages- und Nachtpflege	Pflegeaufwen-dungen bis € monatlich	440	1.040	1.510
Ergänzende Leistungen für Pflegebedürftige mit erheblichem allgemeinen Betreuungsbedarf	Pflege-aufwendungen pauschal € monatlich	100 bis max. 200	100 bis max. 200	100 bis max. 200
Vollstationäre Pflege	Pflege-aufwendungen pauschal € monatlich	1.023	1.279	1.510 (1.825)
Pflege in voll-stationären Einrichtungen der Behindertenhilfe	Pflege-aufwendungen in Höhe von	10 % des Heimentgelts, höchstens € 256 monatlich		

* Auf Nachweis werden den ehrenamtlichen Pflegepersonen notwendige Aufwendungen (Verdienstausfall, Fahrkosten usw.) bis zum Gesamtbetrag von € 1.510 erstattet.

Die Pflegefachkraft, die den Einsatz durchführt, sollte stets vor Augen haben, dass der pflegende Angehörige bzw. der Pflegebedürftige ein potenzieller Kunde ist. Der Pflegebedürftige muss diesen Pflegeeinsatz unterschreiben. Wenn er mit der Übermittlung der Daten an die Pflegekasse nicht einverstanden sein sollte, kann die Pflegekasse nach Vorankündigung das Pflegegeld kürzen. Ohne Einwilligung des Pflegebedürftigen ist eine Datenübermittlung an die Kasse nicht rechtens.

1.12.5 Kombination von Sach- und Geldleistung, Kombinationsleistung § 38

Die Kombinationsleistung soll die Pflege im häuslichen Bereich stärken und unterstützen. Bei dieser Leistung ist es dem Pflegebedürftigen möglich, Pflegegeld und Pflegesachleistungen gleichzeitig abzurufen. Der Verteilung der Kombinationsleistung liegt eine Prozentrechnung zugrunde. Das Pflegegeld wird um den Prozentsatz vermindert, zu dem der Pflegebedürftige Sachleistungen in Anspruch genommen hat. Zunächst wird also ermittelt, wie viel Prozent der maximalen Sachleistung in Anspruch genommen wurden. Dann werden die verbleibenden Prozente auf das Pflegegeld angerechnet.

Beispiel

Ein Pflegebedürftiger der Stufe I ruft Pflegeleistungen im Gegenwert von € 352 von einem ambulanten Dienst ab. Diese € 352 sind 80 % von € 440 (dem derzeit maximalen Sachleistungsbetrag der Stufe I). Damit verbleiben dem Pflegebedürftigen 20 % der möglichen Geldleistung, in diesem Fall also € 45. Die Pflegekasse bezahlt in diesem Fall für ihren Versicherten insgesamt nur € 397 statt der derzeit möglichen Obergrenze von € 440 für Sachleistungen in Stufe I. Die Kasse spart auf alle Fälle bei diesem Modell der Kombinationsleistung.

1.12.6 Häusliche Pflege bei Verhinderung der Pflegeperson § 39

Die häusliche Pflege bei Verhinderung der Pflegeperson kann von jedem Pflegebedürftigen (im Sinne des § 14 SGB XI) bei der Pflegekasse beantragt werden. Die Pflegekasse übernimmt dann die entstehenden Kosten für die notwendige Ersatzpflege bis zu einem maximalen Betrag von derzeit € 1.510 pro Kalenderjahr für maximal 28 Tage. Wird die abwesende Pflegeperson nicht von einer zugelassenen Pflegeeinrichtung (ambulanter Dienst oder Sozialstation) vertreten, sondern von einer anderen Pflegeperson, so wird nur das entsprechende Pflegegeld für den genannten Zeitraum gezahlt. Außerdem übernimmt die Pflegekasse die nachweislich zusätzlich angefallenen Kosten einer Pflegeperson, beispielsweise für Wegegeld und Arbeitsausfall. Diese Aufwendungen dürfen jedoch derzeit den Gesamtbetrag von € 1.510 pro Kalenderjahr nicht übersteigen.

Weiterzahlung des Pflegegeldes

Unter bestimmten Umständen läuft die Zahlung des Pflegegeldes weiter. Wenn der Pflegebedürftige für die Zeit des Ausfalls der Pflegeperson von einer anderen Pflegeperson versorgt wird, bleibt es bei dem Pflegegeld, die Ersatzpflegeperson kann lediglich entstehende Mehrkosten geltend machen. Wird die ausgefallene Pflegeperson aber zum Teil von einem ambulanten Pflegedienst ersetzt, werden die Sachleistungen bis zur Höhe von derzeit € 1.510 übernommen und das Pflegegeld weiterbezahlt, zur Sicherstellung der restlichen Pflege.

1.12.7 Pflegehilfsmittel und technische Hilfen § 40

Absatz 1:
»Pflegebedürftige haben Anspruch auf Versorgung mit Pflegehilfsmitteln, die zur Erleichterung der Pflege oder der Linderung von Beschwerden eines Pflegebedürftigen beitragen oder ihm eine selbstständige Lebensführung ermöglichen, soweit die Hilfsmittel nicht wegen Krankheit oder Behinderung von der Krankenversicherung oder anderen zuständigen Leistungsträgern zu leisten sind.
Die Pflegekasse überprüft die Notwendigkeit der Versorgung mit den beantragten Pflegehilfsmitteln unter Beteiligung einer Pflegefachkraft oder des Medizinischen Dienstes.«

Absatz 2:
»Die Ausgaben der Pflegekasse für die zum Verbrauch bestimmten Hilfsmittel dürfen monatlich den Betrag von 31 Euro nicht übersteigen.«

Absatz 3:
»Die Pflegekassen sollen Hilfsmittel in allen geeigneten Fällen vorrangig leihweise überlassen.«

Absatz 4:

»Die Pflegekassen können subsidiär finanzielle Zuschüsse für Maßnahmen zur Verbesserung des Wohnumfeldes des Pflegebedürftigen gewähren. Die Zuschüsse dürfen einen Betrag von 2.557 Euro je Maßnahme nicht überschreiten.«

1.12.7.1 Was ist ein Hilfsmittel, was ein Pflegehilfsmittel?

Immer wieder lehnen die Kassen Hilfsmittel oder Pflegehilfsmittel ab. Wie unterscheiden sich die beiden Hilfsmittel und wer zahlt nun was? Die Hilfsmittel werden nach § 33 SGB V (Krankenversicherung) geregelt, Pflegehilfsmittel dagegen nach § 40 SGB XI.

Hilfsmittel sind keine **Heil**mittel (Krankengymnastik, Ergotherapie, Logopädie), denn dies sind persönlich erbrachte Dienstleistungen.

Die **Pflegehilfsmittel** unterliegen einem Budget. Für die zum Verbrauch bestimmten Artikel wie Handschuhe, Desinfektionsmittel und Krankeneinmalunterlagen dürfen € 31 monatlich pro Pflegebedürftigem nicht überschritten werden. Allerdings ist zu beachten, dass bei vorliegender Ansteckungserkrankung diese Utensilien (Handschuhe, Desinfektionsmittel etc.) nicht von der Pflegekasse, sondern von der Krankenkasse zu übernehmen sind. Denn das SGB V sieht genau für diese Gefahren einen speziellen Leistungsanspruch vor.

Technische Pflegehilfsmittel (z. B. Pflegebetten) werden ohne finanzielle Obergrenze vergütet, sollen aber vorwiegend an Pflegebedürftige verliehen werden.

Immer wieder kommt es zu unerfreulichen Diskussionen um Hilfsmittel und Pflegehilfsmittel. Wobei eines klar ist: Pflegehilfsmittel erhält nur ein Pflegebedürftiger, der zu Hause lebt. Hilfsmittel erhält jeder Versicherte, der einen individuellen Bedarf hat. Hilfsmittel gibt es also auch für Bewohner von Pflegeheimen! Im Folgenden zunächst die Unterscheidung zwischen Hilfs- und Heilmitteln.

Hilfsmittel nach § 33 SGB V

Der Anspruch auf Leistungen der Krankenversicherung beinhaltet auch die Versorgung mit Hilfsmitteln, wobei einige Voraussetzungen erfüllt werden müssen.

Hilfsmittel

Das Hilfsmittel muss
- notwendig sein,
- ärztlich verordnet sein,
- individuell sein,
- der Behandlung einer Krankheit oder
- dem Ausgleich einer Behinderung oder
- der Verhütung einer Krankheit nach § 23 SGB V und § 33 SGB V dienen.

Welche Hilfsmittel von der Krankenkasse bezahlt werden, erfährt man im Hilfsmittelverzeichnis unter »Beachtung der gemeinsamen Verlautbarung der Spitzenverbände der Kranken- und Pflegekassen zur Ausstattung von Pflegeheimen mit Hilfsmitteln«.

Bei der Verordnung durch den Arzt muss bereits auf die Diagnose hingewiesen werden: Wie kann das Hilfsmittel bei der vorliegenden Diagnose eine Krankheit positiv beeinflussen oder wie kann das Hilfsmittel die vorhandene Behinderung ausgleichen? Das bedeutet, dass ein Rezept vom Arzt zwingend erforderlich ist. Der Text auf dem Rezept sollte evtl. vorher mit dem Zulieferer (Sanitätshaus) besprochen werden. Dieser wird bei der Wortwahl unterstützen und auch den Kontakt zur zuständigen Kasse herstellen.

Sollte der Arzt das benötigte Hilfsmittel nicht verschreiben, kann man sich direkt an den Medizinischen Dienst (MDK) wenden, z. B. im Rahmen einer Begutachtung. Das bedeutet aber nicht, dass Pflegebedürftige in Heimen bei der Verordnungsfähigkeit von Hilfsmitteln ausgeschlossen sind. Jede Einrichtung hält gemäß § 75 SGB XI geeignete Hilfsmittel in ausreichender Zahl vor. Das Pflegeheim ist jedoch nicht verpflichtet, individuelle Hilfsmittel vorzuhalten.

Wofür die Kassen zuständig sind

Hilfsmittel, die zur Behandlungspflege dienen, sind grundsätzlich nicht vom Pflegeheim vorzuhalten, sondern liegen im Zuständigkeitsbereich der Krankenkassen.

Die Hilfsmittelrichtlinie, gültig seit dem 7. Februar 2009, sagt deutlich, was Hilfsmittel sind und unter welchen Voraussetzungen sie Kassenleistung sind:

»§ 2: Hilfsmittel sind sächliche Mittel oder technische Produkte, die individuell gefertigt oder als serienmäßig hergestellte Ware in unverändertem Zustand oder als Basisprodukt mit entsprechender handwerklicher Zurichtung, Ergänzung bzw. Abänderung von den Leistungserbringern abgegeben werden. Dazu können auch solche sächlichen Mittel oder technischen Produkte zählen, die dazu dienen, Arzneimittel oder andere Therapeutika, die zur inneren Anwendung bestimmt sind, in den Körper zu bringen (z. B. bestimmte Spritzen oder Inhalationsgeräte). Gemäß den gesetzlichen Bestimmungen gehören zu den Hilfsmitteln:

- Sehhilfen
- Hörhilfen
- Körperersatzstücke
- orthopädische oder
- andere Hilfsmittel

Zu den Hilfsmitteln zählen auch Zubehörteile, ohne die die Basisprodukte nicht oder nicht zweckentsprechend betrieben werden können. Der Anspruch umfasst auch die notwendige Änderung, Instandsetzung und Ersatzbeschaffung von Hilfsmitteln, die Ausbildung in ihrem Gebrauch und, soweit zum Schutz der Versicherten vor unvertretbaren gesundheitlichen Risiken erforderlich, die nach dem Stand der Technik zur Erhaltung der Funktionsfähigkeit und der technischen Sicherheit notwendigen Wartungen und technischen Kontrollen.«

Wie im Abgrenzungskatalog der Spitzenverbände vom 07. Mai 2007 empfohlen, sind nur individuell angepasste Hilfsmittel zu verordnen und von der Krankenkasse zu finanzieren, die der Natur nach nur für den einzelnen Versicherten bestimmt sind und von ihm verwendet werden, sowie solche Hilfsmittel, die der regelmäßigen Befriedigung der Bedürfnisse nach Mobilität außerhalb der Pflegeeinrichtung dienen. Darüber hinaus wurde 2005/2006 durch mehrere Rechtsprechungen festgestellt, dass Versicherte gemäß § 33 SGB V Anspruch auf Hilfsmittel haben. Grundsätzlich dürfen pflegebedürftige Bewohner im Pflegeheim nicht schlechter gestellt werden als ambulant versorgte.

§ 3 der Richtlinie regelt den Versorgungsanspruch:
»(1) Hilfsmittel können zu Lasten der Krankenkassen verordnet werden, wenn sie im Einzelfall erforderlich sind, um

- den Erfolg der Krankenbehandlung zu sichern,
- einer Behinderung vorzubeugen oder
- eine Behinderung bei der Befriedigung von Grundbedürfnissen des täglichen Lebens auszugleichen, soweit die Hilfsmittel nicht als allgemeine Gebrauchsgegenstände des täglichen Lebens anzusehen oder durch Rechtsverordnung nach § 34 Abs. 4 SGB V ausgeschlossen sind.

(2) Hilfsmittel können zu Lasten der Krankenkassen nur verordnet werden, sofern sie von der Leistungspflicht der gesetzlichen Krankenversicherung umfasst sind.«

Im Gegensatz zur Verordnungsfähigkeit steht der Ausschluss, definiert in Absatz 3:
»Hilfsmittel können nicht zu Lasten der Krankenkassen verordnet werden, wenn es sich um
a) Leistungen zur Teilhabe am Arbeitsleben,
b) Leistungen zur Teilhabe am Leben in der Gemeinschaft,
c) Leistungen der gesetzlichen Rentenversicherung,
d) Leistungen der gesetzlichen Unfallversicherung,
e) Leistungen nach dem Bundesversorgungsgesetz,
f) Leistungen der sozialen Pflegeversicherung (Pflegehilfsmittel) oder
g) Leistungen, die im Rahmen der stationären Pflege durch den Träger der Pflegeeinrichtung vorzuhalten sind, handelt.«

Gerade der letzte Punkt, dass Hilfsmittel nicht von der Krankenkasse erstattet werden, wenn sie Sache der Pflegeeinrichtung sind, treibt wilde Blüten. Die Kassen lehnen unter anderem ab, wenn sich ein Pflegebedürftiger nicht selbst mit dem Hilfsmittel fortbewegen kann. Oder wenn er seinen Wunsch nicht verbal eindeutig äußern kann. Dass die Leistungspflicht der Kasse auch für demenziell Erkrankte gilt, deren Wünsche wir nicht immer verstehen, macht auch ein wichtiges Urteil des Landessozialgerichts Nordrhein-Westfalen deutlich (Urteil vom 8. 3. 2007, Az.: L 16 KR 204/06).

1. »Benötigen Bewohner eines Pflegeheimes einen individuell angepassten Rollstuhl, um die eigenen Mobilitätswünsche umsetzen (lassen) zu können, so steht ihnen ein eigener Leistungsanspruch gemäß § 33 SGB V zu.
2. Auch in ihrer geistigen Leistungsfähigkeit deutlich eingeschränkte Heimbewohner sind ggf. in der Lage, dem eigenen Willen und der eigenen Stimmung Ausdruck zu verleihen.

Das Urteil in Kürze

Das Landessozialgericht Nordrhein-Westfalen (LSG) hat eine Krankenkasse zur Kostenerstattung für die Anschaffung eines Multifunktionsrollstuhls verurteilt. Die beklagte Krankenkasse hatte die Kostenübernahme mit der Begründung abgelehnt, bei Unterbringung in einer stationären Pflegeeinrichtung seien nur solche Hilfsmittel zur Verfügung zu stellen, die nicht in die Sphäre der vollstationären Pflege fielen. Dabei ist nach der Rechtsprechung des Bundessozialgerichtes (BSG) Ausschlusskriterium für die Kostenübernahme, wenn der Versicherte wegen des Fehlens eigengesteuerter Bestimmungsmöglichkeiten quasi zum »Objekt der Pflege« geworden ist. Zwar lagen bei dem Versicherten erhebliche Einschränkungen körperlicher und geistiger Art vor, der Versicherte konnte jedoch noch deutlich seinen Willen und seine Stimmung zum Ausdruck bringen.

Dass es auch Stunden am Tage gegeben hat, in denen der Versicherte nicht in der Lage war, seine Gefühle und Wünsche zu äußern, kann nach der Entscheidung des LSG jedoch nicht dazu führen, dass ihm das Recht auf Verwirklichung des Grundbedürfnisses der Mobilität auch und gerade außerhalb der stationären Pflegeeinrichtung in Gänze abgesprochen werden kann.« (www. vincentz.net, 30. Dezember 2009)

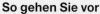

So gehen Sie vor

1. Ärztliche Verordnung! Ausschlaggebend für die Anerkennung der ärztlichen Verordnung ist der Verordnungstext.
2. Sprechen Sie mit dem Arzt über das benötigte Hilfsmittel bzw. über die Situation, in der Ihrer Meinung nach ein Hilfsmittel helfen könnte.
3. Sollte ein Hilfsmittel sinnvoll sein, stellt der Arzt die Verordnung auf einem Rezept aus. Wesentlich günstiger für die Kostenübernahme ist es allerdings, wenn der Arzt ein ärztliches Attest ausstellt.
4. Mit diesem Attest gehen Sie zum Sanitätshaus. Dort wird mit Hilfe der Diagnose und durch Gespräche mit dem Betroffenen entschieden, welche konkrete Ausführung des Hilfsmittels am geeignetsten ist.
5. Das Sanitätshaus berät auch in der Wohnung bei der Auswahl eines geeigneten Hilfsmittels, unterstützt bei den notwendigen schriftlichen Begründungen für die Krankenkasse und erstellt Kostenvoranschläge, die bei der Krankenkasse eingereicht werden müssen.

▶

6. Hilfsmittel dürfen erst angeschafft werden, wenn die Krankenkasse die Kostenübernahme schriftlich bestätigt hat. Das Rezept, die ausführliche Begründung und der Kostenvoranschlag werden bei der zuständigen Krankenkasse eingereicht.

7. Wird der Antrag abgelehnt, kann Widerspruch eingelegt werden (s. Kapitel 4.3).

8. Sollte der Arzt Ihnen das gewünschte Hilfsmittel nicht verschreiben, können Sie sich direkt an den Medizinischen Dienst (MDK) oder die zuständige Krankenkasse wenden.

Die ambulante Versorgung mit Hilfsmitteln und Pflegehilfsmitteln ist deutlich anders gelagert als im stationären Bereich. Ambulant gibt es sehr viel mehr Möglichkeiten der Verordnung. Schließlich müssen ambulante Dienste kaum etwas vorhalten und die Hilfsmittel im ambulanten Bereich sind automatisch individuell. Dennoch gibt es auch hier klare Regelungen für die Verordnungsfähigkeit, die durch die »Empfehlungen zur Hilfsmittelbegutachtung bei bestehender Pflegebedürftigkeit und häuslicher Pflege« vom 8. Juni 2009 durch die gesetzlichen Krankenkassen gemeinsam mit dem MDS neu geregelt wurden.

Des Weiteren gibt es neben der Verordnung von Hilfsmitteln über die Krankenkasse auch die Möglichkeit der Verordnung von Pflegehilfsmitteln im häuslichen Bereich.

Pflegehilfsmittel nach § 40 SGB XI (nur ambulant)

Pflegehilfsmittel sind ebenfalls nur als individuelle Hilfsmittel eine Leistung der Pflegekasse. Weitere Voraussetzung ist, dass der Leistungsempfänger pflegebedürftig (§ 14 SGB XI) im Sinne des Gesetzes ist.

Pflegehilfsmittel

Pflegehilfsmittel sollen nach § 40 SGB XI

• die Pflege erleichtern,

• Beschwerden lindern oder

• ein selbstständigeres Leben ermöglichen.

Es gibt bei den Pflegehilfsmitteln sogenannte zum Verbrauch bestimmte Pflegehilfsmittel und technische Pflegehilfsmittel.

Zu den zum Verbrauch bestimmten Hilfsmitteln zählen z. B. Desinfektions-mittel, Einmalhandschuhe, Bettschutzeinlagen. Die Aufwendungen der Pfle-gekassen für diese Art Pflegehilfsmittel dürfen monatlich den Betrag von € 31 nicht übersteigen.

Stellt der Medizinische Dienst (MDK) schon bei seiner Begutachtung fest, dass zum Verbrauch bestimmte Pflegehilfsmittel benötigt werden, können die € 31 von der Pflegekasse zum Monatsanfang überwiesen werden – spre-chen Sie den MDK darauf an.

Zu den technischen Pflegehilfsmitteln zählen z. B. Hausnotrufgeräte, Pfle-gebetten, aber auch Rollstühle, Hebehilfen und technische Küchengeräte, sofern sie nicht einen üblicherweise gebräuchlichen Haushaltsgegenstand darstellen.

Der Anspruch auf Pflegehilfsmittel umfasst auch die notwendige Änderung, Instandsetzung und Ersatzbeschaffung von Pflegehilfsmitteln sowie die Aus-bildung in deren Gebrauch.

Wie kommt es nun zu Ablehnungen, wenn der Gesetzgeber eine Finanzierung oder auch Bereitstellung im Sinne einer Leihgabe grundsätzlich vorsieht?

Warum Kassen ablehnen

- Das Haus hat entsprechende Hilfsmittel vorzuhalten.
- Das Hilfsmittel dient zur Arbeitserleichterung für die Pflegekraft.
- Der Pflegebedürftige kann das Hilfsmittel nicht selbst bedienen.
- Das Hilfsmittel dient nur der Vorbeugung.
- Das Hilfsmittel ist nicht individuell.

All diese Aussagen gibt es seitens der Krankenkassen. Im Rahmen- und/oder Versorgungsvertrag, den die Einrichtung mit den Kassen abschließt, steht beispielsweise, dass die Einrichtung geeignete Hilfsmittel in ausreichender Zahl zur Verfügung stellen muss. Aber wer hat jemals über das Wort »aus-reichend« nachgedacht? Sind zehn Rollstühle ausreichend oder muss sich der Begriff »ausreichend« an der Gesamtzahl der Hausbewohner orientieren? Niemand wird den Begriff »ausreichend« mit Zahlen belegen wollen. Denn wenn die Kasse festlegen würde, dass für 20 % der Bewohner Rollstühle zur Verfügung stehen müssen, so würden die Heime diese Tatsache in den Vergü-tungsverhandlungen mit einbringen. Wenn eine Einrichtung 100 Bewohner hat, würde sie natürlich auch nur 20 Rollstühle vorhalten, den 21. müsste automatisch die Kasse finanzieren. Also hat keiner der Vertragspartner Interesse an einer Klärung des Begriffs »ausreichend«.

Hat ein Pflegebedürftiger einen ablehnenden Bescheid der Kasse mit der o. g. Aussage, so kann die Einrichtung hier im Sinne der »Betroffenheitsklausel« Widerspruch einlegen, z. B. mit folgender Begründung: »Wir haben ausreichend Hilfsmittel in unserer Einrichtung, aber dieses individuelle Hilfsmittel für diesen Pflegebedürftigen haben wir nicht und müssen wir nicht haben.« Die Begründung kann also nur in der Individualität des Hilfsmittels liegen. Dies dürfte aber nicht ganz so schwer sein, schaut man sich die gängigen Rollstühle an (umgangssprachlich »AOK-Chopper« genannt). Kaum ein Pflegebedürftiger kommt mit Sitzhöhe, -breite, -tiefe, Armlehnen oder Fußstützen hundertprozentig zurecht.

Die Ablehnung mit der Begründung, dass das Hilfsmittel die Pflege erleichtere, ist ebenso rechtens, denn die Krankenkasse ist lediglich verpflichtet, Hilfsmittel zu übernehmen, die der Beseitigung einer Krankheit dienen oder eine Behinderung ausgleichen. Teilweise liegt eine solche Ablehnung auch an der Diagnosestellung auf dem Rezept. Schreibt ein Arzt ein Rezept für einen Rollstuhl und die Diagnose lautet: HOPS (Hirnorganisches Psychosyndrom), so muss das für die Kasse so aussehen, als wäre es für die Pflegekräfte einfacher, diesen Menschen in einem Rollstuhl zu bewegen. Denn bei HOPS dient dieses Hilfsmittel nicht der Beseitigung der Krankheit und auch nicht dem Ausgleich einer Behinderung. Also sollte der Arzt darauf hingewiesen werden, die richtige Diagnose, die einen der beiden Aspekte des § 33 SGB V erfüllt, niederzuschreiben.

Die Ablehnung mit der Begründung, der Pflegebedürftige könne das Gerät nicht selbst bedienen oder könne am Leben nicht mehr teilnehmen, ist aus Sicht der Krankenkassen ebenso korrekt wie die Aussage, es handle sich um eine Vorbeugung. Als Beteiligter im Pflegeprozess stellt man sich vielleicht schnell die Frage, ob dieses Vorgehen Sinn macht. Ob man also tatsächlich erst warten muss, bis ein Dekubitus entsteht, bevor der Pflegebedürftige eine geeignete Wechseldruck-Matratze bekommt. Rein formal betrachtet ist das so, auch wenn man unter ethischen Gesichtspunkten hier die Nase rümpft. Die Krankenkasse ist nur dazu da, solche Hilfsmittel zu finanzieren, die eine bestehende Krankheit beseitigen (ein drohendes Druckgeschwür ist keine Krankheit) oder eine Behinderung ausgleichen.

Vergleicht man die Leistungsvoraussetzungen der Krankenkasse mit denen der Pflegekasse, so zeigt sich, dass sich beide Versicherungen wunderbar ergänzen. Hilfsmittelanforderungen, die von der Krankenkasse abgelehnt werden, können – vielleicht sogar mit der Begründung aus dem ablehnenden Bescheid – direkt an die Pflegekasse weitergeleitet werden. Liest man nun die beiden Gesetzestexte, finden sich Lücken, die es zu nutzen gilt:

Tabelle 4: Hilfsmittel und Pflegehilfsmittel.

Hilfsmittel nach § 33 SGB V	Pflegehilfsmittel nach § 40 SGB XI
»Versicherte haben Anspruch auf Versorgung mit Hörhilfen, Körperersatzstücken, orthopädischen und anderen Hilfsmitteln, die im Einzelfall erforderlich sind, um den Erfolg der Krankenbehandlung zu sichern, einer drohenden Behinderung vorzubeugen oder eine Behinderung auszugleichen...«	»Pflegebedürftige habe Anspruch auf Versorgung mit Pflegehilfsmitteln, die zur Erleichterung der Pflege oder zur Linderung der Beschwerden des Pflegebedürftigen beitragen oder ihm eine selbstständigere Lebensführung ermöglichen...«

Es ist also wichtig, den ablehnenden Bescheid aufmerksam zu lesen und als Begründung für einen Widerspruch heranzuziehen.

Der MDK-Pflegeplan

Hier noch ein Hinweis, der unmittelbar mit der Begutachtung zusammenhängt: Jeder Gutachter muss beim Besuch des Pflegebedürftigen den Empfehlungsteil im Gutachten ausfüllen, den sogenannten MDK-Pflegeplan (s. Seite 65, Punkt D.6 in den Begutachtungsrichtlinien oder in diesem Buch in Kapitel 4).

Das bedeutet, ein Gutachter muss in seinem Formulargutachten die über die derzeitige Versorgung hinausgehenden Empfehlungen treffen, unter anderem zum Thema Hilfsmittel.

Wenn der MDK-Mitarbeiter im Gutachten hier »nicht erforderlich« ankreuzt, ist ein kurz darauf ausgestelltes Rezept für ein Hilfsmittel völlig sinnlos. Für die Kasse ist es natürlich unlogisch, dass ein Pflegebedürftiger, der vor Kurzem begutachtet wurde und bei dem seitens des Gutachters keine Notwendigkeit erkannt wurde, nun doch ein Hilfsmittel benötigen soll.

Dies bedeutet wiederum für die beteiligten Pflegekräfte und Pflegepersonen erhöhte Aufmerksamkeit. Benötigt ein Pflegebedürftiger ein Hilfsmittel oder

Pflegehilfsmittel, so sollte dies im Rahmen der Begutachtung deutlich werden. Falls der Gutachter nicht gezielt nach einer Notwendigkeit fragt, muss dies als Frage von den Beteiligten kommen. Aber nur, sofern dieses Hilfsmittel individuell ist, die Pflege erleichtert, den Pflegebedürftigen ein wenig selbstständiger werden lässt, seine Beschwerden lindert, seine Behinderung ausgleicht oder Krankheiten mildert. Sicher trifft eines dieser Kriterien zu oder ergibt sich aus der Natur der Sache.

Zudem gibt es ein richtungweisendes Urteil: Wie der Bundesverband Medizintechnologie (BV Med) in CareKonkret vom 14. Juni 2002 mitteilte, sind die beiden folgenden Urteile eine »wichtige Klarstellung bei der strittigen Frage der Kostenerstattung von Hilfsmitteln im Pflegeheim«:

»Vom Bundessozialgericht in Kassel gab es im Juni 2002 sogar zwei Urteile zu den strittigen Hilfsmitteln. In beiden Fällen ging es um Pumpen zur Sicherstellung der enteralen Ernährung. Das höchste deutsche Sozialgericht befand in beiden Fällen, dass die Pumpe inklusive Applikationshilfe (Überleitung) Hilfsmittel nach § 33 SGB V ist und somit unzweifelhaft eine Leistungspflicht der gesetzlichen Krankenversicherung besteht.

In dem einen Fall lehnte die Krankenkasse mit dem Verweis ab, die Pflegeeinrichtung müsse dieses Hilfsmittel vorhalten. In dem anderen Fall sah die Kasse gar die Anschaffung dieses Hilfsmittels als nicht notwendig an, obwohl die Klägerin nach einem Schlaganfall unter starken Schluckstörungen litt.

Für die stationäre Altenhilfe ist die sogenannte Hilfsmittel-Richtlinie aus dem Frühjahr 2009 relevant. Dieser Katalog lässt erkennen, welche Hilfsmittel generell durch die Krankenkasse finanziert und welche Hilfsmittel auch durch Pflegeeinrichtungen vorgehalten oder besorgt werden müssen.

Demnach sind Pflegeeinrichtungen für Hilfsmittel zuständig, die im Rahmen des üblichen Pflegebetriebs notwendig werden. Pflegeeinrichtungen sind dazu verpflichtet, nach dem allgemein anerkannten Stand medizinisch-pflegerischer Erkenntnisse ausreichend und angemessen zu pflegen. Zudem besteht eine alleinige Zuständigkeit für Produkte, die zur üblichen Ausstattung (Inventar) eines Pflegeheims zählen und/oder der Erfüllung des Versorgungsauftrages entsprechend der konzeptionellen Ausrichtung des Pflegeheimes dienen, sowie für Hilfsmittel, die der Durchführung der Grundpflege oder der hauswirtschaftlichen Versorgung dienen. Weiterhin gehören dazu Hilfsmittel zur alleinigen Prophylaxe. Sie werden als Aspekt der Pflege ganz in den Zuständigkeitsbereich der Heime verlagert, ebenso wie Produkte, die von den Bewohnern gemeinsam genutzt werden.

Die Krankenkassen bleiben weiter zuständig für individuell angepasste, nur für den einzelnen Versicherten bestimmte und verwendbare Hilfsmittel, ebenso wie für die reine Behandlungspflege. Des Weiteren zahlt die Krankenkasse Hilfsmittel zur Befriedigung eines allgemeinen Grundbedürfnisses (z. B. Kommunikation, Mobilität), sofern diese Hilfsmittel regelmäßig außerhalb des Pflegeheims genutzt werden. Für Hilfsmittel, die innerhalb des Heimes genutzt werden, gilt dies nur, wenn der Versicherte Wege und Aufenthaltsorte selbst bestimmt oder die Hilfsmittel selbstständig nutzen kann.«

1.12.8 Tages- und Nachtpflege § 41

Eine weitere Leistung aus dem Pflegeversicherungsgesetz ist die Tages- und Nachtpflege. Dieses Leistungsspektrum wurde lange Zeit in Deutschland nicht ausreichend ausgeschöpft. Vielleicht blieb den pflegenden Angehörigen einfach zu wenig Handlungsspielraum oder ihre eigenen Leistungen traten gegenüber der Tages- und Nachtpflege in den Hintergrund oder die Finanzierung erschien ihnen nicht lukrativ. Doch damit ist seit 2009 teilweise Schluss. Wesentliche Verbesserungen für die Nutzung der Einrichtungen der Tages- und Nachtpflege traten in Kraft. Die Finanzierung dieser teilstationären Leistung wurde reformiert und die Sätze der Tagespflege wurden 2010 folgendermaßen angepasst:
Stufe I   €   440
Stufe II   € 1.040
Stufe III   € 1.510

Diese Beträge werden für die Nutzung der Tagespflege maximal an Sachleistung von der Pflegekasse übernommen, sofern der Pflegebedürftige keine weiteren Sachleistungen in Anspruch nimmt. Erhält der Pflegebedürftige zusätzlich zur Tagespflege zu Hause auch noch Leistungen eines ambulanten Dienstes, so beträgt die maximale Gesamtleistung 150 % der oben genannten Beträge. Also statt beispielsweise € 1.040 pro Monat für ambulanten Dienst und Tagespflege können nun maximal € 1.570 pro Monat von beiden Dienstleistungsunternehmern abgerechnet werden. Hierbei ist zu beachten, erst wird die Tagespflege abgerechnet und was übrig bleibt, erhält anteilig der Pflegedienst. Bei reiner Geldleistung oder Kombinationsleistung bleiben die Geldleistungen ohne Anpassung.

1.12.9 Kurzzeitpflege § 42

Eine weitere Möglichkeit zur Pflege bei Verhinderung der Pflegeperson ist ein Aufenthalt in der Kurzzeitpflege. Auch hier gilt: Die Pflegekasse übernimmt die entstehenden Kosten bis zu einem maximalen Betrag von derzeit € 1.510 pro Kalenderjahr für maximal 28 Tage.

Hat eine Einrichtung jedoch einen relativ niedrigen Pflegesatz, so kann es sein, dass diese € 1.510 für 31 Tage oder mehr reichen würden; aber hier gilt die Tageregelung: Nach 28 Tagen ist die Kasse nicht mehr in der Leistungspflicht.

Bei einem relativ hohen pflegerelevanten Anteil im Heimentgelt dagegen könnte der Maximalbetrag der Kasse schon vor Ablauf der 28 Tage erschöpft sein. Dann gilt, dass diese € 1.510 pro Kalenderjahr nicht überschritten werden dürfen.

Für die Zeit, in der ein Pflegebedürftiger in Kurzzeitpflege ist, wird die Zahlung des Pflegegelds eingestellt, denn das Pflegegeld dient der Sicherstellung der Pflege im häuslichen Bereich. Ist ein Pflegebedürftiger nicht zu Hause, braucht er folglich kein Pflegegeld zur Sicherstellung der Pflege.

Die Kurzzeitpflege ist eine sehr sinnvolle Einrichtung. Aber einigen Versicherten ist nicht klar, dass bei Inanspruchnahme dieser Leistung nicht alle Kosten gedeckt werden. Die Pflegekasse kommt, wie zu Hause auch, nur für den pflegerelevanten Anteil auf, und das nur bis zum Maximalbetrag von € 1.510. Die Kosten für die Unterkunft, Verpflegung, Wäscheversorgung bleiben beim Versicherten, ganz wie zu Hause auch.

1.12.10 Vollstationäre Pflege § 43

Für die Pflege in einer vollstationären Einrichtung werden dem Pflegebedürftigen derzeit folgende monatliche Pauschalbeträge ausbezahlt.

Stufe I   € 1.023
Stufe II   € 1.279
Stufe III   € 1.510
In Härtefällen   € 1.825

Diese Pauschalregelung ist sicherlich sozial verträglich, jedoch alles andere als gerecht. Die vollstationäre Pflege sollte 1995 – ähnlich der ambulanten Pflege – in Leistungen aus der Pflegeversicherung und Leistungen aus der Krankenversicherung unterteilt werden.

Die Leistungen der Pflegeversicherung sollten wie im ambulanten Bereich leistungsgerecht sein. Von dieser, wie ich denke, derzeit nicht finanzierbaren Variante ist man abgekommen, d. h. die Leistungen im stationären Bereich waren von Beginn an pauschaliert. Umso erstaunlicher ist es, dass die Heime nicht bereits zu Beginn der Pflegeversicherung über den § 84 Abs. 2 nachgedacht haben, in dem das leistungsgerechte Heimentgelt explizit benannt wird.

Hier heißt es: »Die Pflegesätze müssen leistungsgerecht sein. Sie sind nach dem Versorgungsaufwand, den der Pflegebedürftige nach Art und Schwere seiner Pflegebedürftigkeit benötigt, in drei Pflegeklassen einzuteilen; für Pflegebedürftige, die als Härtefall anerkannt sind, können Zuschläge zum Pflegesatz der Pflegeklasse 3 bis zur Höhe des kalendertäglichen Unterschiedsbetrages vereinbart werden, der sich aus § 43 Abs. 2 Satz 2 Nr. 3 und 4 ergibt. Bei der Zuordnung der Pflegebedürftigen zu den Pflegeklassen sind die Pflegestufen gemäß § 15 zugrunde zu legen, soweit nicht nach der gemeinsamen Beurteilung des Medizinischen Dienstes und der Pflegeleitung des Pflegeheimes die Zuordnung zu einer anderen Pflegeklasse notwendig oder ausreichend ist. Die Pflegesätze müssen einem Pflegeheim bei wirtschaftlicher Betriebsführung ermöglichen, seinen Versorgungsauftrag zu erfüllen. Überschüsse verbleiben dem Pflegeheim; Verluste sind von ihm zu tragen.«

Würden die Einrichtungen ihr Entgelt künftig über Pflegeklassen statt über Stufen regeln, könnte den Einrichtungen die Einstufung relativ gleich sein. Es bliebe aber die Frage, wie der MDK-Gutachter reagiert, wenn die Leitung der Pflege ihm offenbart, sie möchte mit ihm über die Pflegeklasse eines Bewohners diskutieren und nicht mehr über Stufen.

Die pauschale und aus Sicht vieler Menschen doch ungerechte Besserstellung der stationär Versorgten gegenüber den ambulant betreuten Pflegebedürftigen stand mit Reform der Pflegeversicherung im Jahr 2009 auf dem Prüfstand. Jeder im ambulanten Bereich versorgte Pflegebedürftige erhält in der jeweiligen Pflegestufe deutlich weniger Leistungen aus der Pflegeversicherung als der Bewohner eines Heimes. Das erscheint vielen ungerecht, zumal der Grundsatz der Pflegeversicherung »ambulant vor stationär« hier doch infrage zu stellen ist. Sicher ist das Heimentgelt nicht gerade gering und die Leistungen der Pflegeversicherung decken in aller Regel nicht einmal die Hälfte der anfallenden Kosten im Heim. Dennoch muss man klarstellen, dass im Heimentgelt alles beinhaltet ist. Es ist also beinahe ein All-inclusive-Paket: von der Miete inkl. Nebenkosten, der Reinigung des Wohnraums über das Einkaufen, das Kochen, das Wäschewaschen und -bügeln bis hin zur

Beschäftigung, Behandlungspflege etc. Der ambulant versorgte Versicherte muss all diese Dinge selbst regeln und finanzieren und erhält von der Pflegekasse nur einen kleinen Teil für die Pflege zurück.

Dieses Ungleichgewicht hat die damalige Regierung bereits 2008 teilweise wettgemacht und Verbesserungen der Leistungen bis 2012 festgelegt.

Tabelle 5: Die neue Leistungsgestaltung bis 2012.

Pflegestufe	Stufe I	Stufe II	Stufe III*
Bisher €	340	1.040	1.510
2012	450	1.100	1.550
* Die Stufe III für Härtefälle im ambulanten Bereich in Höhe von € 1.918/Monat bleibt unberührt			

Tabelle 6: Das Pflegegeld bis 2012.

Pflegestufe	Stufe I	Stufe II	Stufe III
Bisher €	225	430	685
2012	235	440	700

Die stationären Sachleistungsbeträge der Stufen I und II bleiben zunächst unverändert. Die Stufe III und Stufe III in Härtefällen werden ab 2012 wie folgt verändert:

Tabelle 7: Änderungen für die Pflegestufe III und Härtefall.

Pflegestufe	Stufe III	Härtefall
Bisher €	1.510	1.825
2012	1.550	1.918

Ob damit die Ungleichbehandlung, wie sie viele erleben, ausgemerzt ist, wage ich zu bezweifeln. Solange die Zuschüsse ambulant und stationär so weit auseinanderklaffen, werden ambulant Betreute sich immer zurückgesetzt fühlen. Andererseits sei an dieser Stelle ein Vergleich erlaubt:

Ist die stationäre Pflege wirklich teuer?
Betrachten wir die Kosten für einen Pflegebedürftigen der Stufe II stationär. Dieser bezahlt im Bundesdurchschnitt ein Heimentgelt von € 2.341 im Monat (www.rentenberatung-aktuell.de/.../hohe-stationaere-pflegekosten). In diesem Entgelt ist alles beinhaltet: von der Pflege über Behandlungs-

pflege, Beschäftigung, Betreuung, Wäscheversorgung, Mahlzeiten inklusive Getränke, die Bereitstellung von Mobiliar, Miete und alle Nebenkosten.

Von diesen € 2.341 kann man den Zuschuss der Pflegekasse (Stufe II: € 1.279/ Monat) abziehen, verbleibt ein Eigenanteil von € 1.062 Monat für ein All-inclusive-Paket. Das sind auf den Tag gerechnet knapp € 35. Wer unter Ihnen findet, dass € 35 pro Tag für eine Rund-um-die-Uhr-Versorgung teuer sind? Was kann sich jemand in der ambulanten Pflege für diesen Betrag leisten?

1.12.10.1 Die Behandlungspflege wird endlich von der Krankenkasse finanziert

Die neue Gesetzgebung im Rahmen der Änderungen des SGB XI 2002 hatte ursprünglich einen kleinen Trost für die stationäre Pflege vorgesehen: Ab dem 1. Januar 2005 sollten die Krankenversicherungen an der Finanzierung der Behandlungspflege in den Pflegeheimen beteiligt werden. Doch dieser Vorschlag wurde Mitte 2005 auf das Jahr 2007 vertagt und im Zuge der neuen Gesundheitsreform komplett abgelehnt. Und so bleibt alles beim Alten. Die Behandlungspflege in der stationären und teilstationären Einrichtung ist in den pauschalen Sätzen irgendwo untergemischt (nachzulesen in § 41 Abs. 2, § 42 Abs. 2, § 43 sowie 82 SGB XI) und wird nicht separat gezahlt. Im ambulanten Bereich ist weiter über Verordnungsscheine eine Einzelabrechnung möglich.

Die erneute Reform der Pflegeversicherung 2009 macht deutlich, dass die Behandlungspflege in Heimen nur unter bestimmten Voraussetzungen finanziert werden soll. Hier ist unter § 82 im ersten Absatz zu lesen: »Die Pflegevergütung ist von den Pflegebedürftigen oder deren Kostenträgern zu tragen. Sie umfasst bei stationärer Pflege auch die soziale Betreuung und, soweit kein Anspruch auf Krankenpflege nach § 37 des Fünften Buches besteht, die medizinische Behandlungspflege.« Sieht man sich dann den genannten § 37 SGB V an, steht dort: »Versicherte erhalten in ihrem Haushalt, ihrer Familie oder sonst an einem geeigneten Ort, insbesondere in betreuten Wohnformen, ... Behandlungspflege, wenn diese zur Sicherung des Ziels der ärztlichen Behandlung erforderlich ist... Der Anspruch nach Satz 1 besteht über die dort genannten Fälle hinaus ausnahmsweise auch für solche Versicherte in zugelassenen Pflegeeinrichtungen im Sinne des § 43 des Elften Buches, die auf Dauer, voraussichtlich für mindestens sechs Monate, einen besonders hohen Bedarf an medizinischer Behandlungspflege haben.«

Bisher wird jedoch in keiner mir bekannten vollstationären Einrichtung und in nur wenigen stationären Einrichtungen die Behandlungspflege einzeln vergütet. Meist handelt es sich um pauschale Zuschläge in Spezialversorgungsbereichen wie z. B. für langzeitbeatmete Menschen oder Menschen im Wachkoma.

1.12.10.2 Wann ist ein Mensch heimpflegebedürftig?

Wann ein Mensch heimpflegebedürftig sein kann, wurde ebenfalls in der Richtlinie deklariert. Bei Vorliegen der Pflegestufe III wird die Erforderlichkeit der Heimpflegebedürftigkeit bereits unterstellt. Ebenso bei Menschen, die vor Inkrafttreten der stationären Bedingungen der Pflegeversicherung bereits in einer Einrichtung wohnten. Weitere Hinweise, warum ein Pflegebedürftiger vollstationäre Hilfe benötigt, sind (lt. Begutachtungsrichtlinien, Seite 66, Punkt D 5.5):

- Fehlen einer Pflegeperson,
- fehlende Bereitschaft möglicher Pflegepersonen,
- drohende oder bereits eingetretene Überforderung der Pflegeperson,
- drohende oder bereits eingetretene Verwahrlosung des Pflegebedürftigen,
- Selbst- und Fremdgefährdungstendenzen des Pflegebedürftigen,
- räumliche Gegebenheiten im häuslichen Bereich, die keine häusliche Pflege ermöglichen und durch Maßnahmen zur Verbesserung des individuellen Wohnumfeldes (s. § 40 Hilfsmittel) nicht verbessert werden können.

1.12.11 Soziale Sicherung § 44

Jeder, der einen Pflegebedürftigen (im Sinne des Gesetzes) pflegt, hat Anspruch auf soziale Sicherung nach § 44. Eine Ausnahme bilden Nichterwerbstätige sowie Menschen, die bereits mehr als 30 Stunden wöchentlich beschäftigt sind, sowie Rentner und Personen, die das 65. Lebensjahr überschritten haben und nicht rentenversicherungspflichtig sind.

Die Zahl der pflichtversicherten Pflegepersonen in der gesetzlichen Rentenversicherung hat sich wie folgt entwickelt [Zahlen und Fakten zur Pflegeversicherung (01/09) vom Bundesministerium]:

- 1995 waren es rund 394 000,
- 2000 waren es rund 554 000,
- 2007 schließlich nur noch 440 000.

Diese Zahl zeigt auch, dass der Grundsatz der Pflegeversicherung »ambulant vor stationär« seit einigen Jahren nicht mehr greift. Die Zahl der von Laien ambulant versorgten Pflegebedürftigen war zwischenzeitlich geringer angewachsen als die der Pflegebedürftigen, die professionell ambulant oder stationär versorgt wurden. Auch die Zahl der Pflegeheime steigt weiter stetig an, die Zahl der ambulanten Dienste nur wenig bzw. ist nahezu stabil seit dem

Jahr 2000. Es gibt rund 11 500 ambulante Dienste und mittlerweile über 11 000 stationäre Einrichtungen.

Die Leistungen nach § 44 enden, wenn die Pflege des Pflegebedürftigen endet. Danach kann beim Arbeitsamt ein Antrag auf Leistungen nach § 46 Arbeitsförderungsgesetz gestellt werden, der sogenannte »Anspruch auf Unterhaltsgeld«.

Das Pflegegeld hat keinen Einfluss auf die Sozialhilfe und ist nicht einkommensteuerpflichtig. Die Beiträge zur Pflegeversicherung sind hingegen nach § 10 EstG (Einkommensteuergesetz) abzugsfähig. Bei den pflichtversicherten Pflegepersonen handelt es sich seit jeher zu mehr als 90 % um Frauen.

Tabelle 8: Pflichtversicherte Pflegepersonen in der gesetzlichen Rentenversicherung.

Jahr	Anzahl	Jahr	Anzahl
1995	rd. 394 000	2001	rd. 530 000
1996	rd. 531 000	2002	rd. 511 000
1997	rd. 575 000	2003	rd. 492 000
1998	rd. 574 000	2004	rd. 470 000
1999	rd. 574 000	2005	rd. 454 000
2000	rd. 554 000	2006	rd. 440 000

1.12.11.1 Berechnung der Beiträge an die Rentenversicherung*

In der gesetzlichen Rentenversicherung werden die nicht erwerbsmäßigen Pflegepersonen so gestellt, als würden sie ein Arbeitsentgelt in Höhe von zwischen 26,6667 % und 80 % der Bezugsgröße beziehen, je nach Pflegestufe des Pflegebedürftigen und zeitlichem Umfang der Pflegetätigkeit. Es war gesetzgeberisches Ziel, eine Pflegeperson, die einen Pflegebedürftigen der Pflegestufe III mindestens 28 Stunden pflegt, auf der Basis von 75 % des aktuellen Durchschnittsentgelts der in der gesetzlichen Rentenversicherung Versicherten abzusichern. Da die Bezugsgröße allerdings nur das Durchschnittsentgelt der Rentenversicherten im vorvergangenen Jahr widerspiegelt, wurde ein Zuschlag von 5 auf 80 % vorgesehen, um so ungefähr 75 % des aktuellen Durchschnittsentgelts zu erreichen.

(* Zahlen des Bundesministeriums für Gesundheit vom Juni 2009)

Tabelle 9: Rentenversicherungsbeiträge (Zahlen des Bundesministeriums für Gesundheit vom Juni 2009).

Stufe wöchentlicher Zeitaufwand		Beitragsabführung		monatliche Rente	
		West	Ost	West	Ost
III	28	2.016,00	1.708,00	20,81	18,38
	21	1.512,00	1.281,00	15,61	13,79
	14	1.008,00	854,00	10,40	9,19
II	21	1.344,00	1.138,00	13,87	12,26
	14	896,00	759,11	9,25	8,17
I	14	672,00	569,33	6,93	6,13

Sieht man sich die Zahlen an, wird klar, dass man von dieser Rente nicht leben kann. Andererseits ist dieser Beitrag nur ein Mosaiksteinchen in dem Bemühen um den Ausbau und die Stärkung der ambulanten Versorgung.

Eine wesentliche Neuerung der Reform 2008 war die Einrichtung der Pflegezeit für pflegende Angehörige. Diese wurde unter dem Pflegezeitgesetz separat geregelt (siehe Kapitel 1.14).

1.12.12 Pflegekurse § 45

»Die Pflegekassen sollen für Angehörige und sonstige an einer ehrenamtlichen Pflegetätigkeit interessierten Personen Schulungskurse unentgeltlich anbieten, um soziales Engagement im Bereich der Pflege zu fördern und zu stärken, Pflege und Betreuung zu erleichtern und zu verbessern sowie pflegebedingte körperliche und seelische Belastungen zu mindern.« Da die Pflegekassen solche Kurse nicht zwangsläufig selbst erbringen können, haben sie Kooperationspartner (Einrichtungen mit Versorgungsvertrag) damit beauftragt.

1.12.13 Pflegebedürftige mit erheblichem allgemeinen Betreuungsbedarf § 45a (ambulant) und 87b (stationär)

Zielgruppe sind seit 2002 Pflegebedürftige auch ohne Pflegestufe im häuslichen Bereich mit folgenden Einschränkungen:

- demenzbedingte Funktionsstörungen,
- geistige Behinderungen,
- psychische Erkrankungen,

bei denen der MDK im Rahmen der Begutachtung festgestellt hat, dass eine oder mehrere dieser Krankheiten zur Einschränkung der Alltagskompetenzen führen. Dies ist der Fall, wenn der Gutachter wenigstens zwei der Items 1 bis 13 für zutreffend hält, davon mindestens einmal aus einem der Bereiche 1 bis 9.

Diese Frage nach der Einschränkung der Alltagskompetenzen war lange nur ambulant relevant, da es stationär keine Leistungen für die Personengruppe der demenziell, geistig oder psychisch Erkrankten gab. Auch dies wurde mit der Reform 2008 geändert und erstmals 2009 umgesetzt: Mit einem monatlichen Zuschuss von ca. € 100 pro Pflegebedürftigem im Heim. Die Zahlungen laufen je Bundesland sehr unterschiedlich, von € 2,84 bis 3,54 pro Tag und berechtigter Person.

Menschen mit eingeschränkter Alltagskompetenz sind jene Personen, auf die zwei der folgenden Kriterien zutreffen (mindestens eine aus den Bereichen 1 bis 9):
»1. Unkontrolliertes Verlassen des Wohnbereiches (Weglauftendenz)
Ein ›Ja‹ ist zu dokumentieren, wenn der Antragsteller seinen beaufsichtigten und geschützten Bereich ungezielt und ohne Absprache verlässt und so seine oder die Sicherheit anderer gefährdet. Ein Indiz für eine Weglauftendenz kann sein, wenn der Betroffene z. B.:
- aus der Wohnung herausdrängt,
- immer wieder seine Kinder, Eltern außerhalb der Wohnung sucht bzw. zur Arbeit gehen möchte,
- planlos in der Wohnung umherläuft und sie dadurch verlässt.

2. Verkennen oder Verursachen gefährdender Situationen
Ein ›Ja‹ ist zu dokumentieren, wenn der Antragsteller z. B.:
- durch Eingriffe in den Straßenverkehr, wie unkontrolliertes Laufen auf der Straße, Anhalten von Autos oder Radfahrern sich selbst oder andere gefährdet,
- die Wohnung in unangemessener Kleidung verlässt und sich dadurch selbst gefährdet (Unterkühlung).

3. Unsachgemäßer Umgang mit gefährlichen Gegenständen oder potenziell gefährdenden Substanzen
Ein ›Ja‹ ist zu dokumentieren, wenn der Antragsteller z. B.:
- Wäsche im Backofen trocknet, Herdplatten unkontrolliert anstellt, ohne diese benutzen zu können/wollen, Heißwasserboiler ohne Wasser benutzt,
- Gasanschlüsse unkontrolliert aufdreht,

- mit kochendem Wasser Zähne putzt,
- unangemessen mit offenem Feuer in der Wohnung umgeht,
- Zigaretten isst,
- unangemessen mit Medikamenten und Chemikalien umgeht (z. B. Zäpfchen oral einnimmt),
- verdorbene Lebensmittel isst.

4. Tätlich oder verbal aggressives Verhalten in Verkennung der Situation
Ein ›Ja‹ ist zu dokumentieren, wenn der Antragsteller z. B.:
- andere schlägt, tritt, beißt, kratzt, kneift, bespuckt, stößt, mit Gegenständen bewirft,
- eigenes oder fremdes Eigentum zerstört,
- in fremde Räume eindringt,
- sich selbst verletzt,
- andere ohne Grund beschimpft, beschuldigt.

5. Im situativen Kontext inadäquates Verhalten
Ein ›Ja‹ ist zu dokumentieren, wenn der Antragsteller z. B.:
- in die Wohnräume uriniert oder einkotet (ohne kausalen Zusammenhang mit Harn- oder Stuhlinkontinenz),
- einen starken Betätigungs- und Bewegungsdrang hat (z. B. Zerpflücken von Inkontinenzeinlagen, ständiges An- und Auskleiden, Nesteln, Zupfen, waschende Bewegungen),
- Essen verschmiert, Kot isst oder diesen verschmiert,
- andere Personen sexuell belästigt, z. B. durch exhibitionistische Tendenzen,
- Gegenstände auch aus fremdem Eigentum (z. B. benutzte Unterwäsche, Essensreste, Geld) versteckt, verlegt oder sammelt,
- permanent ohne ersichtlichen Grund schreit oder ruft.

Hinweis: Hier ist auszuschließen, dass das inadäquate Verhalten in Zusammenhang mit mangelndem Krankheitsgefühl, fehlender Krankheitseinsicht oder therapieresistentem Wahnerleben und Halluzinationen steht, da dies unter Item 11 dokumentiert wird.

6. Unfähigkeit, die eigenen körperlichen und seelischen Gefühle oder Bedürfnisse wahrzunehmen
Ein ›Ja‹ ist zu dokumentieren, wenn der Antragsteller z. B.:
- Hunger und Durst nicht wahrnehmen oder äußern kann oder aufgrund mangelnden Hunger- und Durstgefühls bereitstehende Nahrung von sich aus nicht isst oder trinkt oder übermäßig alles zu sich nimmt, was er erreichen kann,

- aufgrund mangelnden Schmerzempfindens Verletzungen nicht wahr-nimmt,
- Harn- und Stuhlgang nicht wahrnehmen und äußern kann und deshalb zu jedem Toilettengang aufgefordert werden muss,
- Schmerzen nicht äußern oder nicht lokalisieren kann.

7. Unfähigkeit zu einer erforderlichen Kooperation bei therapeutischen oder schützenden Maßnahmen als Folge einer therapieresistenten Depression oder Angststörung
Ein ›Ja‹ ist zu dokumentieren, wenn der Antragsteller z. B.:
- den ganzen Tag apathisch im Bett verbringt,
- den Platz, an den er z. B. morgens durch die Pflegeperson gesetzt wird, nicht aus eigenem Antrieb wieder verlässt,
- sich nicht aktivieren lässt,
- die Nahrung verweigert.

Hinweis: Die Therapieresistenz einer Depression oder Angststörung muss nervenärztlich/psychiatrisch gesichert sein.

8. Störungen der höheren Hirnfunktionen (Beeinträchtigungen des Gedächt-nisses, herabgesetztes Urteilsvermögen), die zu Problemen bei der Bewälti-gung von sozialen Alltagsleistungen geführt haben
Ein ›Ja‹ ist zu dokumentieren, wenn der Antragsteller z. B.:
- vertraute Personen (z. B. Kinder, Ehemann/-frau, Pflegeperson) nicht wie-dererkennt,
- mit (Wechsel-)Geld nicht oder nicht mehr umgehen kann,
- sich nicht mehr artikulieren kann und dadurch in seinen Alltagsleistungen eingeschränkt ist,
- sein Zimmer in der Wohnung oder den Weg zurück zu seiner Wohnung nicht mehr findet,
- Absprachen nicht mehr einhalten kann, da er schon nach kurzer Zeit nicht mehr in der Lage ist, sich daran zu erinnern.

9. Störung des Tag-/Nacht-Rhythmus
Ein ›Ja‹ ist zu dokumentieren, wenn der Antragsteller z. B.:
- nachts stark unruhig und verwirrt ist, verbunden mit Zunahme inadäqua-ter Verhaltensweisen,
- nachts Angehörige weckt und Hilfeleistungen (z. B. Frühstück) verlangt (Umkehr bzw. Aufhebung des Tag-/Nacht-Rhythmus).

10. Unfähigkeit, eigenständig den Tagesablauf zu planen und zu strukturieren
Ein ›Ja‹ ist zu dokumentieren, wenn der Antragsteller z. B. aufgrund zeitlicher, örtlicher oder situativer Desorientierung

- eine regelmäßige und der Biografie angemessene Körperpflege, Ernährung oder Mobilität nicht mehr planen und durchführen kann,
- keine anderen Aktivitäten mehr planen und durchführen kann.

Hinweis: Hier sind nur Beeinträchtigungen der Aktivitäten zu berücksichtigen, die nicht bereits unter Item 7 oder 8 erfasst worden sind.

11. Verkennen von Alltagssituationen und inadäquates Reagieren in Alltagssituationen
Ein ›Ja‹ ist zu dokumentieren, wenn der Antragsteller z. B.:

- Angst vor seinem eigenen Spiegelbild hat,
- sich von Personen aus dem Fernsehen verfolgt oder bestohlen fühlt,
- Personenfotos für fremde Personen in seiner Wohnung hält,
- aufgrund von Vergiftungswahn Essen verweigert oder Gift im Essen riecht/schmeckt,
- glaubt, dass fremde Personen auf der Straße ein Komplott gegen ihn schmieden,
- mit Nichtanwesenden schimpft oder redet,
- optische oder akustische Halluzinationen wahrnimmt.

Hinweis: Hier geht es um Verhaltensstörungen, die in Item 5 nicht erfasst und durch nichtkognitive Störungen bedingt sind. Solche Störungen können vor allem bei Menschen mit Erkrankungen aus dem schizophrenen Formenkreis sowie auch bei demenziell erkrankten und (seltener) depressiven Menschen auftreten. Das Verkennen von Alltagssituationen und inadäquates Reagieren in Alltagssituationen muss die Folge von mangelndem Krankheitsgefühl, fehlender Krankheitseinsicht, therapieresistentem Wahnerleben und therapieresistenten Halluzinationen sein, welche nervenärztlich/psychiatrisch gesichert sind.

12. Ausgeprägtes labiles oder unkontrolliert emotionales Verhalten
Ein ›Ja‹ ist zu dokumentieren, wenn der Antragsteller z. B.:

- häufig situationsunangemessen, unmotiviert und plötzlich weint,
- Distanzlosigkeit, Euphorie, Reizbarkeit oder unangemessenes Misstrauen in einem Ausmaß aufzeigt, das den Umgang mit ihm erheblich erschwert.

13. Zeitlich überwiegend Niedergeschlagenheit, Verzagtheit, Hilflosigkeit oder Hoffnungslosigkeit aufgrund einer therapieresistenten Depression
Ein ›Ja‹ ist zu dokumentieren, wenn der Antragsteller z. B.:

- ständig ›jammert‹ und klagt,

- ständig die Sinnlosigkeit seines Lebens oder Tuns beklagt.

Hinweis: Die Therapieresistenz einer Depression muss nervenärztlich/psychiatrisch gesichert sein.

Eine erhebliche Einschränkung der Alltagskompetenz nach SGB XI liegt vor, wenn im Assessment vom Gutachter wenigstens zweimal ›Ja‹ dokumentiert wird, davon mindestens einmal aus einem der Bereiche 1 bis 9. Darüber hinaus ist zu dokumentieren, seit wann die Alltagskompetenz des Antragstellers im Sinne des § 45a SGB XI erheblich eingeschränkt ist. Bei den meist chronischen Verläufen ist eine begründete Abschätzung des Beginns der erheblich eingeschränkten Alltagskompetenz notwendig.«

Immer mit Einzelnachweis
Diese Gelder (ambulant und stationär) dürfen nur für Leistungen außerhalb der Grundpflege und Hauswirtschaft eingesetzt werden. Die erbrachten Leistungen sind auf Einzelnachweisen darzulegen!

1.12.14 Neuregelung § 45b, Leistungen für Pflegebedürftige mit erheblichem allgemeinen Betreuungsbedarf

Je Kalenderjahr erhalten ambulant versorgte Pflegebedürftige nach § 45a, also Pflegebedürftige mit einem erheblichen allgemeinen Betreuungsbedarf, zusätzlich zu den sonstigen Leistungen maximal € 200 im Monat.

Dieser Betrag kann aber nur sehr eingeschränkt genutzt werden. Ausgeschlossen ist, dass diese Zusatzleistung für die ambulante Pflege, für die Urlaubspflege oder sonstige Pflegefachkräfte genutzt wird. Vielmehr ist das Geld für sogenannte niederschwellige Betreuungsangebote im ambulanten Bereich und in der Tages- und Nachtpflege gedacht. Die erbrachte Leistung darf jedoch nicht zur Abdeckung der Bedürfnisse in der Grundpflege oder Hauswirtschaft genutzt werden.

Es sind sogenannte niederschwellige Betreuungsangebote außerhalb der Grundpflege nachzuweisen. Das Geld wird nicht bar ausgezahlt, sondern nur an vertraglich gebundene Institutionen (gegen Rechnung).

1.12.15 Neuregelung § 45c

Es werden neue Versorgungskonzepte und -strukturen für Pflegebedürftige mit erheblichem allgemeinen Betreuungsbedarf entwickelt. Der Gesetzgeber hat wohl erkannt, dass die derzeitig vorgehaltenen Versorgungsstrukturen nicht allen Bedarf decken und der Klientel von heute nicht gerecht wird. Außerhalb der allgemeinen Betreuung und Versorgung wurde bisher kaum etwas angeboten. Nicht weil die Einrichtungen dazu nicht in der Lage gewesen wären. Sie bekamen diese Sonderleistungen nur nicht vergütet.

Deshalb hat der Gesetzgeber entschieden, dass eine Förderung geschehen soll. Er verdonnerte den Bund der gesetzlichen Pflegekassen dazu, 25 Millionen Euro pro Jahr zur Förderung auszugeben. Die privaten Kassen müssen 10 Millionen Euro pro Jahr aufbringen. Gleichzeitig erzwingt das Gesetz von Ländern und Kommunen noch einmal 25 Millionen. So werden seit 2009 jährlich rund 60 Millionen Euro Fördermittel in dieses Marktsegment der Weiterentwicklung gepumpt.

Stellt sich die Frage: Wer soll das bezahlen? Die Pflegekassen sind ebenso pleite wie die meisten Kommunen und Länder dies vorgeben oder tatsächlich sind. Wo bitte kommen die 60 Millionen Euro jährlich her? Eine Antwort hat die verantwortliche Regierung nebst Ministerium noch nicht geliefert.

Interessant ist auch die Frage, wo die 60 Millionen hinfließen. Wie viele neue Projekte gibt es derzeit? Wer wird gefördert? Sicher nicht der kleine Einzelbetrieb mit einer neuen Idee oder der Caterer mit tollen Versorgungskonzepten. Es sind immer die Gleichen, die aus Sicht der Kassen, Kommunen und Länder förderungsfähig sind: Oft ist der Name schon Programm – steht Kirche oder Wohlfahrt drauf, muss was Gutes drin sein.

Diese ganzen Fördermaßnahmen werden die Tropf-Mentalität mancher Träger nur noch schüren. Wie viele Einrichtungen der teilstationären Hilfe wurden in den vergangenen Jahren gefördert und sind nach Beendigung der Fördermaßnahmen einfach eingegangen! Genauso wird es wieder geschehen. Einige Verbände sind momentan ganz wild darauf, in die Förderung zu kommen. Es ist eine sichere Quelle, die angezapft werden kann. Aber kaum ein Träger nutzt die Förderung, um irgendwann auf eigenen Beinen zu stehen. Die Gelder werden eingestrichen, ohne einen Gedanken an die Selbstständigkeit zu verschwenden.

Das ist der Kardinalfehler, der vor einigen Jahren noch bei der Förderung sogenannter Drittländer unterlaufen ist oder bei Förderungen bestimmter Bereiche, z. B. Kohlebau oder Landwirtschaft. Es werden mehr Gelder für Förderung verteilt als in zukunftsfähige Alternativen und Abnabelungsprozesse.

1.13   Aufgaben des MDK

Die Aufgaben des MDK sind nach eigenen Angaben (www.mdk.de) »Stellungnahmen für die Krankenkassen bei Fragen zur
- Arbeitsunfähigkeit,
- Notwendigkeit, Art, Umfang und Dauer von Rehabilitationsleistungen bzw. -maßnahmen,
- Verordnung von Arznei-, Verband-, Heil- und Hilfsmitteln,
- Notwendigkeit und Dauer einer Krankenhausbehandlung,
- Notwendigkeit und Dauer von häuslicher Krankenpflege.

Im Interesse der Versichertengemeinschaft helfen wir mit,
- die gesundheitliche Versorgung insgesamt qualitativ weiterzuentwickeln,
- die Leistungsentscheidungen der Krankenkassen sozialmedizinisch zu begründen,
- Maßnahmen zu vermeiden, die unausgereift, unnötig gefährlich oder unwirtschaftlich sind.

Darüber hinaus beraten die Medizinischen Dienste die gesetzlichen Krankenkassen und ihre Verbände in grundsätzlichen Fragen der präventiven, kurativen und rehabilitativen Versorgung sowie bei der Gestaltung der Leistungs- und Versorgungsstrukturen. Hierzu gehören unter anderem
- die Qualitätssicherung in der ambulanten und der stationären Versorgung,
- die Krankenhausplanung,
- die Weiterentwicklung der Vergütungssysteme in der ambulanten und der stationären Versorgung,
- die Wirksamkeit und Wirtschaftlichkeit neuer Untersuchungs- und Behandlungsmethoden.«

1.13.1 Aufgaben des MDK im Rahmen der Feststellung zur Pflegebedürftigkeit

Die Feststellung der Pflegebedürftigkeit erfolgt auf der Grundlage des SGB XI, der Pflegebedürftigkeits- und Begutachtungsrichtlinien. Gemäß § 18 hat der MDK folgende Aufgaben:

1. Der MDK hat im Rahmen der Feststellung zur Pflegebedürftigkeit zu prüfen, ob und in welchem Umfang Maßnahmen zur Beseitigung, Minderung oder Verhütung einer Verschlimmerung geeignet, notwendig und zumutbar sind.
2. Der MDK hat den Pflegebedürftigen in seinem Wohnbereich zu untersuchen. Diese Untersuchung kann ausnahmsweise unterbleiben, wenn die Aktenlage eindeutig ist.
3. Der MDK soll, sofern der Antragsteller einwilligt, ärztliche Auskünfte einholen.
4. Pflege- und Krankenkassen wie auch Leistungserbringer sind verpflichtet, erforderliche Unterlagen vorzulegen und Auskunft zu erteilen.
5. Der MDK hat der Pflegekasse das Ergebnis der Begutachtung sowie einen individuellen Pflegeplan (siehe Kapitel 4) zu übermitteln.
6. Der MDK selbst definiert seine Aufgaben im Bereich der Einstufung wie folgt:

»Bei der Begutachtung von Pflegebedürftigkeit zu Hause oder im Pflegeheim

– prüfen wir das Vorliegen der Voraussetzungen für Pflegebedürftigkeit
– empfehlen wir eine Pflegestufe
– prüfen wir, ob eine erhebliche Einschränkung der Alltagskompetenz vorliegt (PEA)
– schlagen wir Maßnahmen zur Prävention und Rehabilitation vor
– geben wir Empfehlungen über die Art und den Umfang von Pflegeleistungen ab
– formulieren wir Hinweise zu einem individuellen Pflegeplan.«

1.14 Pflegezeitgesetz

»§ 1 Ziel des Gesetzes
Ziel des Gesetzes ist, Beschäftigten die Möglichkeit zu eröffnen, pflegebedürftige nahe Angehörige in häuslicher Umgebung zu pflegen und damit die Vereinbarkeit von Beruf und familiärer Pflege zu verbessern.

§ 2 Kurzzeitige Arbeitsverhinderung

(1) Beschäftigte haben das Recht, bis zu zehn Arbeitstage der Arbeit fernzubleiben, wenn dies erforderlich ist, um für einen pflegebedürftigen nahen Angehörigen in einer akut aufgetretenen Pflegesituation eine bedarfsgerechte Pflege zu organisieren oder eine pflegerische Versorgung in dieser Zeit sicherzustellen.

(2) Beschäftigte sind verpflichtet, dem Arbeitgeber ihre Verhinderung an der Arbeitsleistung und deren voraussichtliche Dauer unverzüglich mitzuteilen. Dem Arbeitgeber ist auf Verlangen eine ärztliche Bescheinigung über die Pflegebedürftigkeit des nahen Angehörigen und die Erforderlichkeit der in Absatz 1 genannten Maßnahmen vorzulegen.

(3) Der Arbeitgeber ist zur Fortzahlung der Vergütung nur verpflichtet, soweit sich eine solche Verpflichtung aus anderen gesetzlichen Vorschriften oder aufgrund einer Vereinbarung ergibt.

§ 3 Pflegezeit

(1) Beschäftigte sind von der Arbeitsleistung vollständig oder teilweise freizustellen, wenn sie einen pflegebedürftigen nahen Angehörigen in häuslicher Umgebung pflegen (Pflegezeit). Der Anspruch nach Satz 1 besteht nicht gegenüber Arbeitgebern mit in der Regel 15 oder weniger Beschäftigten.

(2) Die Beschäftigten haben die Pflegebedürftigkeit des nahen Angehörigen durch Vorlage einer Bescheinigung der Pflegekasse oder des Medizinischen Dienstes der Krankenversicherung nachzuweisen. Bei in der privaten Pflegepflichtversicherung versicherten Pflegebedürftigen ist ein entsprechender Nachweis zu erbringen.

(3) Wer Pflegezeit beanspruchen will, muss dies dem Arbeitgeber spätestens zehn Arbeitstage vor Beginn schriftlich ankündigen und gleichzeitig erklären, für welchen Zeitraum und in welchem Umfang die Freistellung von der Arbeitsleistung in Anspruch genommen werden soll. Wenn nur teilweise Freistellung in Anspruch genommen wird, ist auch die gewünschte Verteilung der Arbeitszeit anzugeben.

(4) Wenn nur teilweise Freistellung in Anspruch genommen wird, haben Arbeitgeber und Beschäftigte über die Verringerung und die Verteilung der Arbeitszeit eine schriftliche Vereinbarung zu treffen. Hierbei hat der Arbeitgeber den Wünschen der Beschäftigten zu entsprechen, es sei denn, dass dringende betriebliche Gründe entgegenstehen.

§ 4 Dauer der Pflegezeit

(1) Die Pflegezeit nach § 3 beträgt für jeden pflegebedürftigen nahen Angehörigen längstens sechs Monate (Höchstdauer). Für einen kürzeren Zeitraum in Anspruch genommene Pflegezeit kann bis zur Höchstdauer verlängert

werden, wenn der Arbeitgeber zustimmt. Eine Verlängerung bis zur Höchstdauer kann verlangt werden, wenn ein vorgesehener Wechsel in der Person des Pflegenden aus einem wichtigen Grund nicht erfolgen kann. Die Pflegezeit wird auf Berufsbildungszeiten nicht angerechnet.

(2) Ist der nahe Angehörige nicht mehr pflegebedürftig oder die häusliche Pflege des nahen Angehörigen unmöglich oder unzumutbar, endet die Pflegezeit vier Wochen nach Eintritt der veränderten Umstände. Der Arbeitgeber ist über die veränderten Umstände unverzüglich zu unterrichten. Im Übrigen kann die Pflegezeit nur vorzeitig beendet werden, wenn der Arbeitgeber zustimmt.

§ 5 Kündigungsschutz

(1) Der Arbeitgeber darf das Beschäftigungsverhältnis von der Ankündigung bis zur Beendigung der kurzzeitigen Arbeitsverhinderung nach § 2 oder der Pflegezeit nach § 3 nicht kündigen.

(2) In besonderen Fällen kann eine Kündigung von der für den Arbeitsschutz zuständigen obersten Landesbehörde oder der von ihr bestimmten Stelle ausnahmsweise für zulässig erklärt werden. Die Bundesregierung kann hierzu mit Zustimmung des Bundesrates allgemeine Verwaltungsvorschriften erlassen.

§ 6 Befristete Verträge

(1) Wenn zur Vertretung einer Beschäftigten oder eines Beschäftigten für die Dauer der kurzzeitigen Arbeitsverhinderung nach § 2 oder der Pflegezeit nach § 3 eine Arbeitnehmerin oder ein Arbeitnehmer eingestellt wird, liegt hierin ein sachlicher Grund für die Befristung des Arbeitsverhältnisses. Über die Dauer der Vertretung nach Satz 1 hinaus ist die Befristung für notwendige Zeiten einer Einarbeitung zulässig.

(2) Die Dauer der Befristung des Arbeitsvertrages muss kalendermäßig bestimmt oder bestimmbar sein oder den in Absatz 1 genannten Zwecken zu entnehmen sein.

(3) Der Arbeitgeber kann den befristeten Arbeitsvertrag unter Einhaltung einer Frist von zwei Wochen kündigen, wenn die Pflegezeit nach § 4 Abs. 2 Satz 1 vorzeitig endet. Das Kündigungsschutzgesetz ist in diesen Fällen nicht anzuwenden. Satz 1 gilt nicht, soweit seine Anwendung vertraglich ausgeschlossen ist.

(4) Wird im Rahmen arbeitsrechtlicher Gesetze oder Verordnungen auf die Zahl der beschäftigten Arbeitnehmerinnen und Arbeitnehmer abgestellt, sind bei der Ermittlung dieser Zahl Arbeitnehmerinnen und Arbeitnehmer, die nach § 2 kurzzeitig an der Arbeitsleistung verhindert oder nach § 3 freigestellt sind, nicht mitzuzählen, solange für sie aufgrund von Absatz 1 eine

Vertreterin oder ein Vertreter eingestellt ist. Dies gilt nicht, wenn die Vertreterin oder der Vertreter nicht mitzuzählen ist. Die Sätze 1 und 2 gelten entsprechend, wenn im Rahmen arbeitsrechtlicher Gesetze oder Verordnungen auf die Zahl der Arbeitsplätze abgestellt wird.

§ 7 Begriffsbestimmungen
(1) Beschäftigte im Sinne dieses Gesetzes sind
1. Arbeitnehmerinnen und Arbeitnehmer,
2. die zu ihrer Berufsbildung Beschäftigten,
3. Personen, die wegen ihrer wirtschaftlichen Unselbstständigkeit als arbeitnehmerähnliche Personen anzusehen sind; zu diesen gehören auch die in Heimarbeit Beschäftigten und die ihnen Gleichgestellten.
(2) Arbeitgeber im Sinne dieses Gesetzes sind natürliche und juristische Personen sowie rechtsfähige Personengesellschaften, die Personen nach Absatz 1 beschäftigen.
(3) Nahe Angehörige im Sinne dieses Gesetzes sind
1. Großeltern, Eltern, Schwiegereltern,
2. Ehegatten, Lebenspartner, Partner einer eheähnlichen Gemeinschaft, Geschwister,
3. Kinder, Adoptiv- oder Pflegekinder, die Kinder, Adoptiv- oder Pflegekinder des Ehegatten oder Lebenspartners, Schwiegerkinder und Enkelkinder.
(4) Pflegebedürftig im Sinne dieses Gesetzes sind Personen, die die Voraussetzungen nach den §§ 14 und 15 des Elften Buches Sozialgesetzbuch erfüllen. Pflegebedürftig im Sinne von § 2 sind auch Personen, die die Voraussetzungen nach den §§ 14 und 15 des Elften Buches Sozialgesetzbuch voraussichtlich erfüllen.

§ 8 Unabdingbarkeit
Von den Vorschriften dieses Gesetzes kann nicht zuungunsten der Beschäftigten abgewichen werden.«

Das Pflegezeitgesetz ist eine gute Sache. Aber leider wird es auf dem Rücken der Arbeitgeber ausgetragen. Der Staat selbst tut nichts dafür, um die Arbeitnehmer zu bestärken oder die Arbeitgeber zu entlasten.

2 Zahlen und Fakten zur Pflegeversicherung

Die Anzahl älterer Personen (65 Jahre und älter) wird auch in Zukunft immer weiter ansteigen. Heute sind rund 21 % der Bevölkerung in Deutschland über 65 Jahre alt. Erwartet wurde aus Schätzungen der vergangenen Jahre bis zu einem Drittel über 65-Jährige in Deutschland. Nach aktuellen Hochrechnungen (destatis.de/bevoelkerungspyramide/) sinkt jedoch die Bevölkerungszahl bis 2050 auf unter 70 Mio. Menschen, während die Zahl der über 65-Jährigen auf rund 23 % steigt.

Tabelle 10: Zahl der Versicherten.

Soziale Pflegeversicherung	rd. 69,9 Mio. (Stand: 01.01.2009)
Private Pflegepflichtversicherung	rd. 9,25 Mio. (Stand: 31.12.2007)

Tabelle 11: Gesamtzahl der Leistungsbezieher.

ambulant	rd. 1,53 Mio.
stationär	rd. 0,72 Mio.
Gesamt	rd. 2,25 Mio.

Tabelle 12: Zahl der Leistungsbezieher im ambulanten Bereich.

1. Soziale Pflegeversicherung (Geschäftsstatistik der Pflegekassen)				
a) Gesamtzahl der ambulant Pflegebedürftigen: rd. 1,43 Mio. (Stand: 01.01.2009)				
b) Zuordnung zu den Pflegestufen	31.12.2001		31.12.2008	
Pflegestufe I	681 658	= 54,1 %	804 628	= 59,2 %
Pflegestufe II	448 406	= 35,5 %	426 855	= 31,4 %
Pflegestufe III	130 696	= 10,4 %	126 718	= 9,3 %
Gesamt	1 260 760		1 358 201	

Tabelle 13 zeigt eine eindeutige Tendenz. Die Pflegestufen II und III sinken, während Stufe I zunimmt. Werden die Pflegebedürftigen etwa immer fitter?

Tabelle 13: Private Pflegepflichtversicherung (Geschäftsstatistik der privaten Pflegeversicherung).

Gesamtzahl: rd. 98 000 (Stand: 31.12.2007)	
2000 Pflegestufe I 2007 Pflegestufe I	49,1 % 49,7 %
2000 Pflegestufe II 2007 Pflegestufe II	37,3 % 37,0 %
2000 Pflegestufe III 2007 Pflegestufe III	13,6 % 13,3 %
Im Jahr 2000 war die Verteilung auch hier deutlich anders als Ende 2007.	

Zusammen mit der privaten Pflegepflichtversicherung erhalten derzeit insgesamt rd. 1,46 Mio. Pflegebedürftige ambulante Leistungen aus der Pflegeversicherung.

Tabelle 14: Zahl der Leistungsbezieher im stationären Bereich.

1. Soziale Pflegeversicherung (Geschäftsstatistik der Pflegekassen)			
a) Gesamtzahl der Pflegebedürftigen in vollstationären Einrichtungen: rd. 671 084 davon max. 72 000 in vollstationären Einrichtungen der Behindertenhilfe			
b) Zuordnung zu den Pflegestufen	31.12.2001		31.12.2008
Pflegestufe I	210 883	= 37,6 %	273 090 = 40,7 %
Pflegestufe II	234 836	= 41,8 %	266 222 = 39,7 %
Pflegestufe III	115 625	= 20,6 %	131 772 = 19,6 %
Gesamt	561 344		671 084

Auch stationär haben wir offensichtlich das Phänomen, dass die Pflegebedürftigen immer fitter werden. Es gibt immer häufiger die Stufe I, während die höheren Pflegestufen sinken.

Tabelle 15: Private Pflegepflichtversicherung (Geschäftsstatistik der privaten Pflegeversicherung).

Pflegestufe I	30,1 %
Pflegestufe II	44,2 %
Pflegestufe III	25,7 %
Gesamt (Stand: 31.12.2007)	rd. 42 000

Zusammen mit der privaten Pflegepflichtversicherung erhalten insgesamt rd. 713 000 Pflegebedürftige stationäre Leistungen aus der Pflegeversicherung (darin enthalten sind die pflegebedürftigen Behinderten, die Leistungen nach § 43a SGB XI beziehen).

Tabelle 16: Leistungsausgaben in der sozialen Pflegeversicherung in den Jahren 1995 bis 2008 in Mrd. €.

	1995	1996	1997	1998	1999	2000	2001	2002	2003	2004	2005	2006	2007
ambulant	rd. 4,4*	rd. 7,6	rd. 7,9	rd. 8,2	rd. 8,4	rd. 8,4	rd. 8,2	rd. 8,3	rd. 8,2	rd. 8,2	rd. 8,2	rd. 8,2	rd. 8,4
stationär	–	rd.2,7 **	rd. 6,4	rd. 6,8	rd. 7,2	rd. 7,5	rd. 7,8	rd. 8,2	rd. 8,4	rd. 8,6	rd. 8,7	rd. 8,9	rd. 9,1

*) Beginn der ambulanten Leistungen am 1. April 1995
**) Beginn der stationären Leistungen am 1. Juli 1996

Tabelle 17: Beitragszahlungen der Pflegekassen an die gesetzliche Rentenversicherung für die Alterssicherung der Pflegepersonen im Jahre 2002 (vorausgesetzt, dass die Pflegepersonen neben der Pflege regelmäßig nicht mehr als 30 Stunden wöchentlich erwerbstätig sind).

Pflegestufe	Wöchentlicher Pflegeaufwand (minimale Stundenzahl)	Beitragsabführung auf der Basis von ... % der Bezugsgröße der Rentenversicherung	Monatliche Beitragshöhe in €*		Monatliche Rente nach einem Jahr Pflegetätigkeit**	
			West	Ost	West	Ost	West	Ost
III	28	80	1.876,00	1.568,00	358,32	299,49	19,98	17,44
	21	60	1.407,00	1.176,00	268,74	224,62	14,99	13,08
	14	40	938,00	784,00	179,16	149,74	9,99	8,72
II	21	53,3333	1.250,67	1.045,33	238,88	199,66	13,32	11,63
	14	35,5555	833,78	696,89	159,25	133,11	8,88	7,75
I	14	26,6667	625,33	522,67	119,44	99,83	6,66	5,81

* Der Beitragssatz zur gesetzlichen Rentenversicherung beträgt 19,1 v.H. Die mtl. Bezugsgröße beträgt in der gesetzlichen Rentenversicherung € 2.345 (West) bzw. € 1.960 (Ost). Stand: 2002
** Stand: 2002

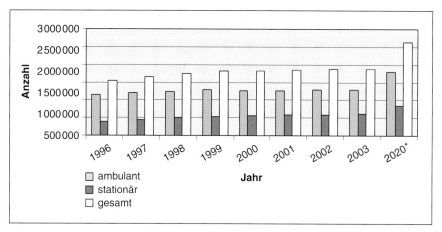

* Vorausschätzung der Bundesregierung 2002

Abb. 2: Entwicklung der Anzahl Pflegebedürftiger.

Tabelle 18: Übersicht über die zugelassenen Pflegeeinrichtungen nach dem SGB XI. Statistik des VdAK (Stand: 1.10.2001).

Land	Ambulante Einrichtungen	Teilstationäre Einrichtungen	Kurzzeitpflege-Einrichtungen	Vollstationäre Einrichtungen
Baden-Württemberg	1 389	385	973	1 168
Bayern	1 841	412	554	1 379
Berlin	364	44	26	369
Brandenburg	540	80	172	231
Bremen	129	11	76	76
Hamburg	414	29	101	149
Hessen	927	295	472	617
Mecklenb.-Vorpommern	401	33	75	185
Niedersachsen	1 201	185	280	1 124
Nordrhein-Westfalen	2 651	466	641	1 775
Rheinland-Pfalz	461	250	322	380
Saarland	170	73	105	118
Sachsen	1 001	266	161	463

Land	Ambulante Einrichtungen	Teilstationäre Einrichtungen	Kurzzeitpflege- Einrichtungen	Vollstationäre Einrichtungen
Sachsen-Anhalt	531	128	324	266
Schleswig-Holstein	569	72	271	613
Thüringen	381	137	163	194
Gesamt	12950	2866	4716	9007

Tabelle 19: Ausgangslage bei Beginn der Beratungen zur Pflegeversicherung.

geschätzte Zahl der Pflegebedürftigen	rd. 1,65 Mio.
davon: ambulant	rd. 1,2 Mio.
stationär	rd. 0,45 Mio.

Bevölkerungsvorausschätzungen:

Anstieg der Anzahl älterer Personen (60 Jahre und älter) von 2000 bis zum Jahr 2010 um 2,0 Mio. Menschen von 19,1 auf 21,0 Mio. Menschen = rd. 26 % der Gesamtbevölkerung (rd. 82 Mio. Einwohner).
Anstieg von 2010 bis 2030 um weitere 6,2 Mio. Menschen auf 27,2 Mio. Menschen (= rd. 35 % der Gesamtbevölkerung von dann rd. 77 Mio. Einwohnern).

Tabelle 20: Lebenserwartung (Sterbetafel 1996/98).

eines neugeborenen Jungen	74,0 Jahre
eines neugeborenen Mädchens	80,3 Jahre
eines 65-jährigen Mannes	15,1 Jahre
einer 65-jährigen Frau	18,8 Jahre

Tabelle 21: Risiko der Pflegebedürftigkeit.

vor dem 60. Lebensjahr	rd. 0,6 %
zwischen dem 60. und dem 80. Lebensjahr	rd. 3,9 %
nach dem 80. Lebensjahr	rd. 31,8 %

Rentenanspruch

Für ein Jahr Pflegetätigkeit ergab sich 2006 folgender monatlicher Rentenanspruch:

- Zwischen € 6,99 und € 20,97 (alte Bundesländer)
- Zwischen € 6,17 und € 18,51 (neue Bundesländer) (vgl. www.bmgs.de).

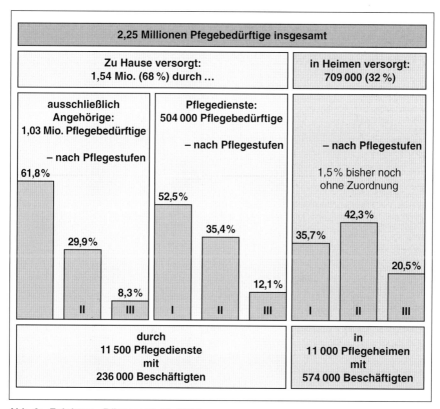

Abb. 3: »Eckdaten« Pflegestatistik 2007.

Tabelle 22: Zeitreihe – ausgewählte Merkmale (1999–2005).

Merkmal	15.12. 1999	2001 zu 1999 Veränderungen in %	15.12. 2001	2003 zu 2001 Veränderungen in %	15.12. 2003	2005 zu 2003 Veränderungen in %	15.12. 2005
Pflegebedürftigkeit insgesamt	2016091	1,2	2039780	1,8	2076935	2,5	2128550
Pflegebedürftige zu Hause versorgt	1442880	– 0,5	1435415	0,1	1436646	1,1	1451968
– allein durch Angehörige[1]	1027591	– 2,6	1000736	– 1,4	986520	– 0,6	980425
– durch ambulante Pflegedienste	415289	4,7	434679	3,6	450126	4,8	471543
Pflegebedürftige in Heimen	573211	5,4	604365	5,9	640289	5,7	676582
– darunter vollstationäre Dauerpflege	554217	5,1	582258	5,1	612183	5,2	644165
Pflegestufe I	926476	5,8	980621	4,9	1029078	3,9	1068943
Pflegestufe II	784824	– 1,6	772397	– 1,1	764077	0,5	768093
Pflegestufe III	285264	– 3,1	276420	– 0,1	276126	1,7	280693
Ohne Zuordnung	19527	– 47,0	10342	– 26,0	7654	41,4	10821
ambulante Pflegedienste insgesamt	10820	– 2,1	10594	0,2	10619	3,4	10977
Personal insgesamt	183782	3,1	189567	6,0	200897	6,7	214307
davon:							
vollzeitbeschäftigt	56914	1,1	57524	0,0	57510	– 2,0	56354
teilzeitbeschäftigt							
– über 50%	49149	11,9	55008	10,5	60762	12,1	68141
– 50% und weniger, aber nicht geringfügig beschäftigt	28794	7,1	30824	6,4	32797	6,8	35040
– geringfügig beschäftigt	39126	– 4,6	37326	14,0	42565	12,7	47957
Praktikant/-in, Schüler/-in, Auszubildende/-r	1816	– 0,4	1809	36,0	2460	43,5	3530
Helfer/-in im Freiwilligen soz. Jahr	562	– 16,2	471	36,3	642	9,5	703
Zivildienstleistende	7421	– 11,0	6605	– 37,0	4161	– 37,9	258
darunter:							
Staatlich anerkannte/-r Altenpfleger/-in	25456	10,7	28179	12,7	31757	14,9	36,484
Krankenschwester/Krankenpfleger	58144	– 1,2	57457	10,1	63233	13,0	71425
Kinderkranken/-schwester/-pfleger	4384	4,3	4572	17,2	5360	17,7	630
darunter:							
überwiegender Tätigkeitsbereich Grundpflege	119388	4,4	124602	8,8	135540	9,2	147973
Pflegeheime insgesamt	8859	3,5	9165	6,3	9743	7,0	10424
darunter: mit vollstationärer Dauerpflege	8073	3,2	8331	5,3	8775	7,3	9414
verfügbare Plätze	645456	4,5	674292	5,8	713195	6,2	757186
darunter: vollstationärer Dauerpflege	621502	4,4	648543	5,5	683941	6,2	726448
Personal insgesamt	440940	7,8	475368	7,5	510857	7,0	546397
davon:							
vollzeitbeschäftigt	211544	3,5	218898	– 1,1	216510	– 3,8	208201
teilzeitbeschäftigt							
– über 50%	100897	19,1	120218	16,9	140488	15,6	162385
– 50% und weniger, aber nicht geringfügig beschäftigt	54749	13,0	61843	14,9	71066	10,4	78485
– geringfügig beschäftigt	42795	3,7	44371	10,8	49179	12,3	55238
Praktikant/-in, Schüler/-in, Auszubildende/-r	16782	– 1,6	16511	33,4	22031	43,5	31623
Helfer/-in im Freiwilligen soz. Jahr	2389	– 4,9	2273	48,4	3373	18,7	4003
Zivildienstleistende	11784	– 4,5	11254	– 27,0	8210	– 21,3	6462
darunter:							
Staatlich anerkannte Altenpfleger/-in	83705	15,5	96700	14,0	110208	11,0	122933
Krankenschwester/Krankenpfleger	47300	4,3	49330	12,2	55348	10,6	61238
Kinderkranken/-schwester/-pfleger	2881	8,6	3129	14,6	3587	4,9	3764
darunter: überwieg. Tätigkeitsbereich Pflege und Betreuung	287267	9,7	315200	9,5	345255	8,4	374116

1 Entspricht den Empfängern und Empfängerinnen von ausschließlich Pflegegeld nach § 37 SGB XI. Empfänger/-innen von Kombinationsleistungen nach § 38 SGB XI sind dagegen in den ambulanten Pflegediensten enthalten.

Tabelle 23: Situation in den Pflegeheimen am 15.12.2005.
(Pflegebedürftige und Vergütung)

Pflegebedürftige nach Pflegestufen Durchschnittliche Vergütung	Davon nach der Art der Pflegeleistung						
	insgesamt	vollstationäre Pflege			teilstationäre Pflege		
		zusammen	Dauer-pflege	Kurzzeit-pflege	zusammen	Tages-pflege	Nacht-pflege
Pflegebedürftigkeit nach Pflegestufen							
Pflegebedürftige insgesamt	676582	657516	644165	13351	19066	19048	18
Veränderungen zu 2003 in %	5,7	5,5	5,2	21,4	11,5	11,5	– 37,9
Pflegestufe I	231106	223135	216315	6820	7971	7966	5
Pflegestufe II	293551	285074	280387	4687	8477	8470	7
Pflegestufe III	141104	139050	137844	1206	2054	2048	6
darunter: Pflegestufe III (Härtefälle)	4140	4117	4095	22	23	23	0
bisher noch keiner Pflegestufe zugeordnet	10821	10257	9619	638	564	564	0
Durchschnittliche Vergütungen insgesamt (€ pro Person und Tag)							
Pflegesatz							
Pflegeklasse 1	–	–	42	48	–	36	33
Pflegeklasse 2	–	–	56	61	–	41	40
Pflegeklasse 3	–	–	70	74	–	48	46
Entgelt für Unterkunft und Verpflegung	–	–	19	20	–	11	15

Tabelle 24: Situation ambulant am 15.12.2005.
(Pflegebedürftige und Vergütung)

Pflegebedürftige nach Art der Versorgung	Pflegebedürftige			Pflegestufe			bisher ohne Zuordnung	Anteil an Pflegebe-dürftigen insgesamt	jeweiliger Anteil der Pflege-stufe
	insgesamt	Verände-rungen zu 2003	darunter: weiblich	I	II	III¹			
	Anzahl	%		Anzahl					%
Pflegebedürftige zu Hause versorgt	1451968	1,1	63,2	837837	474542	139589	–	68,2	9,6
davon: allein durch Angehörige²	980425	– 0,6	60,0	597751	301605	81069	–	46,1	8,3
durch ambulante Pflegedienste	471543	4,8	69,8	240086	172937	58520	–	22,2	12,4
Pflegebedürftige in Heimen	676582	5,7	77,0	231106	293551	141104	10821	31,8	20,9
Insgesamt	**2128550**	**2,5**	**67,6**	**1068943**	**768093**	**280693**	**10821**	**100,0**	**13,2**
Veränderungen zu 2003 in %				3,9	0,5	1,7	41,4		

1 Einschl. Härtefälle.
2 Entspricht den Empfängern und Empfängerinnen von ausschließlich Pflegegeld nach § 37 SGB XI. Empfänger/-innen von Kombinations-leistungen nach § 38 SGB XI sind dagegen in den ambulanten Pflegediensten enthalten.

71

3 Die Begutachtung

In der Regel bringt der Gutachter bei seinem Besuch das MDK-Gutachten mit. Dieses Formulargutachten ist für Antragsteller aus dem häuslichen Bereich, aus der teil- und vollstationären Pflege sowie der Behindertenhilfe gleichermaßen gültig. In diesem Gutachten ist die Anlage zur Feststellung der Pflegebedürftigkeit gemäß SGB XI integriert. Das Formular und die kompletten Begutachtungsrichtlinien wurden 2009 erneut überarbeitet und deutlich verändert.

Nach der Antragstellung, die vom Versicherten, dessen Vertreter oder Bevollmächtigten zu erfolgen hat, entscheidet der MDK, ob es überhaupt zu einer persönlichen Begutachtung kommt. Denn die Pflegekasse muss den Auftrag an den MDK geben, sie darf nicht selbst entscheiden oder einstufen (siehe § 18 Abs. 1 SGB XI). Die Pflegekasse gibt also den Auftrag an den MDK und dieser entscheidet anhand vorliegender Unterlagen, ob persönlich und vor Ort begutachtet wird oder nicht. Auch die Entscheidung nach Aktenlage ist gesetzeskonform und kein Versicherter hat den rechtlichen Anspruch auf eine persönliche Begutachtung. So steht es im § 18 Abs. 2 SGB XI und auf Seite 119 in den Begutachtungsrichtlinien: »Die Untersuchung im Wohnbereich des Pflegebedürftigen kann ausnahmsweise unterbleiben, wenn aufgrund einer eindeutigen Aktenlage das Ergebnis der medizinischen Untersuchung bereits feststeht. Die Untersuchung ist in angemessenen Zeitabständen zu wiederholen.«

Hat der MDK den Auftrag erhalten, entscheidet er nach Vorlage der Akten, ob eine Vorortbegutachtung sinnvoll ist oder ein Aktenstudium ausreicht. Hierzu werden die ambulant versorgten Versicherten von der Pflegekasse meist im Vorfeld schon um das Ausfüllen eines Vordrucks oder gar eines Pflegetagebuches gebeten. Diese Aufforderung kann also dazu dienen, dem MDK bereits ausreichende Kenntnisse über den vermutlichen Pflegebedarf des Versicherten zu übermitteln. Dieses Vorgehen hängt natürlich wesentlich mit der Geldfrage zusammen. Jede Einstufung kostet Geld und die Pflegeversicherung verfügt nur über knappe Mittel. Es leuchtet ein, dass eine Begutachtung vor Ort durch den Gutachter aufwendiger und damit teurer ist als eine Aktenlagebegutachtung im Büro.

Meldet sich ein Gutachter an, so ist es ihm überlassen, wie er seine Daten erhebt. Er kann auf dem Computer oder direkt in das Formulargutachten hineinschreiben, er kann sich separat Notizen machen oder ein Diktiergerät benutzen.

3.1 Gliederung des Gutachtens

Das Formulargutachten (Punkt G 2. »Formulargutachten zur Feststellung der Pflegebedürftigkeit gemäß SGB XI«) gliedert sich in drei systematische Abschnitte, die inhaltlich aufeinander aufbauen.

I.

Im ersten Abschnitt (Punkte 1 bis 3) findet die gutachterliche Erhebung der Versorgungssituation und der pflegebegründenden Vorgeschichte sowie der Befunde (Ist-Situation) statt.

Dieser Erhebungsteil beinhaltet unter den Punkten 1 und 2.2 die Angaben aus der Sicht des Antragstellers und der Pflegeperson zur Situation im häuslichen Bereich bzw. aus Sicht des Antragstellers, der Angehörigen und/oder der zuständigen Pflegefachkraft zur Situation in einer vollstationären Einrichtung der Hilfe für behinderte Menschen und die Dokumentation der Fremdbefunde. Unter den Punkten 2.1, 2.3 und 3 werden die vom Gutachter erhobenen Befunde und Diagnosen dokumentiert.

II.

Im zweiten Abschnitt (Punkte 4 und 5) findet die gutachterliche Wertung auf der Grundlage der erhobenen Befunde und erhaltenen Informationen statt.

III.

Im abschließenden empfehlenden Abschnitt (Punkte 6 bis 8), der auf den Informationen und Befunden sowie Wertungen der vorangehenden Abschnitte aufbaut, unterbreitet der Gutachter Vorschläge zur Gestaltung der erforderlichen Leistungen, macht Angaben zur Prognose und zum Termin der Wiederholungsbegutachtung.

3.1.1 Die einzelnen Punkte der Abschnitte

I.

Erster Abschnitt (Punkte 1 bis 3)

Punkt 1   Angaben aus der Sicht des Antragstellers zur Pflegesituation und derzeitigen Versorgung/Betreuung

Punkt 1.1 Ärztliche und medikamentöse Versorgung und Arztbesuche

Punkt 1.2 Heilmittel

Punkt 1.3 Hilfsmittel

Punkt 1.4 Umfang der pflegerischen Versorgung und Betreuung

Punkt 2   Pflegerelevante Vorgeschichte

Punkt 2.1 Pflegerelevante Aspekte der ambulanten Wohnsituation

Punkt 2.2 Fremdbefunde

Punkt 2.3 Pflegerelevante Vorgeschichte (Anamnese)

Punkt 3 Gutachterlicher Befund

Punkt 3.1 Allgemeinzustand

Punkt 3.2 Beschreibung von Schädigungen/Beeinträchtigungen der Aktivitäten/Ressourcen in Bezug auf den Stütz- und Bewegungsapparat, die inneren Organe, die Sinnesorgane und Nervensystem/Psyche

Punkt 3.3 Auswirkungen auf die Aktivitäten des täglichen Lebens

Punkt 3.4 Pflegebegründende Diagnose(n)

Punkt 3.5 Screening und Assessment zur Feststellung von Personen mit erheblich eingeschränkter Alltagskompetenz

II.

Zweiter Abschnitt (Punkte 4 und 5)

Punkt 4 Prüfung der Pflegebedürftigkeit

Punkt 4.1 Körperpflege und Ausscheidung

Punkt 4.2 Ernährung

Punkt 4.3 Mobilität

Punkt 4.4 Hauswirtschaft

Punkt 4.5 Zusätzliche Erläuterungen zum Hilfebedarf

Punkt 5 Ergebnis

Punkt 5.1 Stimmt der unter 1.4 angegebene Pflegeaufwand mit dem gutachterlich festgestellten Hilfebedarf überein?

Punkt 5.2 Liegt Pflegebedürftigkeit gemäß SGB XI vor?

Punkt 5.3 Liegen Hinweise auf folgende Ursachen der Pflegebedürftigkeit vor?

Punkt 5.4 Ist die häusliche Pflege in geeigneter Weise sichergestellt?

III.

Dritter Abschnitt (Punkte 6 bis 8)

Punkt 6 Empfehlungen an die Pflegekasse/individueller Pflegeplan:

Punkt 6.1 Präventive Maßnahmen/Therapie/Leistungen zur medizinischen Rehabilitation

Punkt 6.2 Hilfsmittel-/Pflegehilfsmittelversorgung

Punkt 6.3 Technische Hilfen und bauliche Maßnahmen (Wohnumfeld)

Punkt 6.4 Verbesserung/Veränderung der Pflegesituation

Punkt 7 Zusätzliche Empfehlungen/Erläuterungen für die Pflegekasse

Punkt 8 Prognose/Wiederholungsbegutachtung

3.2 Die anrechenbaren Verrichtungen

Es gibt insgesamt 21 anrechenbare Verrichtungen inklusive Hilfebedarf und Zeitpunkt des Hilfebedarfs. Die Verrichtungen gliedern sich in folgende Komplexe:

Körperpflege/Ernährung/Mobilität/Hauswirtschaft
Der Bereich Körperpflege ist unterteilt in:

Waschen
- Ganzkörperwäsche GK
- Oberkörperwäsche OK
- Unterkörperwäsche UK
- Gesicht und Hände GH
- Duschen/Baden DB
- Zahnpflege
- Kämmen
- Rasur
- Haare waschen

Ausscheiden
- Wasserlassen
- Stuhlgang
- Richten der Kleidung
- Wechsel des Inkoprodukts nach Urin
- Wechsel des Inkoprodukts nach Stuhl
- Wechsel kleiner Vorlagen
- Wechsel/Entleeren des Urinbeutels/Stomabeutels

Der Bereich Ernährung ist unterteilt in:
- Mundgerechte Zubereitung
- Nahrungsaufnahme oral
- Nahrungsaufnahme per Sonde

Der Bereich Mobilität ist unterteilt in:
- Aufstehen/Zubettgehen
- Umlagern
- Ankleiden Gesamtkörper GK
- Ankleiden Oberkörper OK
- Ankleiden Unterkörper UK
- Entkleiden Gesamtkörper GK

- Entkleiden Oberkörper OK
- Entkleiden Unterkörper UK
- Gehen/Treppensteigen
- Stehen (Transfer)
- Verlassen/Wiederaufsuchen der Wohnung/Pflegeeinrichtung

Der Bereich Hauswirtschaft ist unterteilt in:
- Beheizen der Wohnung
- Einkaufen
- Reinigen der Wohnung
- Wäsche waschen
- Bügeln
- Zubereitung von Mahlzeiten

Alle aufgeführten anrechenbaren Verrichtungen ergeben sich aus § 14 SGB XI.

3.3 Der Hilfebedarf

Neben der Nennung der Verrichtung ist der Hilfebedarf festzustellen. Der Hilfebedarf eines Pflegebedürftigen ist zu unterscheiden in:

A = Anleitung
B = Beaufsichtigung
U = Unterstützung
TÜ = Teilweise Übernahme
VÜ = Volle Übernahme

3.3.1 Formen der Hilfeleistung

Die folgenden Äußerungen sind Zitate aus den »Begutachtungsrichtlinien« (Seite 32 ff., Punkt D 4.0):

»Unterstützung bedeutet, den Antragsteller durch die Bereitstellung sächlicher Hilfen in die Lage zu versetzen eine Verrichtung selbstständig durchzuführen. Dazu gehört z.B. beim Gehen die Bereitstellung eines Rollators. Eine Unterstützung z.B. beim Waschen liegt dann vor, wenn eine Person sich zwar selbst waschen kann, aber das Waschwasser bereitgestellt, nach dem Waschen beseitigt oder ein Waschlappen gereicht werden muss. Ein weiteres Beispiel ist das Bereitlegen geeigneter Kleidungsstücke im Rahmen des An- und Auskleidens.«

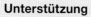

Unterstützung

Unterstützung bedeutet, dass die Pflegeperson während der Verrichtungen des täglichen Lebens nicht anwesend ist, sondern lediglich bei der Vor- und/oder Nachbereitung Hilfe leistet. Diese Zeit für die Vor- und/oder Nachbereitung, die zur Verrichtung erforderlich wird, ist als Unterstützung zeitlich anrechenbar.

Bei der **teilweisen Übernahme** werden in Abgrenzung zur Unterstützung unmittelbare personelle Hilfen bei der Durchführung einer Verrichtung berücksichtigt.

»Bei der teilweisen Übernahme werden in Abgrenzung zur Unterstützung unmittelbare personelle Hilfen bei der Durchführung einer Verrichtung berücksichtigt. Teilweise Übernahme bedeutet, dass die Pflegeperson den Teil der Verrichtungen des täglichen Lebens übernimmt, den der Antragsteller selbst nicht ausführen kann. Eine teilweise Übernahme der Verrichtung liegt dann vor, wenn eine personelle Hilfe zur Vollendung einer teilweise ständig erledigten Verrichtung benötigt wird. Eine teilweise Übernahme des Waschens liegt z. B. dann vor, wenn Gesicht und Teile des Körpers selbstständig gewaschen werden, für das Waschen der Füße und Beine aber die Hilfe einer Pflegeperson benötigt wird. Auch wenn eine Verrichtung begonnen, aber z. B. wegen Erschöpfung abgebrochen wird, kann eine teilweise Übernahme der Verrichtung notwendig werden. Bei geistig behinderten, gerontopsychiatrisch veränderten oder psychisch kranken Menschen kann eine teilweise Übernahme dann erforderlich werden, wenn der Antragsteller von der eigentlichen Verrichtung wiederholt abschweift oder die Verrichtung trotz Anleitung zu langsam und umständlich ausführt. In einem solchen Fall muss z. B. das Waschen wegen der Gefahr des Auskühlens von der Pflegeperson durch eine teilweise Übernahme zu Ende gebracht werden.«

Teilweise Übernahme

Teilweise Übernahme bedeutet, dass die Pflegeperson nur den Teil der Verrichtungen des täglichen Lebens übernimmt, den der Antragsteller selbst nicht ausführen kann. Nur dieser Teil, der übernommen werden muss, ist zeitlich anrechenbar.

»Vollständige Übernahme bedeutet, dass die Pflegeperson alle Verrichtungen ausführt, die der Antragsteller selbst nicht ausführen kann. Eine vollständige Übernahme liegt dann vor, wenn die Pflegeperson die Verrichtung ausführt und der Antragsteller dabei keinen eigenen Beitrag zur Vornahme der Verrichtung leisten kann. Die Hilfeform der vollständigen Übernahme greift erst dann, wenn alle anderen Hilfeformen nicht in Betracht kommen.«

Vollständige Übernahme

Vollständige Übernahme bedeutet, dass die Pflegeperson alle Verrichtungen ausführt, da der Antragsteller diese nicht selbst ausführen kann. Mit der vollen Übernahme sind keine weiteren Hilfearten kombinierbar.

»Bei der Beaufsichtigung steht zum einen die Sicherheit beim konkreten Handlungsablauf der Verrichtungen im Vordergrund. Z. B. ist Beaufsichtigung beim Rasieren erforderlich, wenn durch unsachgemäße Benutzung der Klinge oder des Stroms eine Selbstgefährdung gegeben ist. Zum anderen kann es um die Kontrolle darüber gehen, ob die betreffenden Verrichtungen in der erforderlichen Art und Weise durchgeführt werden. Eine Aufsicht, die darin besteht zu überwachen, ob die erforderlichen Verrichtungen des täglichen Lebens überhaupt ausgeführt werden, und lediglich dazu führt, dass gelegentlich zu bestimmten Handlungen aufgefordert werden muss, reicht nicht aus. Nur konkrete Beaufsichtigung, Überwachung und/oder Erledigungskontrollen sind zu berücksichtigen, die die Pflegeperson in zeitlicher und örtlicher Hinsicht in gleicher Weise binden wie bei unmittelbarer personeller Hilfe. Eine allgemeine Beaufsichtigung zählt nicht dazu.«

Beaufsichtigung

Beaufsichtigung bedeutet, dass die Pflegeperson bei einer Verrichtung punktuell (Erledigungskontrolle) oder permanent anwesend sein muss. Ist die Pflegeperson zeitlich beim Pflegebedürftigen gebunden, so wird diese Zeit individuell angerechnet.

»Anleitung bedeutet, dass die Pflegeperson bei einer konkreten Verrichtung den Ablauf der einzelnen Handlungsschritte oder den ganzen Handlungsablauf anregen, lenken oder demonstrieren muss. Dies kann insbesondere dann erforderlich sein, wenn der Antragsteller trotz vorhandener motorischer Fähigkeiten eine konkrete Verrichtung nicht in einem sinnvollen Ablauf durchführen kann. Zur Anleitung gehört auch die Motivierung des Antragstellers zur selbstständigen Übernahme der regelmäßig wiederkehrenden Verrichtungen des täglichen Lebens.«

Anleitung
Anleitung bedeutet, dass die Pflegeperson bei einer konkreten Verrichtung den Ablauf der einzelnen Handlungsschritte oder den ganzen Handlungsablauf anregen, lenken oder demonstrieren muss. Für die Anleitung wird der Zeitkorridor der vollen Übernahme zugrunde gelegt, in begründeten Fällen auch darüber hinaus.

Auf Seite 92 der Begutachtungsrichtlinie ist zu lesen: »Wenn der Pflegende während des gesamten Vorganges einer Verrichtung zur Anleitung unmittelbar beim Antragsteller verbleiben muss, ist der gesamte Zeitraum im Sinne einer vollen Übernahme seitens des Gutachters zu berücksichtigen.

Die maßgebliche Bedeutung der individuellen Pflegesituation bleibt auch bei der Einführung von Zeitorientierungswerten uneingeschränkt erhalten. Die Besonderheiten des jeweils zu begutachtenden Einzelfalles müssen herausgearbeitet und dokumentiert (Punkt 4.1 bis 4.3 »Körperpflege, Ernährung, Mobilität« des Formulargutachtens) werden, damit die Individualität der Pflegesituation für die Qualitätssicherung der Begutachtung selbst, für die Bescheidung des Versichertenantrages und eine eventuelle gerichtliche Überprüfung deutlich werden.

Für den Personenkreis der psychisch kranken Menschen und der geistig behinderten Menschen kommen vorrangig die Hilfeleistungen Beaufsichtigung und Anleitung zur Anwendung, die bei der Festlegung der Zeitorientierungswerte nicht zugrunde gelegt worden sind. Abweichungen von den Zeitorientierungswerten hin zu einem höheren Zeitaufwand für die Beaufsichtigung und Anleitung sind zu erwarten und müssen entsprechend begründet werden.«

3.3.2 Zeitorientierungswerte der Begutachtungsrichtlinien

Körperpflege
Waschen
20 bis 25 Min.   Ganzkörperwäsche GK
8 bis 10 Min.   Oberkörperwäsche OK

12 bis 15 Min.	Unterkörperwäsche UK
1 bis 2 Min.	Gesicht und Hände GH
15 bis 20 Min.	Duschen D
20 bis 25 Min.	Baden B
5 Min.	Zahnpflege
1 bis 3 Min.	Kämmen
5 bis 10 Min.	Rasur
individuell	Haare waschen außerhalb von Duschen und Baden

Ausscheiden

2 bis 3 Min.	Wasserlassen
3 bis 6 Min.	Stuhlgang
2 Min.	Richten der Kleidung
4 bis 6 Min.	Wechsel des Inkoprodukts nach Urin
7 bis 10 Min.	Wechsel des Inkoprodukts nach Stuhl
1 bis 2 Min.	Wechsel kleiner Vorlagen
2 bis 3 Min.	Wechsel/Entleeren des Urinbeutels
3 bis 4 Min.	Wechsel/Entleeren des Stomabeutels

Ernährung

2 bis 3 Min.	mundgerechte Zubereitung, inkl. Trinken
15 bis 20 Min.	Nahrungsaufnahme oral, inkl. Trinken
20 Min. pro Tag	Nahrungsaufnahme per Sonde
Zwischenmahlzeit	jeweils anteilig, ebenso Getränke

Mobilität

1 bis 2 Min.	Aufstehen/Zubettgehen
2 bis 3 Min.	Umlagern
8 bis 10 Min.	Ankleiden Gesamtkörper GK
5 bis 6 Min.	Ankleiden Oberkörper OK
5 bis 6 Min.	Ankleiden Unterkörper UK
4 bis 6 Min.	Entkleiden Gesamtkörper GK
2 bis 3 Min.	Entkleiden Oberkörper OK
2 bis 3 Min.	Entkleiden Unterkörper UK
individuelle Min.	Gehen/Treppensteigen
je 1 Min.	Stehen (Transfer)
individuelle Min.	Verlassen/Wiederaufsuchen der Wohnung/Pflegeeinrichtung

Hauswirtschaft (individuelle Min. bemessen), nur ambulant
- Beheizen der Wohnung
- Einkaufen
- Reinigen der Wohnung
- Wäsche waschen
- Bügeln
- Zubereiten von Mahlzeiten

Die Zeitorientierungswerte haben lediglich Leitfunktion. In den Richtlinien wird dies an vielen Stellen betont:
- »Die Zeitorientierungswerte enthalten keine verbindlichen Vorgaben, sie haben nur Leitfunktion.« (S. 91)
- »Die Zeitorientierungswerte entbinden den Gutachter nicht davon, in jedem Einzelfall den Zeitorientierungswert für den Hilfebedarf bei der Grundpflege des Antragstellers entsprechend seiner individuellen Situation des Einzelfalles festzustellen.« (S. 91)
- »Die Zeitorientierungswerte enthalten keine Vorgaben für die personelle Besetzung von ambulanten, teilstationären und stationären Pflegeeinrichtungen und lassen keine Rückschlüsse hierauf zu.« (S. 91)
- »Soweit sich im Rahmen der Begutachtung Abweichungen von den Zeitorientierungswerten ergeben, sind die Abweichungen im Einzelnen zu begründen.« (S. 92)
- »Die maßgebliche Bedeutung der individuellen Pflegesituation bleibt auch bei der Einführung von Zeitorientierungswerten uneingeschränkt erhalten.« (S. 92)

3.4 Verfahren zur Feststellung der Pflegebedürftigkeit (gemäß Richtlinie zur Einstufung)

3.4.1 § 18 SGB XI

»(1) Die Pflegekassen haben durch den Medizinischen Dienst der Krankenversicherung prüfen zu lassen, ob die Voraussetzungen der Pflegebedürftigkeit erfüllt sind und welche Stufe der Pflegebedürftigkeit vorliegt ...

(2) Der Medizinische Dienst hat den Versicherten in seinem Wohnbereich zu untersuchen. Erteilt der Versicherte dazu nicht sein Einverständnis, kann die Pflegekasse die beantragten Leistungen verweigern. Die §§ 65, 66 SGB I bleiben unberührt. Die Untersuchung im Wohnbereich des Pflegebedürftigen kann ausnahmsweise unterbleiben, wenn aufgrund einer eindeutigen Akten-

lage das Ergebnis der medizinischen Untersuchung bereits feststeht. Die Untersuchung ist in angemessenen Zeitabständen zu wiederholen.

(3) ... Befindet sich der Antragsteller im Krankenhaus oder in einer stationären Rehabilitationseinrichtung und

1. liegen Hinweise vor, dass zur Sicherstellung der ambulanten oder stationären Weiterversorgung und Betreuung eine Begutachtung in der Einrichtung erforderlich ist, oder

2. wurde die Inanspruchnahme von Pflegezeit nach dem Pflegezeitgesetz gegenüber dem Arbeitgeber der pflegenden Person angekündigt, ist die Begutachtung dort unverzüglich, spätestens innerhalb einer Woche nach Eingang des Antrags bei der zuständigen Pflegekasse durchzuführen; die Frist kann durch regionale Vereinbarungen verkürzt werden. Die verkürzte Begutachtungsfrist gilt auch dann, wenn der Antragsteller sich in einem Hospiz befindet oder ambulant palliativ versorgt wird. Befindet sich der Antragsteller in häuslicher Umgebung, ohne palliativ versorgt zu werden, und wurde die Inanspruchnahme von Pflegezeit nach dem Pflegezeitgesetz gegenüber dem Arbeitgeber der pflegenden Person angekündigt, ist eine Begutachtung durch den Medizinischen Dienst der Krankenversicherung spätestens innerhalb von zwei Wochen nach Eingang des Antrags bei der zuständigen Pflegekasse durchzuführen und der Antragsteller seitens des Medizinischen Dienstes unverzüglich schriftlich darüber zu informieren, welche Empfehlung der Medizinische Dienst an die Pflegekasse weiterleitet.«

Wichtig im § 18 ist der Hinweis, dass nach der Antragstellung nicht mehr als fünf Wochen vergehen sollten, bleiben Sie also dran. Ebenso unnachgiebig müssen Sie sein, wenn sich der Antragsteller im Krankenhaus, in einer Reha-einrichtung oder in einem Hospiz befindet, wenn der Antrag gestellt wird. Dies gilt allerdings nur, wenn noch keine Pflegestufe vorliegt. Dann jedoch muss die Einstufung binnen einer Woche (bei ambulanter Palliativversorgung binnen zwei Wochen) stattfinden.

3.4.2 Festlegung der Pflegebedürftigkeit

1. Die Leistung bei Pflegebedürftigkeit ist bei der Pflegekasse zu beantragen. Berechtigt zur Antragstellung sind:
- Versicherte,
- Bevollmächtigte,
- Betreuer mit Aufgabengebiet Gesundheitssorge.

2. Es kommt immer wieder zu dem Irrglauben, auch ambulante Dienste oder stationäre Pflegeeinrichtungen hätten dieses Recht, einen Antrag zu stellen. Das stimmt so nicht.
3. Die neue Gesetzgebung verpflichtet ambulante Dienste, jede Änderung des Pflegebedarfs der Pflegekasse zu melden (vgl. § 120 SGB XI). Das heißt aber nicht, dass es statthaft ist, einen Antrag durch den ambulanten Dienst zu stellen. Die Pflegekasse wird lediglich vom Pflegedienst informiert, dass sich der Pflegebedarf geändert hat und somit der momentan gegebenen Pflegestufe nicht mehr entspricht.
4. In stationären Einrichtungen ist es dem Heim nicht anzuraten, einen Antrag zu unterschreiben. Denn die Heimbewohner und die Einrichtung stehen im Interessenkonflikt. Der Heimbewohner möchte in eine möglichst niedrige Pflegestufe wegen des Heimentgelts. Die Einrichtung möchte – ebenfalls wegen des Heimentgelts – eine höhere Stufe. Die Praxis einiger Pflegeheime, sich vom Bewohner eine Vollmacht ausstellen zu lassen, um jederzeit einen Antrag stellen zu können, ist kritisch und mehr als bedenklich. Das Heim hat nur eine einzige Möglichkeit, um den Bewohner zu einem Antrag zu bewegen. Hier greift der § 87a SGB XI. Das Heim ist demnach berechtigt, den Pflegebedürftigen aufzufordern, einen Antrag bei seiner Pflegekasse zu stellen. Kommt der Pflegebedürftige dieser Aufforderung nicht nach, so ist das Heim berechtigt, am 2. des darauffolgenden Monats das höhere Heimentgelt zu verlangen.
5. Die Pflegekasse veranlasst die Prüfung durch den MDK nach Prüfung der Unterlagen und versicherungsrechtlichen Voraussetzung.
6. Die Pflegekasse erklärt dem Versicherten seine Mitwirkungspflicht und bittet ihn gleichzeitig, dem MDK eine Einwilligung zu erteilen, damit dieser Auskünfte bei behandelnden Ärzten, beteiligten Pflegepersonen und der Pflegeeinrichtung einholen darf.
7. Der MDK bezieht behandelnde Ärzte und die den Versicherten Pflegenden in die Begutachtung mit ein, um über Umfang und Dauer der Pflege sowie den Verlauf die nötigen Auskünfte zu erhalten.
8. Die Begutachtung wird durch geschulte und qualifizierte Gutachter – Ärzte, Pflegefachkräfte und andere geeignete Pflegekräfte – durchgeführt.
9. Der MDK entscheidet anhand der vorliegenden Unterlagen, welcher Gutachter die Versicherten aufsucht.
10. Der MDK prüft im Einzelfall, ob und in welchem Umfang Maßnahmen zur Rehabilitation oder andere Maßnahmen zur Beseitigung, Minderung oder Verhütung einer Verschlimmerung der Pflegebedürftigkeit geeignet, notwendig und zumutbar sind. Darüber hinaus prüft er, ob die Voraussetzungen der Pflegebedürftigkeit erfüllt sind und welche Stufe vorliegt.

In Ausnahmefällen, bei eindeutiger Aktenlage, kann der Besuch des Versicherten unterbleiben.

11. Das Ergebnis dieser Prüfung wird der Pflegekasse in einem Gutachten mitgeteilt. Beantragt der Versicherte vollstationäre Pflege, erstreckt sich die Stellungnahme des Gutachters auch auf die Notwendigkeit einer stationären Pflege.

12. Vollstationäre Pflege kann insbesondere erforderlich sein bei: (Begutachtungsrichtlinien Seite 80, Punkt D 5.5)
   - Fehlen einer Pflegeperson
   - fehlender Pflegebereitschaft möglicher Pflegepersonen
   - drohender oder bereits eingetretener Überforderung einer Pflegeperson
   - drohender oder bereits eingetretener Verwahrlosung des Pflegebedürftigen
   - Selbst- und Fremdgefährdungstendenz des Pflegebedürftigen
   - räumlichen Gegebenheiten im häuslichen Bereich, die keine häusliche Pflege ermöglichen und durch Maßnahmen zur Verbesserung des individuellen Wohnumfeldes (§ 40 Abs. 4 SGB XI) nicht verbessert werden können.

13. Der MDK erstellt einen individuellen Pflegeplan (Richtlinie Seite 65, D.6) mit folgendem Inhalt:
   - Aussagen über die im Bereich der pflegerischen Leistungen und im Einzelfall erforderlichen Hilfen
   - Aussagen über notwendige Hilfsmittel und technische Hilfen (§ 40 SGB XI und § 33 SGB V)
   - Vorschläge für Maßnahmen zur Rehabilitation und Prävention
   - Prognose über die weitere Entwicklung der Pflegebedürftigkeit
   - Aussagen über die sich im Einzelfall daraus ergebenden Notwendigkeiten und die Zeitabstände von Wiederholungsbegutachtungen.

14. Die Pflegekasse teilt dem Versicherten das Ergebnis über das Vorliegen von Pflegebedürftigkeit und die jeweilige Pflegestufe in einem Bescheid mit.

3.5 Vorgehensweise bei einer Begutachtung

3.5.1 Ankündigung des Besuchs

Nach Eingang des Antrags, Sichtung der Unterlagen und Auswahl eines Gutachters erfolgt der Besuch des Pflegebedürftigen in seinem Wohnumfeld. Dieser Besuch wird rechtzeitig **angekündigt oder vereinbart** (vgl. Begutachtungsrichtlinien, Seite 11, Punkt C 2.2.2).

Die rechtzeitige Ankündigung
Eine rechtzeitige Ankündigung umfasst sicher alles, was auf dem Postweg noch zugestellt werden kann. Das ist auch der übliche Weg. Der Pflegebedürftige erhält ein Schreiben, dass der Termin zwischen 8.00 und 16.00 Uhr am Tag X durchgeführt wird.

Hier gilt es zu beachten, dass kein MDK-Mitarbeiter erwarten kann, dass der Pflegebedürftige, seine Pflegeperson oder die beteiligten Einrichtungen (ambulant/stationär) den gesamten Tag über »Gewehr bei Fuß« stehen und nur darauf warten, dass der Gutachter kommt. Ich empfehle daher dringend, sofort nach Erhalt dieses Schreibens Kontakt zum MDK aufzunehmen und telefonisch einen präziseren Zeitpunkt abzusprechen. Dabei wird man nicht auf freundliches Entgegenkommen hoffen dürfen, es wird vermutlich gesagt, man könne den Termin nicht genau benennen. Das ist aber nur zum Teil richtig.

Ein Gutachter weiß in der Regel doch sehr genau, wo er seine Begutachtungstour am Morgen beginnt, an welchem Ort, in welcher Straße, und kann anhand der vorliegenden Aufträge sehr wohl abschätzen, wie lange er benötigt. So ist es zumindest grob möglich, zu sagen, man komme eher morgens gegen 9.00 oder mittags gegen 13.00 Uhr. Zudem leben wir im Zeitalter der modernen Elektronik, nahezu jeder hat ein Mobiltelefon. Ein Gutachter kann genauso gut von unterwegs anrufen und Bescheid geben, ob und wann der Termin nun klappt. Selbst wenn er kein Handy besitzt, könnte er sicher beim Pflegebedürftigen A das Telefon benutzen und den Pflegebedürftigen B benachrichtigen. Man muss den Gutachter insbesondere in ambulanten Diensten und stationären Altenhilfeeinrichtungen darauf hinweisen, dass er nicht erwarten kann, dass Mitarbeiter jederzeit für ihn da sind, denn die Bewohnerversorgung geht vor.

Ich empfehle immer, die Gutachter, die den Termin nicht näher benennen wollen, auch mal warten zu lassen. Was ist denn schlimm daran, wenn man dem Kunden ambulant sagt, er möge die Tür nicht öffnen, bevor der ambulante Dienst da ist? Oder was ist verwerflich daran, dass der Pflegemitarbeiter im Heim erst einmal die begonnene Arbeit vollendet und sich erst 15 Minuten später mit dem Gutachter auseinandersetzt? Die Gutachter lernen sehr schnell und die meisten wissen es auch, sie sind nicht der Nabel der Welt und man muss keinesfalls alles stehen und liegen lassen bei deren Eintreffen. Mit dem Gutachter eine Sprache sprechen heißt auch, sich auf Augenhöhe zu begegnen.

Die Vereinbarung

Eine Vereinbarung bedeutet, dass der MDK den Pflegebedürftigen (oder den Leistungserbringer) telefonisch kontaktiert. Eine Vereinbarung ist jedoch eine zweiseitige Willenserklärung.

Eine Vereinbarung bedeutet, dass der MDK den Pflegebedürftigen (oder den Leistungserbringer) telefonisch kontaktiert. Eine Vereinbarung ist jedoch eine zweiseitige Willenserklärung. Das bedeutet, dass ein Gutachter nicht ohne Rücksprache einfach vor der Tür stehen kann oder – wie es in stationären Einrichtungen häufig der Fall ist – einen Pflegebedürftigen zusätzlich begutachtet.

3.5.2 Der Besuch

Der Pflegebedürftige wird in seinem Wohnumfeld begutachtet (Ausnahme: Krankenhaus oder Rehabilitationseinrichtung [siehe Begutachtungsrichtlinien, Seite 16, Punkt C 2.3 und § 18 Seite 119]). Bei diesem Besuch im häuslichen Bereich sollte die Pflegeperson zugegen sein. In stationären Einrichtungen sollte jene Pflegefachkraft, die am besten mit der Situation des Pflegebedürftigen vertraut ist, zugegen sein. Diese beiden Ausführungen (siehe Begutachtungsrichtlinien, Seite 11, Punkt C 2.2.2) sind lediglich Kann-Bestimmungen. Das bedeutet, dass keine der beteiligten Pflegepersonen oder Pflegekräfte diese Bestimmung einfordern kann.

Der dritte Mann

Der Versicherte hat jedoch das Recht, sich während der Begutachtung des Beistands einer dritten Person zu bedienen, d. h., kein Pflegebedürftiger muss in der Begutachtungssituation dem Begutachter allein gegenübertreten. Bei Menschen mit kognitiven Einschränkungen ist es dringend erforderlich, dass man sie nicht mit dem Gutachter allein lässt, zum Schutz des Hilfsbedürftigen. Menschen, die für sich selbst sprechen können und ihre eigene Situation überblicken, kann man rasch nahebringen, dass sie besser nicht allein mit dem Gutachter sind, weil sie möglicherweise den Fragen nicht standhalten können oder bestimmte Dinge vergessen.

Bei eindeutiger Aktenlage kann im Ausnahmefall der Besuch unterbleiben. Hier erfolgt eine Feststellung der Pflegebedürftigkeit sowie einer Pflegestufe per Aktenlage, also beispielsweise durch Einsicht in die Pflegedokumentation oder in ein Pflegetagebuch. »Wenn ausnahmsweise bereits aufgrund einer eindeutigen Aktenlage feststeht,

- ob die Voraussetzungen der Pflegebedürftigkeit erfüllt sind,
- welche Pflegestufe vorliegt und
- ob und in welchem Umfang geeignete therapeutische bzw. rehabilitative Leistungen in Betracht kommen, kann die Begutachtung des Antragstellers bzw. Pflegebedürftigen im Wohnbereich unterbleiben.« (Begutachtungsrichtlinien, Seite 13).

3.5.3 Begutachtung des Antragstellers im Krankenhaus oder in einer Rehabilitationseinrichtung

15. »Befindet sich der Antragsteller im Krankenhaus oder in einer stationären Rehabilitationseinrichtung und liegen Hinweise vor, dass zur Sicherstellung der ambulanten oder stationären Weiterversorgung und Betreuung eine Begutachtung in der Einrichtung erforderlich ist, oder wurde die Inanspruchnahme von Pflegezeit nach dem Pflegezeitgesetz gegenüber dem Arbeitgeber der pflegenden Person angekündigt, ist die Begutachtung dort unverzüglich, spätestens innerhalb einer Woche nach Eingang des Antrags bei der zuständigen Pflegekasse durchzuführen; die Frist kann durch regionale Vereinbarungen verkürzt werden. Die verkürzte Begutachtungsfrist gilt auch dann, wenn der Antragsteller sich in einem Hospiz befindet oder ambulant palliativ versorgt wird. Befindet sich der Antragsteller in häuslicher Umgebung, ohne palliativ versorgt zu werden, und wurde die Inanspruchnahme von Pflegezeit nach dem Pflegezeitgesetz gegenüber dem Arbeitgeber der pflegenden Person angekündigt, ist eine Begutachtung durch den Medizinischen Dienst der Krankenversicherung spätestens innerhalb von zwei Wochen nach Eingang des Antrags bei der zuständigen Pflegekasse durchzuführen und der Antragsteller seitens des Medizinischen Dienstes unverzüglich schriftlich darüber zu informieren, welche Empfehlung der Medizinische Dienst an die Pflegekasse weiterleitet (§ 18 Abs. 3 SGB XI)« (siehe auch Begutachtungsrichtlinien, Seite 13, Punkt C 2.4).

Eine solche Situation liegt im stationären Bereich im Allgemeinen nur dann vor, wenn ein Pflegebedürftiger bisher keiner Pflegestufe zugeordnet war. Dies gilt z. B., wenn ein Pflegebedürftiger einen Heimplatz sucht oder wenn er aus dem betreuten Bereich in die vollstationäre Pflege wechselt. Viele Einrichtungen tun gut daran, Pflegebedürftige nur nach einer Begutachtung

durch den MDK aufzunehmen. Entweder hat dieser eine Pflegestufe festgestellt oder eine Heimpflegebedürftigkeit (siehe Begutachtungsrichtlinien,
Seite 64, Punkt D 5.5) attestiert. Ab Pflegestufe III wird die Notwendigkeit
der Heimpflegebedürftigkeit bereits automatisch unterstellt.

Pflegebedürftig, aber keine Pflegestufe?
Nimmt eine Einrichtung einen Pflegebedürftigen ohne Pflegestufe auf
bzw. ohne dass ein Gutachten die Heimpflegebedürftigkeit attestiert,
so kann es bei der Finanzierung zu Schwierigkeiten kommen. Dies gilt
insbesondere, wenn das Sozialamt einen Teil der Heimkosten übernehmen soll.

Jeder Pflegebedürftige hat zwar grundsätzlich das Recht, sich eine Einrichtung seiner Wahl zu suchen. Wenn jedoch das Einkommen nicht reicht, um
die Kosten zu decken, dann ist der Pflegebedürftige auf die Bezuschussung
durch das Sozialamt angewiesen. In diesem Falle hat das Sozialamt ein Mit-
spracherecht und natürlich ein volkswirtschaftliches Interesse, den Pflegebedürftigen nicht in der teuersten Einrichtung unterzubringen.

Erhält eine stationäre Einrichtung die Anmeldung eines Pflegebedürftigen, der
sich im Krankenhaus befindet und noch nicht eingestuft wurde, so wird dringend angeraten, dass der Pflegebedürftige einen sogenannten Eilantrag stellt.

Im häuslichen Bereich gibt es ebenfalls Situationen, die eine rasche Begutachtung – am besten noch im Krankenhaus – notwendig machen. Befindet
sich ein Antragsteller im Krankenhaus und es ist zu erwarten, dass er pflegebedürftig wird, kann der Angehörige eine Pflegezeit (siehe Überschrift
1.14 Pflegezeitgesetz) beantragen. Die Voraussetzung hierfür ist eine rasche
Begutachtung. Oder es zeichnet sich bereits im Krankenhaus ab, dass noch
vor der Entlassung in die Häuslichkeit bestimmte Vorkehrungen und Umbau-
maßnahmen im Haushalt des Antragstellers zu tätigen sind, so wird eine
schnelle Begutachtung ebenfalls unumgänglich sein.

Die Pflegekassen subventionieren nämlich eine notwendige Umgestaltung
des Wohnraums mit bis zu € 2.557 (s. § 40 Abs. 4). Voraussetzung hierfür ist
eine Pflegebedürftigkeit, also mindestens Stufe I. Diese Maßnahmen können
sein: Türverbreiterung, Treppenlift, Badezimmerumgestaltung etc. Die Kasse
ist zur Kostenübernahme nicht verpflichtet und die Maßnahme muss im Vorfeld beantragt werden.

Wenn sich der Pflegebedürftige im Krankenhaus befindet und eine Pflegebedürftigkeit ist bereits nach wenigen Tagen abzusehen, so sollte man nicht warten, bis der Entlassungstermin näher rückt, sondern schnell handeln. In der Regel sind die Sozialarbeiter der Krankenhäuser hierbei gern behilflich. Der Pflegebedürftige oder sein Vertreter sollte dennoch bei der Pflegekasse nachfragen, ob die Begutachtung schnell stattfinden kann.

In manchen Regionen ist es den Sozialarbeitern der Krankenhäuser erlaubt, sogenannte vorläufige Einstufungen vorzunehmen. Diese vorläufigen Einstufungen können auch vonseiten der Kasse nach Aktenlage geschehen. Diese Einstufung ist dann so lange gültig, bis eine endgültige Einstufung durch den MDK erfolgt.

3.5.4 Besonderheiten bei der Ermittlung des Hilfebedarfs

Besonderheiten ergeben sich dann, »wenn der Antragsteller zum Zeitpunkt der Begutachtung nicht (mehr) über eine eigene Wohnung verfügt. Dies wird häufig bei der Begutachtung in stationären Einrichtungen der Fall sein. In diesen Fällen ist nicht, wie im ambulanten Bereich, für die Bemessung des zeitlichen Mindestaufwands für den festgestellten Hilfebedarf vom tatsächlichen Wohnumfeld, sondern von einer durchschnittlichen häuslichen Wohnsituation auszugehen (siehe Begutachtungsrichtlinie, Seite 13, Punkt C 2.4).

Hinsichtlich der Erfassung von Art und Häufigkeit des Hilfebedarfs bei den einzelnen Verrichtungen sind die tatsächlichen Verhältnisse maßgebend, wenn professionell gepflegt wird. In diesen Fällen ist bei der Ermittlung der Verrichtungen der zeitliche Umfang der Laienpflege zugrunde zu legen.« (siehe Begutachtungsrichtlinie, Seite 37, Punkt D 4.0/III./5)

3.5.5 Hilfebedarf und aktivierende Pflege

»Unter der aktivierenden Pflege ist eine Pflegepraxis zu verstehen, die die Selbstständigkeit und Unabhängigkeit des Menschen fördert (ressourcenorientierte Selbstpflege). Sie berücksichtigt die Ressourcen des zu Pflegenden, so dass dieser unter Beaufsichtigung bzw. Anleitung selbst aktiv sein kann. Sie hat die Erhaltung bzw. Wiedergewinnung der Selbstständigkeit des zu pflegenden Menschen zum Ziel. Aktivierende Pflege setzt eine bestimmte Haltung der in der Pflege Tätigen voraus, nämlich die Abkehr vom Bild des passiven, zu verwahrenden pflegebedürftigen Menschen und Hinkehr zur biografiegeleiteten, bedürfnisorientierten Pflege. Sie hat einen nachvollziehbaren Pflegeprozess zur Voraussetzung, der sich in der Pflegedokumentation widerspiegeln muss.

Die aktivierende Pflege soll dem Pflegebedürftigen helfen, trotz seines Hilfebedarfs eine möglichst weit gehende Selbstständigkeit im täglichen Leben zu fördern, zu erhalten bzw. wiederherzustellen. Dabei ist insbesondere anzustreben,

- vorhandene Selbstversorgungsaktivitäten zu erhalten und solche, die verloren gegangen sind, zu reaktivieren,
- bei der Leistungserbringung die Kommunikation zu verbessern,
- dass geistig und seelisch behinderte Menschen, psychisch kranke und geistig verwirrte Menschen sich in ihrer Umgebung und auch zeitlich zurechtfinden.

Art, Häufigkeit und Dauer des Hilfebedarfs sind abhängig von der individuellen Situation. Im Rahmen der aktivierenden Pflege kann die Anleitung und teilweise Übernahme einen höheren Zeitbedarf beanspruchen als die vollständige Übernahme.« (siehe Begutachtungsrichtlinie, Seite 38, Punkt D 4.0/III./6)

3.6 Begutachtungssituation = Alltagssituation?

Zwischen Antragstellung und Begutachtung liegen derzeit in der Regel vier Wochen. Der Begutachtung geht eine Sichtung der Unterlagen zur Vorbereitung des Gutachtens voraus, d.h., die Kasse trägt alle zur Verfügung stehenden Unterlagen zusammen, um diese dem Gutachter zur Einsicht weiterzureichen. Danach wird ein Besuchstermin angekündigt oder vereinbart. Im Sinne der Begutachtungsrichtlinie (Seite 11, Punkt C 2.2.2 und Kapitel 3.5.2 in diesem Buch) ist dies rechtzeitig.

Grundsätzlich kann man davon ausgehen, dass alles, was auf dem Postwege zugestellt werden kann, als rechtzeitig gilt. Gemäß dem Vereinbarungsprinzip kann andererseits ein Gutachter kurz vor dem Besuch anrufen und sich ankündigen. Hier sollte man wohl überlegen, ob eine solch kurzfristige Anmeldung einer gerechten Begutachtung nicht abträglich ist, denn eine gründliche Vorbereitung der Begutachtung ist für beide Parteien unabdingbar. Das werde ich im Folgenden näher erläutern.

Der Pflegebedürftige wird in seiner Wohnung (oder seinem Zimmer in der Einrichtung) aufgesucht. Zunächst befragt der Gutachter in der Regel die beteiligten Pflegekräfte und danach erfolgt die Begutachtung des Pflegebedürftigen. Bei dieser Begutachtung gibt es bisweilen große Abweichungen zwischen der Schilderung der Pflegeperson oder Pflegekraft und dem, was der Gutachter beim Pflegebedürftigen in Erfahrung bringt bzw. dort vorfindet. Und was dann noch in der Pflegedokumentation zu lesen ist, hat oft mit dem, was der Gutachter zu sehen bekommt, nichts mehr zu tun.

Es kann auch geschehen, dass Pflegebedürftige sich besonders bemühen und somit den Gutachter »blenden«: Sie erzählen nur Dinge, die sie genau wissen, mobilisieren die letzten Reserven und überspielen ihre kleinen Schwächen mit beachtlichem Geschick. Viele Pflegebedürftige stellen sich und ihre Situation positiver dar, als sie tatsächlich ist. Nicht nur, weil sie einen fremden Menschen vor sich haben, sondern auch, weil dieser Mensch von einer öffentlichen Stelle kommt, und vielleicht auch, weil es sich nicht schickt, dass man um Hilfe bittet. Aber auch Pflegekräfte begehen Fehler (siehe unten).

3.6.1 »Nehmen Sie mal die Arme hinter den Kopf!«

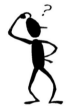 Eine Begutachtung wird auch dadurch erschwert, dass die Gutachter gezielt bestimmte Fragen stellen, die nur bedingt dazu dienen, den Pflegeaufwand und die Einschränkungen eines Pflegebedürftigen festzustellen.

Die erste Frage lautet in der Regel: »Wie alt sind Sie?« Hier gibt es nun zwei Möglichkeiten einer schnellen Antwort: Das Alter oder das Geburtsdatum. Nicht selten wird die Frage vom demenziell erkrankten Pflegebedürftigen mit dem Geburtsdatum beantwortet. Gibt sich ein Gutachter mit dem Geburtsdatum zufrieden, so könnte er in seinem Gutachten: »Zur Person orientiert« notieren. Bei Nachfrage würde er aber sehr schnell merken, dass die Angabe des Geburtstages keine Rückschlüsse auf das Wissen um das eigene Alter oder das aktuelle Datum zulässt. Jeder, der mit demenziell erkrankten Menschen arbeitet, weiß, dass das Geburtsdatum sehr lange im Gedächtnis haften bleibt; fragt man aber nach dem genauen Alter, erhält man die unglaublichsten Schätzungen.

Im Folgenden werde ich die Qualität der Begutachtung anhand der beiden Personengruppen »körperlich eingeschränkt« (Szenario 1) und »kognitiv eingeschränkt« (Szenario 2) darlegen. Der weitere Verlauf der Begutachtung zeigt, dass den Einschränkungen der beiden Personengruppen nur dann Rechnung getragen wird, wenn der Begutachter mit größter Umsicht handelt.

Auf die Aufforderung hin, die Arme hinter den Kopf zu heben bzw. die Arme hinter den Rücken zu nehmen, werden die Einschränkungen im Szenario 1, bei Vorliegen einer körperlichen Einschränkung, sehr schnell deutlich.

Im Szenario 2 werden – solange die Aufforderung vorgeführt wird, der Gutachter also selbst die Arme hinter den Kopf nimmt – keine Einschränkungen sichtbar. Wird an dieser Stelle nicht nachgehakt, so lässt die Ausführung folgende Beurteilung zu: Wer die Arme hinter den Kopf heben kann, ist in der Lage, sich die Haare zu kämmen, ein Kleidungsstück über den Kopf zu ziehen und sich zumindest Teile des Oberkörpers selbst zu waschen. Zusätzlich kann ein Mensch, der die Arme hinter dem Kopf verschränken kann, natürlich die Arme auch vor den Kopf führen und das bedeutet, dass er allein essen kann.

Gleiches gilt für die Aufforderung des Gutachters, die Arme hinter den Rücken zu nehmen. Wer die Arme hinter den Rücken nehmen kann, kann sich den Oberkörper selbst waschen, sich anziehen, nach dem Toilettengang eine Intimhygiene durchführen und sich die Hose hochziehen.

Eine qualifizierte Aussage darüber, ob dieser kognitiv eingeschränkte Mensch eine dieser Tätigkeiten tatsächlich selbstständig und zielgerichtet ausführen kann, lässt sich so aber nicht treffen. Nur das beherzte Aufklären des Gutachters über den tatsächlichen Hilfebedarf in Form von Anleitung und Beaufsichtigung schafft Klärung.

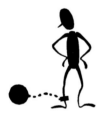

Im folgenden Beispiel ist sogar für beide Personengruppen keine qualifizierte Aussage zum Hilfebedarf möglich, wenn nicht umsichtig begutachtet wird. Die Fragestellung dreht sich gezielt um die Bewegungsfähigkeit der unteren Extremitäten und soll die Fähigkeiten unter die Lupe nehmen.

Der Pflegebedürftige wird gebeten, sich zu erheben.

Szenario 1: Der körperlich eingeschränkte Pflegebedürftige wird sich aufrichten, wenn auch mit Hilfe eines Tisches, der vor ihm steht und an dem er sich hochziehen und halten kann. Der Gutachter wertet hier möglicherweise nur das Endergebnis, das da lauten könnte: »Stehen selbstständig«. Noch gravierender wird es, wenn der Gutachter den Versicherten bittet, ein »paar Schritte« zu gehen. Der Pflegebedürftige wird sich nun mühsam mit kleinsten Schritten von Möbelstück zu Möbelstück vorwärts bewegen. Die überwundene Wegstrecke beträgt in der Regel 0,5 bis 1,5 Meter. Mehr will der Gutachter nicht sehen und bittet den Pflegebedürftigen sich wieder zu setzen.

Hier könnte im Gutachten vermerkt sein: »Gehen selbstständig«. Hierzu sollte man wissen, dass das Gehen innerhalb der Richtlinie als ein Gehen innerhalb der Wohnung über den Flur definiert ist. Der Pflegebedürftige in Szenario 1 ist nicht selbstständig in der Lage, die Wegstrecke von durchschnittlich 8 Meter ohne Hilfe zurückzulegen. In den Richtlinien wird das Gehen wie folgt definiert: »Unter Gehen ist das Bewegen innerhalb der Wohnung zu verstehen ... Fortbewegung beinhaltet bei Rollstuhlfahrern auch die Benutzung des Rollstuhls.« Das heißt im Klartext, einen Rollstuhl über den Flur zu schieben wäre der Hilfebedarf »Gehen bei voller Übernahme« (vgl. Begutachtungsrichtlinien, Seite 55).

Auf Seite 55 der Richtlinie heißt es: »Der Gutachter hat den Zeitaufwand für das Gehen unter Berücksichtigung der in der Wohnung zurückzulegenden Wegstrecke und unter Berücksichtigung der Bewegungsfähigkeit des Pflegebedürftigen abzuschätzen. Als Maß für die Gehstrecke bei der einzelnen Verrichtung in der durchschnittlichen häuslichen Wohnsituation (vgl. Punkt 2.4 der Richtlinie) ist eine einfache Gehstrecke von 8 Metern anzunehmen.«

Eine »durchschnittliche häusliche Wohnsituation« beinhaltet gemäß Begutachtungsrichtlinien (Seite 14, Punkt C 2.4):
»1. Lage der Wohnung:
1. Etage/kein Aufzug/nicht ebenerdig erreichbar
2. Anzahl der Räume je Wohnung: vier (zwei Zimmer, Küche, Diele, Bad)
3. Personen je Haushalt:
4. Zweipersonenhaushalt
5. Ausstattung der Wohnung: keine »behindertengerechte Ausstattung«/Zentralheizung/Standardküche/Kochnische mit Elektroherd bzw. Gasherd/ Standard-WC/Bad/Waschmaschine.«

Szenario 2: Der Pflegebedürftige, der häufig körperlich mobil, aber kognitiv eingeschränkt ist, geht zwar ohne Schwierigkeiten, aber wohin und mit welchem Ziel? Der Pflegebedürftige mit Störungen des Zentralnervensystems (ZNS) kann zwar gehen, findet aber sein Zimmer nicht, läuft nicht zielgerichtet, wenn er z. B. die Toilette aufsuchen möchte.

Dies alles wird der Gutachter in beiden Szenarien möglicherweise mit der reinen Fragestellung nie in Erfahrung bringen. Die Beteiligten der Pflege sollten also auf diese Probleme aufmerksam machen.

Gerade Szenario 2 wird in der Richtlinie explizit aufgegriffen. Dort heißt es auf Seite 40: »Demenzkranke sind die weitaus größte Gruppe aller psychisch Erkrankten mit langfristigem Pflegebedarf. Die Antragsteller können, zumal in vertrauter Umgebung, bei der Kontaktaufnahme zunächst orientiert und unauffällig wirken, so dass die Einschränkungen der seelisch-geistigen Leistungsfähigkeit nicht deutlich werden (»erhaltende Fassade«). Hier kann gezieltes Befragen, z. B. zur Krankheitsvorgeschichte und aktuellen Lebenssituation, dennoch Defizite aufzeigen. Die Antragsteller können, zumal in vertrauter Umgebung, bei der Kontaktaufnahme zunächst orientiert und unauffällig wirken, so dass die Einschränkung der seelisch-geistigen Leistungsfähigkeit nicht deutlich wird. Hier kann gezieltes Befragen, z. B. zur Krankheitsvorgeschichte und aktuellen Lebenssituation, dennoch Defizite aufzeigen.« (vgl. Begutachtungsrichtlinien, Seite 40, Punkt D 4.0/III./8./a.)

3.6.2 Gute Vorbereitung ist die halbe Einstufung, aber keine Zauberei

Es liegt also an der guten Vorbereitung der Begutachtungssituation durch die Pflegeperson oder die Institution, die den Pflegebedürftigen versorgt, dass eine Begutachtung nicht von der ersten Minute an schiefläuft. Nun darf ich hier die Gutachter nicht alle über einen Kamm scheren, die Realität zeigt aber, dass viele Gutachter zu eng an ihrem Instrumentarium entlang begutachten. Sie haben eine gewisse Fragestrategie erlernt, die ohne tiefer gehendes Hinterfragen der Ist-Situation des Pflegebedürftigen immer und immer wieder angewandt wird.

Gleichzeitig gilt es zu bedenken, dass die Gutachter nicht immer ein umfassendes Wissen um die Thematik der Einstufung mitbringen. Es gibt durchaus Gutachter, die bestätigen, dass sie einige Passagen der Begutachtungsrichtlinie nicht kennen. Wie die Richtlinie über die Grundsätze der Fort- und Weiterbildung im medizinischen Dienst aufzeigt, muss ein Gutachter lediglich ein Einführungsseminar von wenigstens einem Tag durchlaufen. Danach macht er ein sogenanntes »Training on the Job« und geht mit einem anderen Gutachter mit, auch E-Learning ist vielerorts weitverbreitet. Verlangt wird zudem ein strukturiertes Selbsttraining. Hand aufs Herz: Was glauben Sie, wie viel Sie zum Thema Einstufung sagen können nach einem einzigen Einführungstag und einer anschließenden Einarbeitung eines Kollegen, der genauso viel Wissen vermittelt bekommen hat wie Sie? Wer macht sich dann durch strukturiertes Selbststudium nach der Arbeit noch schlau?

Ich will damit nicht behaupten, dass grundsätzlich alle Gutachter schlecht geschult sind, möchte aber gleichzeitig an dem Sockel rütteln, auf den die Gutachter sich stellen oder gestellt werden. Ich rate jedem, der an der Einstufung beteiligt ist, sich selbst das nötige Wissen über die Einstufung anzueignen. Nur so kann man an entsprechender Stelle der Begutachtung eingreifen und notfalls auch die im Pflegeleben wichtigste Frage aller Fragen stellen: »Wo steht das?«

Die Pflegepersonen können leider oft dem, was der Gutachter sagt, nichts entgegenhalten. Ob dies nun Fragen zur Häufigkeit, zu den Minuten oder generell zur Anrechenbarkeit einer Verrichtung sind. Aus dieser Situation können sich die Pflegepersonen und Pflegekräfte nur befreien, indem sie ihr eigenes Wissen aufbauen und bei Bedarf auf die Begutachtungsrichtlinie zurückgreifen können.

Wichtig: die gute Vorbereitung der Begutachtungssituation.
Nicht selten geschieht es gerade bei Pflegebedürftigen mit kognitiven Schwächen, dass die Beteiligten der Pflege den Hilfebedarf nicht entsprechend transparent machen können. Sie erzählen, welche Dinge vom Pflegebedürftigen gemacht, welche immer wieder unterlassen werden, was einen demenziell Erkrankten den Tag über alles aus dem Gleichgewicht bringen kann und sie zeigen auf, welche Pflegearbeit notwendig ist.

Die reale Situation darstellen
Die Pflegeperson oder -kraft muss versuchen, in der Begutachtung eine reale Alltagssituation darzustellen. D. h., wenn ein nicht orientierter Pflegebedürftiger sich mehrfach am Tag verschiedenste Kleidungsstücke übereinanderzieht (z. B. drei Pullover über das Nachthemd), so soll dies auch während der Begutachtung deutlich werden. Warum soll also ein Mensch, der das mehrfach täglich zelebriert, heute – am Tag der Begutachtung – sauber und adrett gekleidet vor dem Gutachter erscheinen? Dies wirkt in der Tat unglaubwürdig.

Wenn ein Pflegebedürftiger zwar körperlich sehr mobil, aber dennoch kognitiv nicht dazu in der Lage ist, sich an- oder auszukleiden, muss dies in der Begutachtung transparent gemacht werden. Zu diesem Zweck sollte der Pflegebedürftige während der Begutachtung aufgefordert werden, z. B. eine Strickjacke an- bzw. auszuziehen. Hier kann der Pflegebedürftige seinen Hilfebedarf nicht mehr kaschieren.

Hat ein Pflegebedürftiger Probleme bei der alltäglichen Nahrungsaufnahme oder beim Trinken, sollte auch hier die Begutachtung dazu genutzt werden, den Alltag widerzuspiegeln. Wer täglich sein Brot zerkrümelt oder für »schlechte Zeiten« in die Handtasche steckt, wird dies auch in der Begutachtung tun, wenn etwas zum Essen herumsteht. Wer mehrfach täglich nicht in der Lage ist, aus einem Glas zu trinken, wird es auch in der Begutachtung nicht können.

Ich möchte hier nicht dazu verführen, dem Gutachter etwas vorzuspielen. Das wäre zum einen Betrug und zum anderen ein eher hoffnungsloses Unterfangen. Ich möchte aber alle Beteiligten ermutigen, den alltäglichen Hilfebedarf in der Begutachtungssituation transparent zu machen.

Ein weiteres wichtiges Mittel der Vorbereitung ist die Dokumentation. Nur sie kann den Hilfebedarf klar verdeutlichen. Dazu gehört natürlich eine nachvollziehbare Pflegeplanung, aus der die Probleme, insbesondere die gerontopsychiatrischen Veränderungen, klar hervorgehen. Nicht das Schlagwort »Demenz« ist ein Beurteilungskriterium, sondern die individuelle Ausprägung. Bei einer aussagefähigen Pflegeplanung kann man den Namen weglassen und doch müssen alle Kollegen sofort erkennen können, um welchen Pflegebedürftigen es sich handelt. Diese Transparenz muss es auch einem Externen ermöglichen, hier: dem Gutachter, den Hilfebedarf abzuleiten.

Nun hat der Gutachter mit den beteiligten Pflegekräften gesprochen und den Pflegebedürftigen begutachtet. Evtl. hat er sich Notizen gemacht, vielleicht sogar das Gutachten direkt ausgefüllt. Doch nun stellt sich eine ganze Reihe von Fragen:

- Genügt das, um eine gerechte Einstufung vorzunehmen?
- Schauen Sie sich das Gutachten an (Seite 115 in diesem Buch): Denken Sie, dass der Hilfebedarf eines Pflegebedürftigen in eine solch kleine Spalte passt? Mit allen Besonderheiten und Widrigkeiten im Alltag?
- Wenn der Gutachter später diesen Hilfebedarf in das Gutachten übertragen muss, wie nützlich sind die knappen Aufzeichnungen?
- Was hat der Gutachter von dem Pflegebedürftigen noch vor Augen, wenn er Tage später im Büro das Gutachten erstellt?
- Weiß er Tage später noch, was er mit den Beteiligten besprochen hat?

Nur sehr wenige Menschen haben ein so hervorragendes Gedächtnis, dass sie nach sechs bis acht Begutachtungen pro Tag den ersten Fall, sogar Tage später noch, deutlich vor Augen haben.

Nur die Pflegeplanung kann diese Informationslücke schließen bzw. Hilfestellung geben. Deshalb sollte vor jeder Begutachtung die Pflegeplanung kopiert und dem MDK-Mitarbeiter am Begutachtungstag ausgehändigt werden. Geben Sie dem Gutachter die Pflegeplanung und evtl. den Pflegebericht mit, um ihm seine Arbeit zu erleichtern. Falls Sie Bedenken haben, ob der Gutachter die Pflegeplanung in seine Begutachtung einbezieht, sollte allen Beteiligten das folgende Zitat aus den Begutachtungsrichtlinien (Seite 22, Punkt D 2.2) in Erinnerung gerufen werden: »Die vorliegenden Befundberichte sind zu prüfen und zu bewerten, soweit sie bedeutsame Angaben über

- die pflegeverursachenden Schädigungen und Beeinträchtigungen der Aktivitäten,
- noch vorhandene Ressourcen sowie
- die Art und den Umfang des Pflegebedarfs enthalten.
- Hierzu sind im Begutachtungsverfahren vorgelegte Berichte zu berücksichtigen, wie z. B.
- Pflegedokumentationen,
- Krankenhaus-, Rehabilitations- und Arztberichte (insbesondere des Hausarztes oder des behandelnden Facharztes),
- Berichte von Werkstätten für behinderte Menschen und von Therapeuten,
- Pflegeberichte (z. B. Überleitungsberichte von ambulanten und stationären Einrichtungen),
- bereits vorliegende sozialmedizinische Gutachten, (z. B. zur Feststellung von Pflegebedürftigkeit, Rehabilitationsgutachten« (vgl. Begutachtungsrichtlinie, Seite 28, Punkt D 2.2).

Die Wichtigkeit der Pflegedokumentation

Der Gutachter ist also verpflichtet, die Dokumentation, insbesondere die Pflegeplanung, zu würdigen. Denn gemäß Begutachtungsrichtlinien muss der Gutachter jene Unterlagen prüfen und auswerten, die Angaben über die Ressourcen und den Hilfebedarf enthalten. Und wo sonst außer in der Pflegeplanung stehen diese Ressourcen und der Hilfebedarf?

Bedenken hinsichtlich des Datenschutzes entkräften die Begutachtungsrichtlinien Seite 12 wie folgt: »Bei der Ankündigung des Besuchs ist auf die Verpflichtung der Pflegeeinrichtung hinzuweisen, die zur Begutachtung erforderlichen Unterlagen, insbesondere die Pflegedokumentation vorzulegen (vgl. § 18 Abs. 5 SGB XI und Ziffer 5.4 der Pflegebedürftigkeitsrichtlinien)« (Seite 12, Punkt C 2.2.2 und § 18 Abs. 4 SGB XI).

Zudem unterschreibt der Pflegebedürftige in der Regel bereits bei der Antragstellung, dass er damit einverstanden ist, dass die Pflegekasse bzw. der MDK die zur Begutachtung erforderlichen Unterlagen einholen darf.

Mit Zustimmung des Versicherten kann man auch die nötigen Unterlagen kopieren und dem Gutachter mitgeben. Falls der Gutachter die Unterlagen vergisst, können diese auch an die MDK-Geschäftsstelle geschickt werden, damit die Informationen zur Gutachtenerstellung herangezogen werden.

3.7 Sind demenziell Erkrankte in der Richtlinie wirklich schlechter gestellt?

Der Hilfebedarf wird nur im Rahmen des Notwendigen und in den Bereichen der Körperpflege, Ernährung und Mobilität gewertet. Ein Hilfebedarf ausschließlich in der Hauswirtschaft wird ebenso wenig berücksichtigt wie der reine Hilfebedarf bei Behandlungspflege oder eine permanente Aufsicht. Damit bleibt auch jegliche soziale Betreuung außer Betracht. Das Außerachtlassen der Betreuung heißt jedoch nicht, dass demenziell Erkrankte und psychisch Kranke oder Behinderte aus dem Pflegeversicherungsgesetz ausgegrenzt werden.

Im Gegenteil, auf Seite 39 der Begutachtungsrichtlinien heißt es: »Psychisch Kranke und geistig behinderte Menschen sind zwar noch in der Lage, die Verrichtungen des täglichen Lebens ganz oder teilweise motorisch auszuführen, aufgrund der Einschränkung beim Planen und Organisieren oder z. B. der fehlenden Krankheitseinsicht ist die Fähigkeit verloren gegangen, die Verrichtungen ohne die Hilfe einer weiteren Person durchzuführen. In anderen Fällen werden die Verrichtungen des täglichen Lebens zwar begonnen, jedoch nicht zielgerichtet zu Ende geführt. Die Verrichtungen werden abgebrochen und entweder nicht oder erst nach Unterbrechung(en) beendet. Wiederum andere Menschen können die Verrichtungen zwar erledigen, gefährden sich jedoch hierbei im Umgang mit alltäglichen Gefahrenquellen, indem z. B. vergessen wird, den Herd oder fließendes Wasser abzustellen.« Jeder dieser Aspekte lässt sich leicht im Tagesablauf wiederfinden.

Fehlende Motivation
Wer kennt nicht die Pflegebedürftigen, die – aus welchem Grund auch immer – keinen Antrieb haben sich z. B. zu waschen, etwas zu trinken oder zu essen, aber nach Aufforderung dennoch die Verrichtung tätigen. Ohne eine Aufforderung unterbliebe jedoch die Durchführung.

Fehlende Einsicht
Wie viele Pflegebedürftige gibt es, die keine Einsicht haben in die Notwendigkeit des Waschens? Sie sehen ganz einfach den Bedarf nicht oder sind der fes-

ten Überzeugung, bereits alle Maßnahmen vollständig ausgeführt zu haben und lehnen die Hilfe deshalb ab. Mit etwas Überzeugungsarbeit und entsprechendem Einfühlungsvermögen gelingt es dennoch, den Pflegebedürftigen zu den notwendigen Handlungen anzuleiten.

Nicht zielgerichtet
Wenn demenziell Erkrankte oder psychisch Kranke aufgefordert werden, sich mit dem Waschlappen das Gesicht zu waschen, fangen sie nicht mit dem Gesicht an, sondern in der Regel an den unteren Extremitäten oder im Intimbereich. Oder sie waschen permanent an einer Körperstelle weiter, ohne das Waschen fortzusetzen. Eine gezielte Anleitung und Beaufsichtigung helfen hier weiter.

Nicht zu Ende geführt
Hierunter fällt z. B. das Aufstehen während der Mahlzeit, auch wenn diese noch nicht beendet ist; das Entfernen aus dem Badezimmer, obwohl das Waschen noch nicht zu Ende geführt ist. Dieses Beispiel steht sogar im Original in der Begutachtungsrichtlinie Seite 43: »Bei der Pflegezeitbemessung ist die gesamte Zeit zu berücksichtigen, die für die Erledigung der Verrichtung benötigt wird. Entfernt sich z. B. ein unruhiger demenzkranker Mensch beim Waschen aus dem Badezimmer, so ist auch die benötigte Zeit für ein beruhigendes Gespräch, das die Fortsetzung des Waschens ermöglicht, zu berücksichtigen.«

Fremd- und Eigengefährdung
Die Eigen- und Fremdgefährdung liegt im häuslichen Bereich immer dann vor, wenn ein Pflegebedürftiger beispielsweise den Herd anstellt oder heißes Wasser aufdreht und dann vergisst, diese Gerätschaften wieder auszustellen.

3.7.1 Sind demenziell Erkrankte morgens fitter als abends?

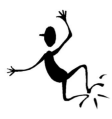

Eine weitere Besonderheit bei der Einstufung von psychisch Kranken und Behinderten kann ein schwankender Hilfebedarf sein, d. h. bei demenzkranken Menschen können Schwankungen im Tagesverlauf auftreten: »Einige psychisch kranke Menschen sind tagsüber nur relativ leicht gestört, während sie am späten Nachmittag, abends und nachts unruhig und verwirrt werden (Umkehr bzw. Aufhebung des Tag-/Nachtrhythmus). Aufgrund des gestörten Tag-/Nachtrhythmus sind der Zeitpunkt und das Ausmaß der Pflege häufig nur eingeschränkt vorhersehbar. Dies gilt insbesondere für den nächtlichen

Hilfebedarf. Beaufsichtigung und Anleitung beim Aufstehen, Waschen und Ankleiden zur Förderung noch vorhandener Ressourcen, vor allem aber zur Sicherung eines effektiven Ergebnisses dieser Verrichtungen, sind erforderlich« (vgl. Begutachtungsrichtlinien, Seite 40). Es stellt sich die Frage:

Warum werden solche Pflegebedürftigen eigentlich immer nur morgens begutachtet?
Des Weiteren heißt es in den Begutachtungsrichtlinien auf Seite 41: »Wegen der eingeschränkten kognitiven Leistungsfähigkeit sind die Betroffenen nicht immer in der Lage (gültige) verlässliche Angaben zu ihrer Pflegesituation zu machen; deshalb sind ergänzend die Angaben von Angehörigen und Pflegenden sowie die Einsicht in die Pflegedokumentation immer notwendig.«

Auch dies ist im Alltag der Fall, wenn Pflegebedürftige gefragt werden, ob sie Hilfe benötigen. Entweder verneinen sie dies strikt oder sie geben Art und Umfang nicht richtig wieder oder sie verschweigen den Hilfebedarf aus Scham. Beispielhaft kann dies bedeuten, dass eine Hilfe aus Sicht des Pflegebedürftigen schlicht nicht stattfindet, dass der Hilfebedarf als gering und belanglos eingestuft wird oder dass Probleme und Hilfebedarf bei der Ausscheidung negiert werden.

In all diesen besonderen Fällen muss die Pflegedokumentation und analog dazu das Pflegetagebuch zu Hause darüber Aufschluss geben. Sie können den Tagesablauf einfach chronologisch niederschreiben oder eine Liste erstellen.

3.7.2 Pflegetagebuch

Erläuterungen zum Hilfebedarf: A = Anleitung; B = Beaufsichtigung; U = Unterstützung; TÜ = teilweise Übernahme; VÜ = volle Übernahme. Sie können die Begriffe auch gerne kombinieren, z. B. U + A + B, nur mit der vollen Übernahme ist keine Kombination möglich.

	Häufigkeit	Hilfebedarf	täglich	wöchentlich
Waschen				
Ganzkörperwäsche GK				
Oberkörperwäsche OK				
Unterkörperwäsche UK				
Gesicht und Hände GH				
Duschen/Baden DB				
Zahnpflege				
Kämmen				
Rasur				

Besonderheiten in Bezug auf die Körperpflege

Ausscheidung				
Wasserlassen				
Stuhlgang				
Richten der Kleidung				
Wechsel des Inkoprodukts nach Urin				
Wechsel des Inkoprodukts nach Stuhl				
Wechsel kleiner Vorlagen				
Wechsel/Entleeren des Urinbeutels				
Wechsel/Entleeren des Stomabeutels				

Besonderheiten in Bezug auf die Ausscheidung

▶

	Häufigkeit	Hilfebedarf	täglich	wöchentlich
Ernährung				
Mundgerechte Zubereitung				
Nahrungsaufnahme oral				
Nahrungsaufnahme per Sonde				
Besonderheiten in Bezug auf die Ernährung				

Mobilität				
Aufstehen/Zubettgehen				
Umlagern				
Ankleiden Gesamtkörper GK				
Ankleiden Oberkörper OK				
Ankleiden Unterkörper UK				
Entkleiden Gesamtkörper GK				
Entkleiden Oberkörper OK				
Entkleiden Unterkörper UK				
Gehen				
Stehen (Transfer)				
Treppensteigen				
Verlassen/Wiederaufsuchen der Wohnung				
Besonderheiten in Bezug auf die Mobilität				

	Häufigkeit	Hilfebedarf	täglich	wöchentlich
Hauswirtschaft				
Beheizen der Wohnung				
Einkaufen				
Reinigen der Wohnung				
Wäsche waschen				
Bügeln				
Zubereitung von Mahlzeiten				
Besonderheiten in Bezug auf die Hauswirtschaft				

3.8 Ist Kommunikation anrechenbar?

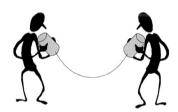

Gemäß § 28 Abs. 4 SGB XI ist Kommunikation Bestandteil jeder Pflege: »Die Pflege soll auch die Aktivierung des Pflegebedürftigen zum Ziel haben, um vorhandene Fähigkeiten zu erhalten und, soweit dies möglich ist, verlorene Fähigkeiten zurückzugewinnen. Um der Gefahr einer Vereinsamung des Pflegebedürftigen entgegenzuwirken, sollen bei der Leistungserbringung auch die Bedürfnisse des Pflegebedürftigen nach Kommunikation berücksichtigt werden.«

Wichtig im Zusammenhang mit Betreuung demenziell Erkrankter und anderer psychisch Kranker ist auch, dass eine Zuordnung der Verrichtung zur Pflege nur dann möglich ist, wenn die Maßnahmen im Zusammenhang mit regelmäßig wiederkehrenden Verrichtungen im Sinne des § 14 (Begriff der Pflegebedürftigkeit) stehen. Wenn dies jedoch der Fall ist, wird die gesamte Zeit individuell bemessen. Hierzu noch einmal das Beispiel von Seite 43 Begutachtungsrichtlinie: »Bei der Pflegezeitbemessung ist die gesamte Zeit zu berücksichtigen, die für die Erledigung der Verrichtung benötigt wird. Entfernt sich z. B. ein unruhiger demenzkranker Mensch beim Waschen aus dem

103

Badezimmer, so ist auch die benötigte Zeit für ein beruhigendes Gespräch, das die Fortsetzung des Waschens ermöglicht, zu berücksichtigen.«

Das bedeutet, nicht jede Art der Kommunikation ist anrechenbar, aber jede Form der Kommunikation im Zusammenhang mit der Erledigung der alltäglichen und anrechenbaren Verrichtungen.

3.9 Erschwerende und erleichternde Faktoren

In der Richtlinie zur Einstufung werden auf Seite 93 die allgemeinen Erschwernisfaktoren aufgezeigt. Diese machen deutlich, dass sie auf den überwiegenden Teil der Verrichtungen Einfluss haben, während sich spezielle Erschwernis- bzw. erleichternde Faktoren auf eine bestimmte Verrichtung beziehen.

3.9.1 Allgemeine Erschwernisfaktoren

»Die nachfolgend beispielhaft aufgeführten Faktoren können die Durchführung der Pflege bei den gesetzlich definierten Verrichtungen erschweren bzw. verlängern:

- Körpergewicht über 80 kg
- Kontrakturen/Einsteifung großer Gelenke/Fehlstellungen der Extremitäten
- hochgradige Spastik, z. B. bei Hemi- oder Paraparesen
- einschießende unkontrollierte Bewegungen
- eingeschränkte Belastbarkeit infolge schwerer kardiopulmonaler Dekompensation mit
- Orthopnoe und ausgeprägter zentraler und peripherer Zyanose sowie peripheren Oedemen
- Erforderlichkeit der mechanischen Harnlösung oder der digitalen Enddarmentleerung
- Schluckstörungen/Störungen der Mundmotorik, Atemstörungen
- Abwehrverhalten/fehlende Kooperation mit Behinderung der Übernahme (z. B. bei geistigen Behinderungen/psychischen Erkrankungen)
- stark eingeschränkte Sinneswahrnehmung (Hören, Sehen)
- starke therapieresistente Schmerzen
- pflegebehindernde räumliche Verhältnisse
- zeitaufwendiger Hilfsmitteleinsatz (z. B. bei fahrbaren Liftern/Decken-, Wand-Liftern)

• verrichtungsbezogene krankheitsspezifische Pflegemaßnahmen, die aus medizinisch-pflegerischen Gründen regelmäßig und auf Dauer
  – untrennbarer Bestandteil der Hilfe bei den in § 14 Abs. 4 SGB XI genannten Verrichtungen der Grundpflege sind oder
  – objektiv notwendig im unmittelbaren zeitlichen und sachlichen Zusammenhang mit diesen Verrichtungen vorgenommen werden müssen.«

3.9.2 Allgemeine erleichternde Faktoren

»Die nachfolgend beispielhaft aufgeführten Faktoren können die Durchführung der Pflege bei der Mehrzahl der gesetzlich definierten Verrichtungen erleichtern bzw. verkürzen:
• Pflegeerleichternde räumliche Verhältnisse
• Hilfsmitteleinsatz
Es genügt hier die einmalige explizite Begründung des Minderaufwandes ...«

3.9.3 Spezielle Faktoren

Neben diesen allgemeinen Faktoren, die explizit nur einmal genannt werden müssen, gibt es die sogenannten speziellen erschwerenden oder erleichternden Faktoren. Die speziellen Faktoren ergeben sich aus den Einschränkungen und dem Krankheitsbild eines Pflegebedürftigen und müssen sich auf die Verrichtung im Einzelnen beziehen.
Sie sind allerdings nur dann anrechenbar, wenn sie regelmäßig (mindestens einmal pro Woche) und auf Dauer aus medizinisch-pflegerischen Gründen notwendig sind. Zudem müssen sie
• untrennbarer Bestandteil der Grundpflege sein,
• zwangsläufig in unmittelbarem zeitlichen und sachlichen Zusammenhang mit der Grundpflege stehen und
• bei jeder einzelnen Verrichtung explizit genannt werden.
Dies gilt dann aber ungeachtet der etwaigen Zuordnung zu SGB V, also der Behandlungspflege. Nachfolgend einige Beispiele für spezielle erschwerende Faktoren.

Körperpflege
Waschen
Fällt in der Regel nur einmal pro Tag an. Wenn ein zweites Mal gewaschen wird, beispielsweise bei der Intimpflege am Abend, so muss dies begründet bzw. erläutert werden.
Bsp.: Ganzkörperwäsche (GK)/morgens/1 x täglich/6 x wöchentlich
      Teilkörperwäsche (UK)/abends/1 x täglich/7 x wöchentlich

Speziell erschwerende Faktoren können u. a. sein:
- Kotschmieren;
- Verbandswechsel;
- Einreibungen;
- wehrt sich gegen das Waschen;
- großes Schamgefühl, deckt sich deshalb immer wieder zu;
- muss abends noch einmal im Intimbereich gewaschen werden, wegen …;
- waschen ist nur mit zwei Personen möglich;
- braucht Hilfe, weil sonst die Wasch-Reihenfolge durcheinandergebracht wird;
- hat starke Schmerzen bei jeder Bewegung;
- hört schlecht und muss deshalb öfter aufgefordert werden oder muss alle Handlungen gezeigt bekommen;
- wäscht sich nur selbst, wenn man unmittelbar dabeibleibt.

Duschen/Baden
Fällt in der Regel nur einmal wöchentlich an. Wenn dies öfter durchgeführt werden soll, dann muss eine Begründung her.
Erschwerende Faktoren können u. a. sein:
- Duschen/Baden nur mit zwei Personen möglich, weil …;
- nur mit Lifter möglich;
- große Angst, klammert sich fest;
- will keinen Lifter, deshalb geht alles sehr langsam.

Zahnpflege
Fällt in der Regel nur morgens und abends an. Wenn dies öfter durchgeführt werden soll, wird eine Begründung benötigt.
Erschwerende Faktoren können u. a. sein:
- gibt Prothese nicht freiwillig/ohne Weiteres her;
- hat Schmerzen beim Putzen seiner eigenen Zähne;
- öffnet nur nach mehreren Aufforderungen den Mund;
- versteht Aufforderungen nicht, z. B. wegen Schwerhörigkeit oder mangelnder kognitiver Fähigkeiten;
- versteckt die Prothese;
- wirft die Prothese in den Dreck/Müll/Blumen;
- Reinigen der Prothese ist nach jeder Mahlzeit notwendig, weil:
- Essensreste ihn/sie stören,
- er/sie sich an Essensresten verschluckt,
- er/sie die Reste ausspuckt;

- die Prothese muss nach der Mahlzeit herausgenommen werden, weil er/sie sehr schwach ist oder viel schläft und sich an der Prothese verschlucken könnte.

Kämmen
Fällt in der Regel nur morgens an. Wenn dies öfter durchgeführt werden soll, geht das nicht ohne Begründung.
Erschwerende Faktoren können u. a. sein:
- hält Mittagsschlaf und wird deshalb ein zweites Mal gekämmt;
- hat lange Haare;
- bekommt einen Zopf geflochten;
- hält den Kopf nicht still;
- zerwühlt sich mehrfach die Haare.

Rasur
Fällt in der Regel nur morgens an.
Erschwerende Faktoren können u. a. sein:
- hat einen Schnauzbart;
- nur Nassrasur möglich;
- hält den Kopf schief, sodass man schwer an alle Stellen am Hals kommt;
- hält den Kopf nicht still;
- gefährdet sich mit dem Rasierzeug und wird deshalb rasiert oder wird deshalb beaufsichtigt/angeleitet;
- hat besonders empfindliche Haut und deshalb erhöhte Verletzungsgefahr;
- hält nicht still/ist ungeduldig;
- hat viele Narben im Gesicht, deshalb muss man öfter über die gleiche Hautstelle fahren.

Haare waschen
Fällt in der Regel 1- bis 2-mal pro Woche an.
Erschwerende Faktoren können u. a. sein:
- hat sehr dickes Haar;
- Haar verfilzt sehr schnell;
- Haar fettet sehr schnell, muss deshalb alle zwei Tage gewaschen werden;
- Haar muss täglich gewaschen werden, wegen vermehrten Schwitzens;
- Haar bedarf der besonderen medizinischen Behandlung mit Tinkturen, Shampoos etc. mit längerer Einwirkzeit.

Ausscheidung
Fällt in der Regel zwischen 4- und 6-mal täglich an. Wenn dies öfter durchgeführt werden soll, dann muss eine Begründung her.

Erschwerende Faktoren können u. a. sein:
- Kotschmieren;
- digitale Darmentleerung;
- mechanische Harnlösung;
- zieht sich die schmutzige Einlage aus und legt sie einfach ab;
- versteckt die schmutzigen Einlagen;
- toleriert keine Einlagen, ist deshalb immer nass;
- uriniert in die Ecke/ins Zimmer etc.;
- zerpflückt die Einlagen;
- hat chronischen Durchfall;
- ist Dauerausscheider;
- hat chronisch Verstopfung/muss ausgeräumt werden;
- Inkoproduktwechsel nur mit zwei Personen möglich, weil...;
- es dauert lange, bis der Urin läuft, z. B. wegen Prostataleidens etc.

Ernährung

Mundgerechte Nahrungszubereitung

Fällt in der Regel nur 3-mal täglich an, bei Besonderheiten 3-mal plus zwei Zwischenmahlzeiten. Wenn dies öfter durchgeführt werden soll, dann muss eine Begründung her.

Erschwerende Faktoren gibt es in diesem Bereich eher nicht. Es könnte allerdings sein, dass ein Pflegebedürftiger zum Brotschmieren angeleitet wird und dazu ein besonderes Besteck, Nagelbrett o. Ä. benötigt.

Nahrungsaufnahme oral

Fällt in der Regel nur 3-mal täglich an, bei Besonderheiten 3-mal plus zwei Zwischenmahlzeiten. Wenn dies öfter durchgeführt werden soll, dann muss auch hier eine Begründung her.

Erschwerende Faktoren können u. a. sein:
- ist Diabetiker, benötigt Zwischenmahlzeit;
- isst nur wenig auf einmal, benötigt Zwischenmahlzeiten;
- ist kachektisch, braucht deshalb Zwischenmahlzeiten;
- trinkt zu wenig, muss deshalb mindestens stündlich zum Trinken aufgefordert werden;
- trinkt zu wenig auf einmal und muss deshalb mehrfach kleine Mengen trinken;
- läuft beim Essen umher;
- isst/trinkt alles, was herumsteht und gefährdet sich deshalb/muss beobachtet werden;
- isst/trinkt nur nach mehrfacher Aufforderung, weil...;
- versteckt das Essen;

- isst/kaut sehr langsam;
- macht den Mund kaum auf;
- kneift die Lippen zusammen;
- isst nicht alles, deshalb müssen mehrfach verschiedene Speisen ausprobiert werden;
- muss bilanziert werden.

Nahrungsaufnahme per Sonde

Fällt in der Regel nur 1-mal täglich an. Wenn dies öfter durchgeführt werden soll, dann muss eine Begründung her.
Erschwerende Faktoren können u. a. sein:

- manipuliert an Schlauch/PEG;
- verträgt die Nahrung schlecht;
- erbricht häufig;
- es können nur sehr kleine Mengen über den Tag verteilt werden, weil ...;
- PEG ist nur für die Flüssigkeitsaufnahme, nicht für die Ernährung.

Mobilität

Fällt in der Regel nur im Zusammenhang mit anderen Verrichtungen, also Körperpflege und Ernährung an. Die sonstige Mobilität wird nicht gewertet.

Aufstehen/Zubettgehen

Fällt in der Regel nur jeweils 1-mal täglich an. Wenn dies öfter durchgeführt werden soll, dann muss eine Begründung her.
Erschwerende Faktoren können u. a. sein:

- hat Tag-Nacht-Umkehrrhythmus;
- steht in der Nacht mehrfach auf und muss wieder hingelegt werden;
- sehr schwer/erhöhtes Körpergewicht (KG);
- sehr unbeweglich, wegen ...;
- sehr steif, wegen ...;
- hat Kontrakturen;
- muss mittags hingelegt werden (Mittagsschlaf);
- nur mit zwei Personen möglich;
- nur mit Lifter möglich;
- kann nicht mithelfen, z. B. wegen Lähmung;
- hat große Schmerzen, es geht deshalb alles sehr langsam;
- versteht nicht, was man von ihm/ihr will;
- muss mehrfach aufgefordert werden, weil ...

Ankleiden/Entkleiden

Es fällt in der Regel morgens 1-mal das Ankleiden und am Abend 1-mal das Entkleiden an. Weitere Male An-/Entkleiden müssen begründet werden, ebenso wie die speziell erschwerenden medizinisch-pflegerisch erforderlichen Pflegemaßnahmen, z. B.

- Anziehen oder Abnehmen von Kompressionsstrümpfen;
- Anlegen oder Abnehmen von Kompressionsverbänden;
- An- und Ablegen von Korsetts, Orthesen, Prothesen;
- Verbandswechsel;
- zieht sich immer wieder aus;
- zieht immer wieder Kleidungsstücke aus dem Schrank;
- zieht verschiedenste Kleidungsstücke übereinander;
- wird zweimal umgezogen wegen Einnässen/Einkoten;
- versucht allein zu essen und beschmutzt dabei die Kleidung;
- schnäuzt sich die Nase in den Pullover, deshalb zweimal mehr An-/Entkleiden Oberkörper;
- schwitzt sehr stark, erneutes An-/Entkleiden erforderlich;
- Ankleiden geht sehr langsam, weil jeder Schritt erklärt werden muss;
- Ankleiden geht sehr langsam, weil Kontrakturen/Fehlstellungen der Extremitäten bestehen;
- Entkleiden erschwert, weil Pflegebedürftiger die Kleidung nicht hergibt;
- versteckt Kleidungsstücke;
- braucht viel Überredungskunst zum Kleidungswechsel.

Gehen

Fällt in der Regel nur an bei:

- 3-mal täglich zum Essen gehen und zurück;
- 4- bis 6-mal zur Toilette gehen und zurück;
- 1-mal täglich zum Bett gehen.

Wenn der Bereich »Gehen« öfter durchgeführt werden soll, dann muss eine Begründung her.

Erschwerende Faktoren können u. a. sein:

- Der Pflegebedürftige muss gesucht werden zu
  - den Mahlzeiten,
  - zum Zubettgehen,
  - zum Waschen,
  - zum Toilettentraining;
- läuft sehr langsam, wegen …;
- benötigt Hilfsmittel, wie zum Beispiel Deltarad/Gehbock/Gehstock etc.;
- nimmt kein Hilfsmittel und muss deshalb geführt werden;
- läuft den Mitarbeitern in jedes Zimmer hinterher;

- findet nicht sein/ihr Zimmer;
- verläuft sich im Haus;
- geht ständig in fremde Zimmer und muss gesucht/geholt werden;
- hat Schmerzen beim Gehen;
- bleibt öfter stehen, um sich zu erholen;
- ist sturzgefährdet, wird deshalb begleitet;
- ist sturzgefährdet, wird deshalb beobachtet;
- lässt sich manchmal einfach fallen;
- setzt sich mitten in den Flur/setzt sich neben den Stuhl.

Stehen/Transfer
Fällt in der Regel nur an bei:
- 3-mal täglich zum Essen umsetzen;
- 4- bis 6-mal auf Toilette umsetzen;
- 1-mal täglich aufs Bett und zurück;
Wenn der Bereich öfter durchgeführt werden soll, dann muss eine Begründung her.
Erschwerende Faktoren können u. a. sein:
- Schmerzen bei jeder Bewegung;
- Einsatz von Hilfsmitteln (Drehscheibe, Lifter);
- Transfer/Stehen nur mit zwei Personen möglich;
- kann nicht lange sitzen, muss deshalb öfter gestellt/umgesetzt werden;
- hat Gleichgewichtsstörung, deshalb …;
- steht oder versucht immer wieder selbst aufzustehen, ist aber sturzgefährdet;
- ist sehr ängstlich, klammert sich fest.

Umlagern
Fällt in der Regel nur an bei:
- 3-mal täglich zum Essen auf den Rücken legen und hochsetzen;
- 4- bis 6-mal zur Inkoproduktkontrolle/-wechsel.
Wenn der Bereich »Lagern« öfter durchgeführt werden soll, dann muss eine Begründung her. Hier sollte aber keine Behandlungspflege, also z. B. Dekubitus, als Begründung allein stehen.
Erschwerende Faktoren können u. a. sein:
- kann wegen Schmerzen nicht lange auf einer Seite liegen;
- kann nur mit zwei Personen gelagert werden;
- wehrt sich gegen Lagerung;
- wühlt im Bett herum;
- ist sehr ängstlich und klammert deshalb.

3.9.3.1 Neuerungen

Neben der Härtefallregelung (vgl. Kapitel 1.10.4 in diesem Buch) wurde der Bereich der krankheitsspezifischen Pflegemaßnahmen weiter präzisiert. Benannt wurden diese zwar schon 2002, allerdings wurden sie seither nicht ausreichend gewürdigt. Die krankheitsspezifischen Pflegemaßnahmen werden nun unter den allgemeinen erschwerenden Faktoren (vgl. Begutachtungsrichtlinien, Seite 93) genannt:

Als verrichtungsbezogene krankheitsspezifische Pflegemaßnahmen kommen nur solche Maßnahmen in Betracht, die aus medizinisch-pflegerischen Gründen »regelmäßig und auf Dauer

- untrennbarer Bestandteil der Hilfe bei den in § 14 Abs. 4 SGB XI genannten Verrichtungen der Grundpflege sind oder
- objektiv notwendig im unmittelbaren zeitlichen und sachlichen Zusammenhang mit diesen Verrichtungen vorgenommen werden müssen.

Ausgangspunkt für die Bewertung verrichtungsbezogener krankheitsspezifischer Pflegemaßnahmen ist der Hilfebedarf bei der jeweiligen Verrichtung der Grundpflege nach § 14 Abs. 4 SGB XI. Verrichtungsbezogene krankheitsspezifische Pflegemaßnahmen stellen für sich allein gesehen keine Verrichtungen des täglichen Lebens dar und können deshalb nur dann berücksichtigt werden, wenn sie bei bestehendem Hilfebedarf bei den Verrichtungen der Grundpflege nach § 14 Abs. 4 SGB XI zusätzlich notwendig sind.

Nur dann sind verrichtungsbezogene krankheitsspezifische Pflegemaßnahmen im Sinne eines Erschwernisfaktors bei der Feststellung des individuellen zeitlichen Hilfebedarfs für die jeweilige Verrichtung, ungeachtet der leistungsrechtlichen Konsequenzen, zu erfassen.«

Die Behandlungspflege allein ist nicht anrechenbar (Ausnahme Härtefallregelung). Angerechnet werden können aber alle Maßnahmen, die krankheitsbedingt bei der Grundpflege stattfinden müssen. Dazu gehören alle Faktoren, die auf die einzelne Pflegemaßnahme Einfluss haben. Sie werden bei der Einstufung aber nur dann bewertet, wenn sie

- untrennbarer Bestandteil der Grundpflege sind,
- zwangsläufig zusammen mit der Grundpflege erbracht werden,
- bei jeder einzelnen Verrichtung konkret benannt werden.

Dies gilt dann aber ungeachtet ihrer Zuordnung zu § 37 SGB V. Das heißt, bei der Einstufung muss die Zeit für die notwendige krankheitsbedingte Pflegemaßnahme auch dann berechnet werden, wenn diese Maßnahme laut Kasse eine Behandlungspflege darstellt und bereits über den ambulanten Dienst mit der Kasse abgerechnet wird, das stellt auch das SGB V im § 37 fest.

Beispiele

Beispiel 1
Wird ein Pflegebedürftiger während des Waschens wegen seiner Hauterkrankung Psoriasis mit einer medizinischen Creme eingerieben, so wirkt sich dies auf den Zeitkorridor beim Waschen verlängernd aus, die Zeit wird individuell berücksichtigt. Wird der gleiche Pflegebedürftige im Laufe des Tages noch einmal eingerieben, bleibt diese Hilfeart ohne Berücksichtigung, weil sie mit keiner Grundpflegeverrichtung in Verbindung steht.

Beispiel 2:
Wird ein Pflegebedürftiger zwischen der Ernährung über PEG oder während des Waschens oder Lagerns abgesaugt, so wirkt sich diese krankheitsspezifische Pflegemaßnahme verlängernd/erschwerend auf die andere Verrichtung aus. Die Zeit muss individuell bemessen werden.

Beispiel 3:
Muss das Anziehen eines Pflegebedürftigen unterbrochen werden, weil erst die Kompressionsstrümpfe oder Verbände anzulegen sind, so wirkt sich diese krankheitsspezifische Pflegemaßnahme verlängernd/ erschwerend auf das Anziehen aus. Die Zeit muss individuell bemessen werden.

Beispiel 4:
Muss das Waschen unterbrochen werden, weil ein Pflegebedürftiger einen Verbandswechsel an einer Körperstelle hat, so wirkt sich diese krankheitsspezifische Pflegemaßnahme verlängernd/erschwerend auf das Waschen aus. Die Zeit muss individuell bemessen werden.

Beispiel 5:
Die Darmentleerung kann erschwert werden durch Einlauf oder Klistier, die Zeit muss individuell bemessen werden.

Der Hilfebedarf bleibt in den Formen Unterstützung (U), Anleitung (A), Beaufsichtigung (B), teilweise Übernahme (TÜ), volle Übernahme (VÜ) bestehen, die Hilfearten wurden aber nochmals präzisiert und der Begriff der Beaufsichtigung neu definiert (siehe auch Kapitel 3.3.1 in diesem Buch).

Wesentliche Neuerung ist hier die sogenannte und unter vielen umstrittene »Sekundenpflege«. Auf Seite 93 der Begutachtungsrichtlinie steht folgende Passage: »Der Zeitaufwand für die jeweilige Verrichtung der Grundpflege ist pro Tag, gerundet auf volle Minuten anzugeben. Dabei erfolgt die Rundung nur im Zusammenhang mit der Ermittlung des Gesamtzeitaufwands pro Tag und nicht für jede Hilfeleistung, deren Zeitaufwand weniger als eine Minute beträgt (z. B. Schließen des Hosenknopfes nach dem Toilettengang 6-mal täglich zusammen 1 Minute).«

Diese sogenannte Sekundenpflege (Begriff aus CAREKonkret August 2009) ist aber nicht zwangsläufig negativ zu sehen. Es ist durchaus nachvollziehbar, dass nicht mehr Hilfebedarf angerechnet wird als tatsächlich benötigt. Andererseits lässt die Sekundenpflege erstmals eine Erledigungskontrolle zu, die es in dieser Form bis dato nicht gab. Seite 33 steht: »Nur konkrete Beaufsichtigung, Überwachung und/oder Erledigungskontrollen sind zu berücksichtigen, die die Pflegeperson in zeitlicher und örtlicher Hinsicht in gleicher Weise binden wie bei unmittelbarer personeller Hilfe. Eine allgemeine Beaufsichtigung zählt nicht dazu.« Ein weiteres Beispiel findet sich auf Seite 39: »Wie bei anderen Hilfeleistungen auch kann der mit der Anleitung verbundene Aufwand sehr unterschiedlich sein. Er kann von der Aufforderung mit Erledigungskontrolle bis hin zur ständig notwendigen Anwesenheit der Pflegeperson reichen, um auch kleinste Einzelhandlungen oder den ganzen Vorgang lenken oder demonstrieren zu können. Bei leichteren Erkrankungen genügt z. B. die Aufforderung zur Einnahme einer Mahlzeit mit anschließender Erledigungskontrolle ...«

4 Das Formulargutachten

G Formulargutachten zur Feststellung der Pflegebedürftigkeit gemäß SGB XI

Gutachten zur Feststellung
der Pflegebedürftigkeit gemäß SGB XI

Medizinischer Dienst der Krankenversicherung

MDK: Gutachten vom:
Versicherter: Geb.-Datum:

| Pflegekasse: | (Name) | |
| | (Adresse) | (IK) |

Versicherte(r):   ☐ männl. ☐ weibl.   Untersuchungsort
  Name, Vorname: ☐ Privatwohnung
  Geburtsdatum: ☐☐ ☐☐ ☐☐☐☐   ☐ vollstationäre Pflegeeinrichtung
                                                   ☐ Krankenhaus
                                                   ☐ Sonstiges ....

                                                   Adresse (falls abweichend)
Straße: Straße:
PLZ, Ort: PLZ, Ort:
Telefon: Telefon:
                                                   wohnhaft bei:

Behandelnde(r) Arzt/Ärztin:
  Name:
  Straße:
  PLZ, Ort:
  Telefon:

Untersuchung am: ☐☐ ☐☐ ☐☐☐☐   Uhrzeit: ☐☐ ☐☐
Durch Gutachter(in):   ....
MDK-Beratungsstelle: ....

Antrags-/Gutachtenart

		Erst-gutachten	Höherstufungs-gutachten	Wiederholungs-gutachten	Widerspruchs-gutachten
Geldleistung	(§ 37 SGB XI)				
Sachleistung	(§ 36 SGB XI)				
Kombi-Leistung	(§ 38 SGB XI)				
Vollstationäre Pflege	(§ 43 SGB XI)				
Hilfe für behinderte Menschen	(§ 43a SGB XI)				

Derzeitige Pflegestufe:	☐ keine	☐ Stufe I	☐ Stufe II	☐ Stufe III	☐ Härtefall

114

G u t a c h t e n zur Feststellung
der Pflegebedürftigkeit gemäß SGB XI

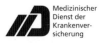

Medizinischer
Dienst der
Krankenver-
sicherung

MDK: Gutachten vom:
Versicherter: Geb.-Datum:

1   Derzeitige Versorgungs- und Betreuungssituation
Nach Angaben von

....
....

1.1 Ärztliche/medikamentöse Versorgung
Arztbesuche   ☐ Keine
Hausbesuche

....
....
....

Praxisbesuche

....
....
....

Medikamente   ☐ Keine
☐ Selbständige Einnahme
☐ Hilfestellung erforderlich bei/durch:

....
....
....

1.2 Verordnete Heilmittel   ☐ Keine
☐ Physikalische Therapien   ☐ Ergotherapie   ☐ Stimm-, Sprech- und Sprachtherapie

....
....
....

☐ Sonstiges: ....
....
....

1.3 Hilfsmittel/Nutzung   ☐ Keine

....
....
....

115

Gutachten zur Feststellung
der Pflegebedürftigkeit gemäß SGB XI

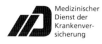

Medizinischer
Dienst der
Krankenver-
sicherung

MDK: Gutachten vom:
Versicherter: Geb.-Datum:

1.4 Umfang der pflegerischen Versorgung und Betreuung   ☐ Keine
☐ Häusliche Krankenpflege (§ 37 SGB V)

....
....

☐ Pflege durch Pflegeeinrichtung(en) im Sinne des SGB XI
                  ☐ ambulant   ☐ Tages-/Nachtpflege   ☐ Kurzzeitpflege   ☐ stationär

....
....

☐ Pflege durch Angehörige/Bekannte

....
....

☐ Betreuung durch sonstige Einrichtungen

....
....

Versicherte(r) alleinlebend   ☐ Ja   ☐ Nein

Pflege durch	Name (Vorname)	Straße	PLZ	Ort	Geburts- datum	Telefon	Pflegezeit pro Woche in Stunden
A							
B							
C							
D							

2   Pflegerelevante Vorgeschichte und Befunde

2.1 Pflegerelevante Aspekte der ambulanten Wohnsituation

....
....
....

2.2 Fremdbefunde

....
....
....

116

Gutachten zur Feststellung
der Pflegebedürftigkeit gemäß SGB XI

Medizinischer
Dienst der
Krankenver-
sicherung

MDK: Gutachten vom:
Versicherter: Geb.-Datum:

2.3 Pflegerelevante Vorgeschichte (Anamnese)

....

....

....

Leistungen zur medizinischen Rehabilitation innerhalb der letzten vier Jahre   ☐ Ja   ☐ Nein

Form: ☐ ambulant   ☐ stationär

Art: ☐ geriatrische Rehabilitation

☐ Indikationsspezifisch (z.B. neurologische, orthopädische, kardiologische Rehabilitation)

....

....

....

3   Gutacherlicher Befund

3.1 Allgemeinzustand/Befund
(Ernährungs-, Kräfte- und Pflegezustand)

....

....

....

3.2 Beschreibung von Schädigungen/Beeinträchtigungen der Aktivitäten/Ressourcen in Bezug auf den Stütz- und Bewegungsapparat, die Inneren Organe, die Sinnesorgane und Nervensystem/ Psyche

....

....

....

....

....

3.3 Auswirkungen auf die Aktivitäten des täglichen Lebens*)
☐ Bewegen   ☐ Waschen/Kleiden   ☐ Ernähren   ☐ Ausscheiden

*) Graduierung: 0 = Keine plegerelevante Beeinträchtigung der Aktivität
1 = Keine Fremdhilfe, selbständige Ausführung verlängert oder Hilfsmitteleinsatz erforderlich
2 = Fremdhilfe bei abhängiger Pflegeaktivität erforderlich
3 = Unfähigkeit zur selbständigen Aktivität

117

Gutachten zur Feststellung
der Pflegebedürftigkeit gemäß SGB XI

Medizinischer Dienst der Krankenversicherung

MDK: Gutachten vom:
Versicherter: Geb.-Datum:

3.4 Pflegebegründende Diagnose(n)

.... ICD-10

.... ICD-10

weitere Diagnosen:

....

....

....

3.5 Screening und Assessment zur Feststellung von Personen mit erheblich eingeschränkter Alltagskompetenz

Erheblich eingeschränkte Alltagskompetenz wurde bereits festgestellt
und besteht weiterhin   ☐ Ja   ☐ Nein

Liegt eine demenzbedingte Fähigkeitsstörung, geistige Behinderung
oder psychische Erkrankung vor?   ☐ Ja   ☐ Nein

	unauffällig	auffällig
Orientierung	☐	☐
Antrieb/Beschäftigung	☐	☐
Stimmung	☐	☐
Gedächtnis	☐	☐
Tag-/Nachtrhythmus	☐	☐
Wahrnehmung und Denken	☐	☐
Kommunikation/Sprache	☐	☐
Situatives Anpassen	☐	☐
Soziale Bereiche des Lebens wahrnehmen	☐	☐

Resultiert aus mindestens einer der in der Tabelle festgestellten Auffälligkeit
regelmäßig und auf Dauer ein Beaufsichtigungs- und Betreuungsbedarf?   ☐ Ja   ☐ Nein

Wenn „Nein" Begründung:

....

....

....

118

Gutachten zur Feststellung
der Pflegebedürftigkeit gemäß SGB XI

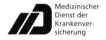

Medizinischer
Dienst der
Krankenver-
sicherung

MDK: Gutachten vom:
Versicherter: Geb.-Datum:

Assessment

	Für die Bewertung, ob die Einschränkung der Alltagskompetenz auf Dauer erheblich ist, sind folgende Schädigungen und Beeinträchtigungen der Aktivitäten maßgebend:		
		Ja	Nein
1.	Unkontrolliertes Verlassen des Wohnbereiches (Weglauftendenz)	☐	☐
2.	Verkennen oder Verursachen gefährdender Situationen	☐	☐
3.	Unsachgemäßer Umgang mit gefährlichen Gegenständen oder potenziell gefährdenden Substanzen	☐	☐
4.	Tätlich oder verbal aggressives Verhalten in Verkennung der Situation	☐	☐
5.	Im situativen Kontext inadäquates Verhalten	☐	☐
6.	Unfähigkeit, die eigenen körperlichen und seelischen Gefühle oder Bedürfnisse wahrzunehmen	☐	☐
7.	Unfähigkeit zu einer erforderlichen Kooperation bei therapeutischen oder schützenden Maßnahmen als Folge einer therapieresistenten Depression oder Angststörung	☐	☐
8.	Störungen der höheren Hirnfunktionen (Beeinträchtigungen des Gedächtnisses, herabgesetztes Urteilsvermögen), die zu Problemen bei der Bewältigung von sozialen Alltagsleistungen geführt haben	☐	☐
9.	Störung des Tag-/Nacht-Rhythmus	☐	☐
10.	Unfähigkeit, eigenständig den Tagesablauf zu planen und zu strukturieren	☐	☐
11.	Verkennen von Alltagssituationen und inadäquates Reagieren in Alltagssituationen	☐	☐
12.	Ausgeprägtes labiles oder unkontrolliert emotionales Verhalten	☐	☐
13.	Zeitlich überwiegend Niedergeschlagenheit, Verzagtheit, Hilflosigkeit oder Hoffnungslosigkeit aufgrund einer therapieresistenten Depression	☐	☐

Anzahl

„Ja" in den Bereichen 1 bis 9   ☐
„Ja" in den Bereichen 10 bis 13   ☐

Die Alltagskompetenz ist erheblich eingeschränkt, wenn in wenigstens 2 Bereichen, davon mindestens einmal aus dem Bereich 1 bis 9, dauerhafte und regelmäßige Schädigungen und Beeinträchtigungen der Aktivitäten festgestellt werden.

Ergebnis:

Die Alltagskompetenz des Antragstellers im Sinne § 45a SGB XI
ist erheblich eingeschränkt   ☐ Ja   ☐ Nein

Seit wann?.....................................

119

Gutachten zur Feststellung
der Pflegebedürftigkeit gemäß SGB XI

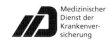

Medizinischer
Dienst der
Krankenver-
sicherung

MDK:
Versicherter:

Gutachten vom:
Geb.-Datum:

4 Pflegebedürftigkeit
4.1 Körperpflege

Hilfebedarf bei(m)	Nein	Form der Hilfe					Häufigkeit pro Tag	Woche	Zeitaufwand pro Tag (Min.)
Waschen									
Ganzkörperwäsche (GK)		U	TÜ	VÜ	B	A			
Teilwäsche Oberkörper (OK)		U	TÜ	VÜ	B	A			
Teilwäsche Unterkörper (UK)		U	TÜ	VÜ	B	A			
Teilwäsche Hände/Gesicht (HG)		U	TÜ	VÜ	B	A			
Duschen		U	TÜ	VÜ	B	A			
Baden		U	TÜ	VÜ	B	A			
Zahnpflege		U	TÜ	VÜ	B	A			
Kämmen		U	TÜ	VÜ	B	A			
Rasieren		U	TÜ	VÜ	B	A			
Darm- und Blasenentleerung									
Wasserlassen		U	TÜ	VÜ	B	A			
Stuhlgang		U	TÜ	VÜ	B	A			
Richten der Bekleidung		U	TÜ	VÜ	B	A			
Windelwechsel nach Wasserlassen		U	TÜ	VÜ	B	A			
Windelwechsel nach Stuhlgang		U	TÜ	VÜ	B	A			
Wechseln kleiner Vorlagen		U	TÜ	VÜ	B	A			
Wechsel/Entleerung Urinbeutel		U	TÜ	VÜ	B	A			
Wechsel/Entleerung Stomabeutel		U	TÜ	VÜ	B	A			

Summe Zeitbedarf Körperpflege

Im vorstehend genannten Gesamtzeitaufwand für die Verrichtung(en) ist enthalten				
bei der Verrichtung	verrichtungsbezogene krankheitsspezifische Pflegemaßnahme	Häufigkeit pro Tag	Woche	Zeitaufwand pro Tag (Min.)
Waschen/Duschen/Baden	oro/tracheale Sekretabsaugung			
	Einreiben mit Dermatika			
Darm- und Blasenentleerung	Klistier/Einlauf			
	Einmalkatheterisieren			

Erläuterung(en) ....
....
....

Legende: U = Unterstützung TÜ = teilweise Übernahme VÜ = vollständige Übernahme
B = Beaufsichtigung A = Anleitung

120

Gutachten zur Feststellung
der Pflegebedürftigkeit gemäß SGB XI

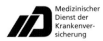

Medizinischer
Dienst der
Krankenver-
sicherung

MDK:
Versicherter:

Gutachten vom:
Geb.-Datum:

4.2 Ernährung

Hilfebedarf bei	Nein	Form der Hilfe					Häufigkeit pro		Zeitaufwand pro Tag (Min.)
							Tag	Woche	
Mundgerechte Zubereitung der Nahrung		U	TÜ	VÜ	B	A			
Aufnahme der Nahrung									
Oral		U	TÜ	VÜ	B	A			
Sondenkost		U	TÜ	VÜ	B	A			
						Summe Zeitbedarf Ernährung			

Im vorstehend genannten Gesamtzeitaufwand für die Verrichtung(en) ist enthalten				
bei der Verrichtung	verrichtungsbezogene krankheitsspezifische Pflegemaßnahme	Häufigkeit pro		Zeitaufwand pro Tag (Min.)
		Tag	Woche	
Aufnahme der Nahrung	oro/tracheale Sekretabsaugung			
	Wechseln einer Sprechkanüle gegen eine Dauerkanüle bei Tracheostoma			

Erläuterung(en) ....
....
....

Legende: U = Unterstützung   TÜ = teilweise Übernahme   VÜ = vollständige Übernahme
         B = Beaufsichtigung   A = Anleitung

121

Gutachten zur Feststellung
der Pflegebedürftigkeit gemäß SGB XI

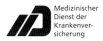

Medizinischer
Dienst der
Krankenver-
sicherung

MDK: Gutachten vom:
Versicherter: Geb.-Datum:

4.3 Mobilität

Hilfebedarf beim	Nein	Form der Hilfe					Häufigkeit pro		Zeitaufwand
							Tag	Woche	pro Tag (Min.)
Aufstehen/Zu-Bett-Gehen									
Umlagern		U	TÜ	VÜ	B	A			
An- und Auskleiden									
Ankleiden Gesamt (GK)		U	TÜ	VÜ	B	A			
Ankleiden Ober-/Unterkörper (TK)		U	TÜ	VÜ	B	A			
Entkleiden Gesamt (GE)		U	TÜ	VÜ	B	A			
Entkleiden Ober-/Unterkörper (TE)		U	TÜ	VÜ	B	A			
Gehen		U	TÜ	VÜ	B	A			
Stehen (Transfer)		U	TÜ	VÜ	B	A			
Treppensteigen		U	TÜ	VÜ	B	A			
Verlassen/Wiederaufsuchen der Wohnung/Pflegeeinrichtung		U	TÜ	VÜ	R	A			

Summe Zeitbedarf Mobilität [ ]

Im vorstehend genannten Gesamtzeitaufwand für die Verrichtung(en) ist enthalten				
bei der Verrichtung	verrichtungsbezogene krankheitsspezifische Pflegemaßnahme	Häufigkeit pro		Zeitaufwand pro Tag (Min.)
		Tag	Woche	
Aufstehen/Zu-Bett-Gehen	Maßnahmen zur Sekretelimination bei Mukoviszidose oder Erkrankungen mit vergleichbarem Hilfebedarf			
An- und Auskleiden	Anziehen von Kompressionsstrümpfen ab Kompressionsklasse 2			
	Ausziehen von Kompressionsstrümpfen ab Kompressionsklasse 2			

Erläuterung(en) ....
....
....

Legende: U = Unterstützung   TÜ = teilweise Übernahme   VÜ = vollständige Übernahme
B = Beaufsichtigung   A = Anleitung

122

G u t a c h t e n zur Feststellung
der Pflegebedürftigkeit gemäß SGB XI

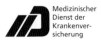

Medizinischer
Dienst der
Krankenver-
sicherung

MDK: Gutachten vom:
Versicherter: Geb.-Datum:

Die Pflege erschwerende oder erleichternde Faktoren   ☐ Nein

....

....

....

Nächtlicher Grundpflegebedarf   ☐ Nein

....

....

....

Medizinische Behandlungspflege
(nur bei Pflegestufe III in stationärer Pflege)   Zeitaufwand ☐ Stunden ☐ Minuten pro Tag

....

....

....

4.4 Hauswirtschaftliche Versorgung

Hilfebedarf beim	Nein	Häufigkeit wöchentlich	Hinweis/Bemerkung(en)
Einkaufen			
Kochen			
Reinigen der Wohnung			
Spülen			
Wechseln/Waschen der Wäsche/Kleidung			
Beheizen der Wohnung			
Zeitaufwand in Std. pro Woche			

Zeitaufwand Grundpflege	☐ Stunden ☐ Minuten pro Tag
Zeitaufwand Hauswirtschaft (im Wochendurchschnitt)	☐ Stunden ☐ Minuten pro Tag

4.5 Zusätzliche Erläuterungen zum Hilfebedarf   ☐ Keine

....

....

....

123

G u t a c h t e n zur Feststellung
der Pflegebedürftigkeit gemäß SGB XI

Medizinischer Dienst der Krankenversicherung

MDK: Gutachten vom:
Versicherter: Geb.-Datum:

5 Ergebnis

5.1 Stimmt der unter 1.4 angegebene Pflegeaufwand mit dem gutachterlich festgestellten Hilfebedarf überein?

Gesamtzeitaufwand aus Punkt 4.1 bis 4.4 ☐ Stunden ☐ Minuten pro Woche

☐ Ja ☐ Nein

....
....
....

Pflege durch	Name (Vorname)	Pflegezeit*) pro Woche (gemäß Ziffer 4.1 bis 4.4)
A		
B		
C		
D		

*) Schlüssel 1 = unter 14 Stunden   2 = 14 bis unter 21 Stunden
            3 = 21 bis unter 28 Stunden   4 = 28 Stunden und mehr

5.2 Liegt Pflegebedürftigkeit gemäß SGB XI vor?

☐ Nein ☐ Pflegestufe I ☐ Pflegestufe II ☐ Pflegestufe III ☐ außergew. hoher Hilfebedarf

Seit wann?.....................................

Begründung/Erläuterung:
....
....
....

Im Gesamtzeitaufwand der Grundpflege für die Feststellung der Pflegestufe ist enthalten				
bei der Verrichtung	verrichtungsbezogene krankheitsspezifische Pflegemaßnahme	Häufigkeit pro		Zeitaufwand pro Tag (Min.)
		Tag	Woche	
Waschen/Duschen/Baden	oro/tracheale Sekretabsaugung			
	Einreiben mit Dermatika			
Darm- und Blasenentleerung	Klistier/Einlauf			
	Einmalkatheterisieren			

124

G u t a c h t e n zur Feststellung
der Pflegebedürftigkeit gemäß SGB XI

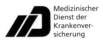

Medizinischer
Dienst der
Krankenver-
sicherung

MDK:
Versicherter:

Gutachten vom:
Geb.-Datum:

Im Gesamtzeitaufwand der Grundpflege für die Feststellung der Pflegestufe ist enthalten				
bei der Verrichtung	verrichtungsbezogene krankheitsspezifische Pflegemaßnahme	Häufigkeit pro		Zeitaufwand pro Tag (Min.)
		Tag	Woche	
Aufnahme der Nahrung	oro/tracheale Sekretabsaugung			
	Wechseln einer Sprechkanüle gegen eine Dauerkanüle bei Tracheostoma			
Aufstehen/Zu-Bett-Gehen	Maßnahmen zur Sekretelimination bei Mukoviszidose oder Erkrankungen mit vergleichbarem Hilfebedarf			
An- und Auskleiden	Anziehen von Kompressionsstrümpfen ab Kompressionsklasse 2			
	Ausziehen von Kompressionsstrümpfen ab Kompressionsklasse 2			

5.3 Liegen Hinweise auf folgende Ursachen der Pflegebedürftigkeit vor? ☐ Keine

☐ Unfall   ☐ Berufserkrankung/Arbeitsunfall   ☐ Versorgungsleiden

....

....

....

5.4 Ist die häusliche Pflege in geeigneter Weise sichergestellt?   ☐ Ja   ☐ Nein

....

....

....

5.5 Ist vollstationäre Pflege erforderlich?   ☐ Ja   ☐ Nein

....

....

....

125

Gutachten zur Feststellung
der Pflegebedürftigkeit gemäß SGB XI

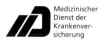

Medizinischer
Dienst der
Krankenver-
sicherung

MDK: Gutachten vom:
Versicherter: Geb.-Datum:

6   Empfehlungen an die Pflegekasse/Individueller Pflegeplan:

6.1 Präventive Maßnahmen/Therapie/Leistungen zur medizinischen Rehabilitation   ☐ Keine
☐ Physikalische Therapien

....

....

☐ Ergotherapie

....

....

☐ Stimm-, Sprech- und Sprachtherapie

....

....

☐ Leistungen zur medizinischen Rehabilitation   ☐ ambulant   ☐ stationär
    ☐ geriatrisch
    ☐ Indikationsspezifisch (z.B. neurologisch, orthopädisch, kardiologisch)

....

....

☐ Sonstiges

....

....

6.2 Hilfsmittel-/Pflegehilfsmittelversorgung   ☐ Keine

....

....

....

126

G u t a c h t e n zur Feststellung
der Pflegebedürftigkeit gemäß SGB XI

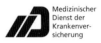

Medizinischer
Dienst der
Krankenver-
sicherung

MDK: Gutachten vom:
Versicherter: Geb.-Datum:

6.3 Technische Hilfen und bauliche Maßnahmen (Wohnumfeld)   ☐ Keine

....

....

....

6.4 Verbesserung/Veränderung der Pflegesituation   ☐ Keine

....

....

....

7 Zusätzliche Empfehlungen/Erläuterungen für die Pflegekasse

....

....

....

8 Prognose/Wiederholungsbegutachtung

Prognose:

....

....

....

Termin für Wiederholungsbegutachtung: ☐☐ ☐☐☐☐

9 Beteiligte Gutachter

MDK-Arzt   ☐ ....

MDK-Pflegefachkraft ☐ ....

Externer Gutachter   ☐ ....

127

4.1 Erläuterungen zum Gutachten

4.1.1 Derzeitige Versorgungs- und Betreuungssituation

Unter dem Punkt Versorgungssituation wird eine sogenannte Bestandsaufnahme gemacht bzw. die derzeitige Situation festgestellt. Dies sind die Fragen nach Hausarzt, Medikation, Hilfsmittel sowie Art und Umfang der pflegerischen Versorgung. Hier wird im ambulanten Bereich auch die Behandlungspflege aufgeführt.

Bei der pflegerischen Versorgung ist der wöchentliche Zeitaufwand in Stunden aufzuführen und mit einem Zifferncode festzuhalten, durch wen die Pflege letztendlich erbracht wird. Die Null steht für die professionelle Pflege, wobei professionell nicht zwangsläufig bedeutet, dass hier eine Fachkraft tätig werden muss. Alle, die erwerbsmäßig pflegen, sind professionell, unabhängig vom Ausbildungs- und Wissensstand.

Unter 1.4 ist zu vermerken, ob der Pflegebedürftige allein lebt. Dies könnte wiederum Rückschlüsse darauf zulassen, wie der Hilfebedarf zu werten ist. Spekulativ könnte hier auch im ambulanten Bereich die Notwendigkeit der Behandlungspflege hinterfragt werden. Immer dort, wo ein Pflegebedürftiger mit jemandem den Haushalt teilt, könnte diese Person eine gewisse Behandlungspflege übernehmen.

4.1.2 Pflegerelevante Vorgeschichte und Befunde

Wie in Punkt D 2.2 in der Begutachtungsrichtlinie bereits benannt, folgen die Würdigung vorliegender Fremdbefunde und die pflegebegründende Vorgeschichte. Neben der Würdigung der vorliegenden Fremdbefunde (Dokumentation, Arztberichte usw.) erhebt der Gutachter eigene Befunde zum Allgemeinzustand und ermittelt die pflegerelevante Vorgeschichte.

4.1.3 Krankheit(en)/Behinderung(en) und ihre Auswirkung(en) auf die Aktivitäten des täglichen Lebens

Mit diesem Frageblock soll ergründet werden, inwieweit die selbstständige Lebensführung eingeschränkt ist und was zur Pflegebedürftigkeit geführt hat. Es werden hier nicht alle Aktivitäten des täglichen Lebens aufgeführt, sondern nur die vier, die zur Bestimmung der Pflegebedürftigkeit dienen: Bewegen, Waschen/Kleiden, Ernähren und Ausscheiden.

Die Einschränkungen sind analog zum § 14 SGB XI unterteilt in:
- Stütz- und Bewegungsapparat
- Innere Organe
- Sinnesorgane
- Nervensystem/Psyche

Bei den Einschränkungen des Zentralnervensystems wird im Ankreuzverfahren festgestellt, inwieweit ein Pflegebedürftiger unauffällig ist. Der Gutachter hat keine Möglichkeit, die Einschränkungen der psychischen/geistigen Leistungsfähigkeit weiter zu unterteilen. Der Gutachter kann Orientierung, Wahrnehmung und Denken, Gedächtnis etc. entweder als »unauffällig« diagnostizieren oder einfach ignorieren.

4.1.4 Pflegebegründende Diagnose(n)

Bei der Aufnahme der pflegebegründenden Diagnosen gilt es zu beachten, dass hier nur zwei Kästchen vorgesehen sind. Es sind nur zwei Diagnosen mit ICD-Schlüssel einzutragen. Dieser ICD-Schlüssel ist der Code für die Diagnostik. Alle anderen Diagnosen sind sogenannte »weitere Diagnosen«, die in der Regel auch – gemäß dem Begriff – als nebensächlich angesehen werden.

Wie kann man nun zwischen pflegebegründenden und weiteren Diagnosen unterscheiden?
Kreuzen Sie einfach zwei der folgenden Diagnosen an. Denken Sie daran, Sie haben nur zwei Möglichkeiten!
- ☐ Herzinsuffizienz rechts
- ☐ Diabetes mellitus
- ☐ Ulcus cruris
- ☐ Parkinson
- ☐ Glaukom
- ☐ Dekubitus 2. Grades Steiß
- ☐ Multiinfarktdemenz/SDAT (Senile Demenz Alzheimer Typ)
- ☐ Z.n. Apoplex mit Hemiparese
- ☐ Niereninsuffizienz

Sie dachten als Erstes an den Diabetes, an das Ulcus, den Dekubitus? Im Folgenden die Begründung, warum das Offensichtliche nicht immer das Richtige ist!

4.1.4.1 Welche Diagnose ist pflegebegründend?

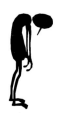

Nehmen Sie das Wort »pflegebegründend« auseinander, dann bedeutet es: »Was begründet die Pflege, welche Diagnose löst pflegerisch gesehen Hilfebedarf aus?«

Wenn Sie nun immer noch der Meinung sind, dass ein Dekubitus pflegerisch gesehen Arbeit sei, dann gilt das nicht für die Pflegeversicherung. Hier versteht man unter Pflege die Grundpflege und damit die Leistungen in der Körperpflege, Ernährung und Mobilität. Welche der oben genannten Erkrankungen machen nun die meiste Arbeit in der Grundpflege?

Sicherlich an erster Stelle die Demenz und erst an zweiter Stelle eine Erkrankung, die den körperlichen Aspekt in den Vordergrund setzt. Das bedeutet: Wenn ein Gutachter nach den Diagnosen fragt (Vorsicht: Er fragt nicht immer nach den pflegebegründenden Diagnosen!), so nennen Sie die Erkrankung bzw. Einschränkung des Geistes als die erste und damit wichtigste, wenn sie entsprechend ausgeprägt ist. An zweiter Stelle folgt die Erkrankung, die eine deutliche körperliche Einschränkung mit sich bringt.

Sollte der Gutachter die Diagnosen aus der Dokumentationsmappe abschreiben, so sorgen Sie künftig dafür, dass die Diagnosen getrennt aufgeführt werden. Auf der einen Seite die ärztlichen Diagnosen, auf der anderen Seite die »Hitliste« der pflegebegründenden Diagnosen. Sollte im Dokumentationssystem kein Platz vorhanden sein, so legen Sie dennoch eine »Rangliste« mit entsprechenden Markierungen oder Vermerken fest.

Hierbei spielen auch die Einschränkungen in den Aktivitäten des täglichen Lebens eine große Rolle, ohne so explizit genannt zu werden wie im vorhergehenden Gutachten mit Anlage. Es geschieht hin und wieder, dass all dies im Ankreuzverfahren, ohne den Pflegebedürftigen näher anzusehen oder die beteiligten Pflegekräfte zu befragen, durchgeführt wird. Dennoch hängt einiges von diesen Fragen ab.

Es geht am Ende wieder um die Plausibilität einer Pflegebedürftigkeit

Es dürfte für einen Zweitgutachter oder Sachbearbeiter der Kasse sehr schwer nachvollziehbar sein, dass ein Mensch mit der pflegebegründenden Diagnose »Herzinsuffizienz und Diabetes« beim Waschen, Anziehen, Essen und Gehen Hilfe benötigt.

4.1.5 Pflegebedürftigkeit

Der Gutachter stellt hier gezielte Fragen: »Wird der Pflegebedürftige gewaschen? – Wenn ja, wie häufig? – Benötigt der Pflegebedürftige Inkontinenzvorlagen? – Wie häufig werden diese gewechselt?« Und als Draufgabe die Frage: »Isst der Pflegebedürftige allein?« Die Fragen geben kaum Aufschluss über den tatsächlichen Hilfebedarf und den Grad der Pflegebedürftigkeit, die letzte Frage ist sogar schlichtweg falsch gestellt.

Stellt man die Frage »Isst der Pflegebedürftige allein?« dem Punkt »Hilfebedarf bei der Nahrungsaufnahme oral« gegenüber, so stellt man fest, dass hier nur der Hilfebedarf VÜ (volle Übernahme), auf Deutsch »Essen reichen«, gemeint sein kann. Und natürlich antworten viele der Beteiligten wahrheitsgemäß, dass der Pflegebedürftige allein isst.

Wo aber bleibt der Hilfebedarf Anleitung, Unterstützung, Beaufsichtigung und teilweise Übernahme? Wenn ein Gutachter nur die Frage stellt, ob der Pflegebedürftige allein isst, wird er die anderen Möglichkeiten des Hilfebedarfs nicht ermitteln können.

Zudem ist der vorgesehene Platz für Eintragungen und Erläuterungen viel zu knapp. Wie soll man auf diesem engen Raum den Hilfebedarf des Pflegebedürftigen, seine Besonderheiten und erschwerenden Faktoren festhalten? Man kommt damit nicht umhin, dem Gutachter eine gut vorbereitete Dokumentation als Kopie mitzuliefern (siehe Kapitel 3.6.2).

Das Gleiche gilt für den Bereich des Ausscheidens. Wird nur die Frage gestellt, wie häufig der Pflegebedürftige zur Toilette geht, so wird der Hilfebedarf nicht klar werden.

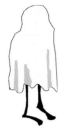

So bleibt in so manchem Gutachten der tatsächliche Hilfebedarf des Pflegebedürftigen verborgen. Wie in diesem Beispiel:

Die Pflegefachkraft gibt an, dass der Pflegebedürftige 5- bis 6-mal pro Tag mit Hilfe die Toilette aufsucht. Wie ist dies nun seitens des Gutachters zu werten? Was wird der Gutachter aufgrund dieser Aussage in das Gutachten schreiben?

Er könnte folgendermaßen werten:
5-mal Wasser lassen = 5-mal 2–3 Minuten = 10–15 Minuten am Tag.
Oder er kann den Toilettengang so werten, wie die Pflegekräfte es definieren könnten oder wie es das Gutachten vorsieht:

Gehen zur Toilette   1 Minute (geschätzt, da individuell zu bemessen)
Wasser lassen   2–3 Minuten
Inkoprodukt wechseln   4–6 Minuten (Vorlage wären nur je 1–2 Minuten)
Richten der Bekleidung 2 Minuten
Hände waschen   1 Minute
Gehen zurück   1 Minute (geschätzt, da individuell zu bemessen)

Gesamtsumme   11–14 Minuten pro Toilettengang

Hilfebedarf – aber transparent!
Wenn der Hilfebedarf nicht transparent gemacht wird, addiert ein Gutachter so, wie er die Lage einschätzt oder auch vorfindet. Wenn Pflegekräfte in einem Durchführungs- oder Leistungsnachweis lediglich Toilettentraining abzeichnen, so kann niemand den tatsächlichen Aufwand oder Hilfebedarf des Pflegebedürftigen entnehmen. Es ist also Sache der Beteiligten (Pflegepersonen, Pflegekräfte), den Aufwand und Hilfebedarf des Pflegebedürftigen transparent zu machen, da ein Außenstehender dies kaum kann.

4.1.5.1 Was ist eine Intimpflege und was eine Intimwaschung?

Bei den Verrichtungen Wasserlassen, Stuhlgang und Inkoproduktwechsel ist die Intimhygiene jeweils schon inklusive, es wird keine Zeit separat berechnet. Was aber versteht man unter einer Intimhygiene? Auf Seite 50 der Begutachtungsrichtlinien steht unter dem Begriff »Waschen«: »Während die Intimwaschungen hier zu berücksichtigen sind, ist die Durchführung einer Intimhygiene z. B. nach dem Toilettengang der Verrichtung ›Darm- und Blasenentleerung‹ zuzuordnen.« Das bedeutet, das Waschen des Intimbereiches wird separat berechnet, während die Intimhygiene, also das Abwischen nach der Ausscheidung, nicht separat gerechnet wird. Es ist also wichtig, in der Pflegeplanung diese feine Unterscheidung darzulegen und zwischen den beiden Begriffen zu trennen.

4.1.6 Ergebnis

Hier wird geklärt, ob der Pflegeaufwand unter Punkt 1.4 mit der gutachterlichen Feststellung übereinstimmt. Das heißt, ob der angegebene Hilfebedarf für den Gutachter nachvollziehbar ist. Wenn bereits eine Pflegestufe vorliegt, so ist hier zu vermerken, welche Stufe seit wann vorliegt. Des Weiteren wird festgehalten, ob die Pflegebedürftigkeit auf eine der folgenden Ursachen zurückzuführen ist:

- Unfall,
- Versorgungsleiden,
- Berufskrankheit.

Trifft einer der drei Punkte zu, so wird geklärt werden müssen, ob die Pflegekasse hier überhaupt leistungspflichtig ist. Denn gegenüber den Leistungsträgern Berufsgenossenschaft, Versorgungsamt oder Unfallversicherung ist die Pflegeversicherung nachrangig.

Die Frage, ob die häusliche Pflege in geeigneter Weise sichergestellt ist, kann an die Frage nach der Heimpflegebedürftigkeit gekoppelt sein. Was darunter zu verstehen ist, wurde bereits weiter oben in Kapitel 1.12.10.2 erklärt.

4.1.7 Empfehlungen

Hier empfiehlt der Gutachter

- präventive Maßnahmen/Therapie/Rehamaßnahmen,
- Hilfsmittel-/Pflegehilfsmittelversorgung,
- technische Hilfen und bauliche Maßnahmen,
- Verbesserung/Veränderung der Pflegesituation.

Dies ist der sogenannte MDK-Pflegeplan wie auf S. 127 in diesem Buch gezeigt. Der Gutachter sollte den Empfehlungsteil nutzen, um die Versorgungssituation der Pflegebedürftigen so optimal wie möglich zu gestalten. Aus zahlreichen Befragungen beteiligter Pflegekräfte weiß ich, dass kaum ein Gutachter diese Empfehlungen anspricht. Wenn ein Pflegebedürftiger oder eine andere an der Begutachtung beteiligte Person nicht danach fragt, wird der Empfehlungsteil in wenigen Sekunden mit »nicht erforderlich« abgehakt.

Es liegt also hauptsächlich an den Beteiligten der Begutachtung, diese Empfehlungen ein Stück weit einzufordern. Es sind Fragen erlaubt wie zum Beispiel:

- »Halten Sie es nicht auch für sinnvoll, dass die Krankengymnastik wieder aufgenommen wird, Logopädie angesetzt oder Rehamaßnahmen eingeleitet werden?«
- »Sind Sie nicht auch der Meinung, dass der Pflegebedürftige in einem anderen, individuellen Rollstuhl besser zurechtkäme?«

Es ist wichtig, dass der Pflegebedürftige alle erdenklichen Hilfen und Unterstützungen erhält, die ihm die Lebensführung erleichtern bzw. seine Selbstständigkeit fördern oder so lange wie möglich erhalten.

4.1.8 Zusätzliche Empfehlungen/Erläuterungen für die Pflegekasse

Hier können zum Beispiel kurative Defizite festgehalten werden oder auch Begründungen für besondere Umstände in der Pflege.

4.1.9 Prognose/Wiederholungsbegutachtung

Hier soll der Gutachter eine Prognose über die weitere Entwicklung der Pflegebedürftigkeit abgeben. Damit soll auch ergründet werden, ob die Pflegebedürftigkeit für voraussichtlich mindestens sechs Monate vorliegt (siehe § 14 Begriff der Pflegebedürftigkeit). Wenn der Pflegebedürftige erst vor Kurzem nach einem Schlaganfall aus dem Krankenhaus entlassen wurde oder erst kurze Zeit in einer Pflegeeinrichtung lebt, liegt der Zeitpunkt der Wiederholungsbegutachtung sicher zeitlich näher.

4.1.10 Beteiligte Gutachter

Ist das Gutachten von einem Arzt erstellt, so liest eine Pflegefachkraft gegen und umgekehrt. Zumindest ist das so gewollt und gedacht. Was in den MDK-Geschäftsstellen tatsächlich geschieht, ist nicht immer transparent. Auch ist zeitweise die Qualifikation der Gutachter fraglich. Wie will eine Pflegefachkraft an der pflegebegründenden Diagnose erkennen, welche Auswirkungen diese haben kann? Wie will ein Mediziner erkennen, welchen Hilfebedarf bei der Pflege ein Mensch hat?

Die Einarbeitung der MDK-Mitarbeiter liest sich schön auf dem Papier, die Realität sieht eher ernüchternd aus. Viele MDK-Mitarbeiter oder Honorarkräfte berichten, dass sie keinerlei Schulung erhalten haben. Dass sie zum Zeitpunkt X beim MDK angefangen haben, die Begutachtungsrichtlinien ausgehändigt bekamen und diese im Selbststudium lesen sollten. Danach hatten sie Gelegenheit, sich bei der Begleitung eines anderen Gutachterkollegen die praktische Seite anzusehen. Das war alles.

4.2 Wer macht denn nun die Einstufung?

Entgegen der landläufigen Meinung wird die Einstufung in der Pflegekasse von einem Sachbearbeiter vorgenommen. Nur die Pflegekasse ist berechtigt, eine Einstufung und den Bescheid zu erlassen. Dies bedeutet im Klartext: Der Gutachter ermittelt die pflegebegründenden Faktoren und stellt den Pflegebedarf und die Minuten fest. Die Kasse prüft dieses Gutachten auf Plausibilität und erlässt den Bescheid. Wenn der Gutachter bereits während der Begutachtung eine Stufe nennt, so ist dies nicht verbindlich oder gar rechtskräftig.

4.2.1 Was sich hinter den einzelnen Fragen verbirgt

Auf der ersten Seite werden zunächst die persönlichen Daten und die betreuenden Dienste und Pflegepersonen erfasst. Am Ende der ersten Seite ist bereits festzulegen, um welche Art der Begutachtung es sich handelt:

- Erstgutachten
- Folge-/Wiederholungsgutachten
- Widerspruchsgutachten

Beim Erstgutachten müssen die Details im Einzelnen erhoben werden, während im Folge-/Wiederholungsgutachten in der Regel nur die Eintragungen und der Pflegeaufwand überprüft werden. Diese Prozedur kann also einen wesentlich geringeren Zeitaufwand mit sich bringen. Ein Folgegutachten wäre zum Beispiel dann erforderlich, wenn der Antragsteller eine erneute Begutachtung anfordert, der klassische »Verschlechterungsantrag«.

Die Wiederholungsbegutachtung erfolgt gemäß Richtlinie »in angemessenen Abständen«. Dies bedeutet, es ist vom Erstgutachten abhängig, wann ein Wiederholungsgutachten angestrebt wird. Geht der Erstgutachter von einer stabilen Pflegebedürftigkeit aus, so wird die Wiederholungsbegutachtung länger hinausgeschoben. Wird angenommen, dass die Pflegebedürftigkeit sich noch einmal (positiv) ändert, so wird eine Wiederholungsbegutachtung vielleicht schon nach einem Jahr fällig.

4.3 Der Widerspruch

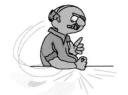

Das Widerspruchsgutachten wird mit besonderem Augenmerk bedacht. Dies ergibt sich aus der Natur der Sache.

4.3.1 Wie geht nun so ein Widerspruch?

Die Pflegekasse verschickt an den Pflegebedürftigen, evtl. auch an die Leistungserbringer in Kopie, einen Bescheid. Gegen diesen Bescheid kann innerhalb der gesetzten Frist von einem Monat ein Widerspruch formuliert werden. Dieser Widerspruch kann formlos geschehen, z. B.: »Hiermit widerspreche ich dem Bescheid vom 12. Januar 20...« Es kann sinnvoll sein, vorher das persönliche Gespräch mit dem Sachbearbeiter der Kasse zu suchen. Die Pflegekassen sind verpflichtet, dem Versicherten alle notwendigen Auskünfte zu erteilen und bei Problemen beratend zur Seite zu stehen.

Es sollte auf keinen Fall bereits eine Begründung mitgeliefert werden, denn die Begründung ist nicht immer sofort offensichtlich. Zunächst sollte das Gutachten eingefordert werden. Das Recht auf Einsicht in sein Gutachten hat jeder Versicherte nach § 25 SGB X (Verwaltungsvorschrift). Das bedeutet, noch vor dem Widerspruch, am besten bereits am Tag der Begutachtung oder der Bescheidung, sollte das Gutachten eingefordert werden. Es genügt, einen Widerspruch am 25. Tag nach Erhalt des Bescheides zu formulieren. Erst wenn man das Gutachten in den Händen hält, weiß man als Versicherter letztendlich auch, wie der Widerspruch zu begründen ist.

Ein weiterer Punkt ist, dass der Versicherte gemäß § 276 Abs. 3 SGB V ein Akteneinsichtsrecht gegenüber dem MDK hat. § 25 SGB X wird insofern entsprechend für anwendbar erklärt. Der Versicherte kann unter Verweis auf § 25 SGB X Einsicht in die Akten des MDK verlangen, die dieser anlässlich eines Begutachtungsauftrages der Krankenkassen angelegt hat. Das Akteneinsichtsrecht gegenüber dem MDK beginnt mit der Erteilung des Gutachtenauftrags an den MDK und endet mit Abschluss des Verwaltungsverfahrens der Krankenkasse, d. h. mit der bestandskräftigen Entscheidung über die Leistung.

Dass der Versicherer zur Übersendung von Gutachtenkopien an den Versicherungsnehmer auf dessen Kosten verpflichtet ist, ergibt sich aus VersVG

§ 11a Abs. 4. Zudem gibt es hierzu eine Rechtsprechung: Der Versicherer ist zur Übersendung von Gutachtenkopien (eines ärztlichen Gutachtens) an den VN auf dessen Kosten verpflichtet (568) OGH, Urteil vom 13. 6. 2001 (7 Ob 133/01 m).

In § 25 Abs. 5 SGB X steht: »Soweit die Akteneinsicht zu gestatten ist, können die Beteiligten Auszüge oder Abschriften selbst fertigen oder sich Ablichtungen durch die Behörde erteilen lassen. Die Behörde kann Ersatz ihrer Aufwendungen in angemessenem Umfang verlangen.«

Sollten all diese Hinweise nicht fruchten, so hat man die Möglichkeit zur Beschwerde beim Bundesversicherungsamt in Berlin. Dies ist zwar nicht grundsätzlich für alle Kassen zuständig (z. T. sind dies Landesversicherungsämter oder Ministerien). Die Beschwerden werden aber in der Regel an die zuständige Behörde weitergeleitet bzw. man bekommt zumindest eine Rückmeldung, wer zuständig ist.

4.3.2 Der Bescheid – sehen Sie genau hin!

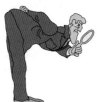

Auch wenn der Versicherte mit dem Bescheid einverstanden ist, sollte das Gutachten angefordert werden. Ist man mit dem Bescheid allein zufrieden, kann es zu einem späteren Zeitpunkt dennoch relevant sein, das Gutachten in den Händen zu halten.

Beispiel

Ein Pflegebedürftiger erhält den Bescheid für Pflegestufe II und alle Beteiligten sind damit zufrieden. Man weiß zu diesem Zeitpunkt nicht, wie diese Stufe II begründet ist bzw. welche Minutenwerte sich dahinter verbergen. Möglicherweise verbergen sich hinter dieser Pflegestufe II 140 Minuten Pflege als Begründung. So wird nun der Pflegebedürftige bestens versorgt, bis man eines Tages feststellt, dass die Pflegebedürftigkeit zunimmt, der Pflegebedürftige erhält durchschnittlich eine Stunde mehr Pflege als vorher. Es wird folgerichtig ein Verschlechterungsantrag gestellt (dies kann ebenfalls formlos geschehen).

Der Antrag geht nun bei der Pflegekasse ein. Diese prüft das Erstgutachten und sieht die zugrunde liegenden 140 Minuten. Formal müsste der Pflegebedürftige 100 Minuten mehr an Pflege benötigen als bisher, um in eine höhere

Pflegestufe zu kommen – das ist ein sehr weiter Weg. So kann es geschehen, dass die Kasse einen Verschlechterungsantrag genau mit dieser Begründung bereits per Aktenlage ablehnt.

Das heißt, das Gutachten sollte immer eingefordert werden, auch wenn man grundsätzlich mit der Bescheidung einverstanden ist. Im Gutachten befinden sich Hinweise, wann eine erneute Begutachtung oder ein Verschlechterungsantrag fällig ist.

4.3.3 Kaum Klagen

Wie CAREKonkret im Frühjahr 2002 berichtete, gibt es auch im siebten Jahr nach Einführung der Pflegeversicherung wenig Klagen bei Sozialgerichten. So berichtete z. B. Lothar Bochart, Leiter der Landesvertretung Brandenburg der Ersatzkassen VdAK/AEK, dass bislang insgesamt nur 258 Klagen bei Gericht eingeleitet wurden. Er ist der Meinung, dass die gute Vorbereitung durch die Widerspruchstellen verantwortlich sei für das vorliegende Ergebnis.

Es dürfte aber wohl eher daran liegen, dass der größte Anteil der Pflegebedürftigen alte Menschen sind, die den Weg zu einem Sozialgericht scheuen. Manch ein Pflegebedürftiger ergibt sich bereits in sein Schicksal, wenn ein ablehnender Bescheid der Pflegekasse kommt. Ob sich diese Zurückhaltung ändern wird, ist fraglich, es wird wohl noch einige Jahre dauern, bis die Generation pflegebedürftig wird, die auch bereit ist, ihr Recht einzufordern.

Andererseits verweisen die Experten der Länderkammer Baden-Württemberg auf eine Flut von aussichtslosen Verfahren. Unter anderem wurde deshalb im Jahr 2003 vom Bundesrat beim Bundestag ein Gesetzentwurf eingebracht (Bundesdrucksache 663/03). Dieser Entwurf sieht vor, dass eine allgemeine Verfahrensgebühr erhoben werden soll, € 75 bei Sozialgerichten, € 150 bei Landessozialgerichten und € 225 beim Bundessozialgericht. Weiterhin sollen aber Angelegenheiten der Sozialhilfe grundsätzlich frei bleiben.

4.3.4 Wie wird der Widerspruch innerhalb der Kasse abgehandelt?

Die Kasse prüft zunächst nach Aktenlage, ob Hinweise dafür vorliegen, dass der Widerspruch berechtigt ist. Dazu erhält der Erstgutachter die Möglichkeit, sein Gutachten und seine Feststellungen noch einmal zu überprüfen. Wie groß ist nun die Chance, dass ein Gutachter seine eigenen Fehler entdeckt?

Danach liest ein Zweitgutachter gegen. Kommt er zu keinem anderen Ergebnis, wird die Kasse, soweit sie keine weiteren Erkenntnisse hat, den Widerspruch ablehnen. Der Versicherte oder sein Vertreter hat nun die Möglichkeit, gegen diesen erneuten ablehnenden Bescheid einen Widerspruch zu formulieren. Jeder hat das Recht, einen Fachanwalt für Sozialrecht (nur Beratung!) hinzuzuziehen. Hier entstehen keine Kosten gegenüber der Pflegekasse, auch wenn der Widerspruch abgewiesen wird. Dies gilt nicht für einen privaten Rechtsbeistand (Anwalt). Der letzte Gang kann vor das Sozialgericht sein, mit Sitz am Wohnort des Klägers (siehe Abbildung 4).

Damit wäre der erste Teil dieses Buches abgeschlossen. Ich bin mir sicher, dass Ihnen nun deutlich wurde, wie wichtig eine gute Vorbereitung für eine korrekte Einstufung ist. Vielleicht stimmen Sie mir auch zu und bestätigen, dass die Pflegeversicherung – nüchtern betrachtet – eine gute Einrichtung ist. Sieht man lediglich das Regelwerk dahinter, kann man (auch als Betroffener) mit den Leistungen durchaus einverstanden sein.

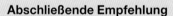

Abschließende Empfehlung

Ich möchte Ihnen zum Abschluss noch einige Empfehlungen geben:

- Nutzen Sie die Informationspflicht der einzelnen Kassen.
- Nehmen Sie die kostenlose Beratung der einzelnen Anbieter von Leistungen an.
- Lesen Sie Broschüren der Kassen und des Bundesministeriums (kostenfrei erhältlich).
- Lesen Sie entsprechende Stellen in den Begutachtungsrichtlinien nach (kostenfrei erhältlich beim MDS, Lützowstraße 53, 45141 Essen oder unter www.mds-ev.de).
- Kaufen Sie sich weitere hilfreiche Literatur zum Thema Pflegeversicherung, sollten Sie neben diesem Buch weitere Literatur benötigen.
- Je nach Bedarf rate ich den Betroffenen oder pflegenden Angehörigen zu den Broschüren der Verbraucherschutzzentrale.
- Wenden Sie sich mit Ihrem Anliegen gerne an mich, im vorderen Buchteil finden Sie meine Adresse und unter www.pflege-prozess-beratung.de mein Angebot. Gute Beratung ist längst nicht so teuer, wie Sie denken.
- Oder Schauen Sie im Internet, ob es nicht einen Sachverständigen in Ihrer Nähe gibt. Denn bei der Steuerklärung oder beim KFZ-Schaden lässt man sich schließlich auch beraten, wieso nicht bei der Pflegestufe.

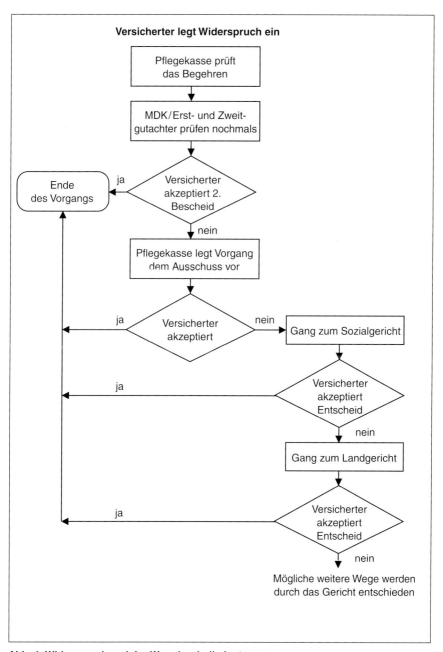

Abb. 4: Widerspruch und der Weg durch die Instanzen.

Wenn Sie sich fragen, ob Sie diese oder jene Maßnahme berechnet bekommen, dann können Sie die folgende Tabelle 25 nutzen. Wenn Sie sie von links nach rechts durchgehen und in jeder Spalte ein »Ja« für zutreffend geben können, ist dies auch eine anrechenbare Hilfeart.

Tabelle 25: Anrechenbare Hilfearten.

Grundpflege	Verrichtungen	Hilfe erforderlich	Hilfeart	Individuelle besondere Situationen bei der Grundpflege
Körperpflege (Ausscheidung)	GKP; TKP; Z;M;R;H;B;D; Wasserlassen, Stuhlgang, Inkoproduktwechsel, Richten von Bekleidung, Urinbeutel, Stoma	– Wegen Krankheit oder Behinderung, auf Dauer voraussichtlich **sechs Monate**	– Unterstützung	Besonderheiten bei psychisch Kranken (bspw. fehlende Einsicht, schwankender Bedarf, nicht zielgerichtet …)
Ernährung (Trinken)	– Mundgerechte Zubereitung – Nahrungsaufnahme oral – Sondenkost	– und mindestens **einmal pro Woche**.	– Anleitung und Beaufsichtigung	Allgemeine erschwerende Faktoren (bspw. >80 kg, Kontrakturen, Spastiken, Hilfsmitteleinsatz …)
Mobilität	Aufstehen/Zubettgehen; Gehen; Treppen; Stehen (Transfer); An-/Entkleiden; Umlagerung Hilfe beim Verlassen/Wiederaufsuchen der Wohnung	– Als realistisch und damit anrechenbar gelten alle Verrichtungen, die eine **allgemeine** Lebenserfahrung darstellen	– Teilweise Übernahme	Allgemein erleichternde Faktoren (bspw. Hilfsmitteleinsatz, räumliche Verhältnisse)
		– <u>oder</u> **krankheitsbedingt** erforderlich sind.	– Volle Übernahme	Speziell erschwerende Faktoren = krankheitsbedingte Pflegemaßnahmen (Bsp. Verbände; Salben; Absaugen …)

Teil II
Qualitätssicherung

Der erste Teil sollte Ihnen einen besseren Einblick in die manchmal schwer nachvollziehbaren Entscheidungen eines Gutachters oder einer Pflegekasse geben. Im folgenden Teil möchte ich Ihnen die Thematik der Qualitätssicherung im Gesundheitswesen, speziell der Altenhilfe, näherbringen.

Das Thema Qualitätssicherung ist in aller Munde und für viele ein Reizthema. Ohne Qualität geht es nicht und damit ist klar, dass Maßnahmen zur Qualitätsentwicklung, -sicherung und -prüfung in jeder Einrichtung etabliert werden müssen.

Die MDK-Prüfung gibt es seit 1996 und der dazugehörige Katalog ist 2009 letztmals überarbeitet worden und am 30. Juni 2009 in Kraft getreten. Der neue Prüfkatalog inkl. der »MDK-Anleitung zur Prüfung der Qualität nach § 114 SGB XI« ist unterteilt in einen Prüfkatalog für die stationäre und einen für die ambulante Pflege. Ebenso wie die Qualitätsrichtlinien mit den vier Anlagen der Transparenzvereinbarungen.

Diese neuen MDK-Prüfgrundlagen inkl. der Transparenzvereinbarungen haben es in sich, die Anforderungen sind wieder einmal gestiegen. Wer vorbereitet sein will, muss sich die o. g. Papiere unter www.mds-ev.de herunterladen oder sich kostenlos beim MDS, Lützowstraße 53, 45141 Essen (bitte Rückumschlag mit € 1,45 Porto beifügen) bestellen.

Die Anleitung zu Prüfung der Qualität muss ebenso wie die Fragen rund um die Benotung dann in der Einrichtung bearbeitet werden. Denn nur eine gute Vorbereitung sichert ein gutes Ergebnis bei der bevorstehenden Prüfung.

Einige wichtige Fragen mit den jeweiligen Erläuterungen habe ich in diesem Teil des Buches aufgegriffen. Des Weiteren finden Sie viele praktische Hilfen und Checklisten zur Sicherung und Weiterentwicklung der Qualität in Ihrer Einrichtung.

5 Qualitätsprüfung nach SGB XI § 114

Der Ablauf und die Vorgehensweise eines Prüfverfahrens werden im weiteren Verlauf eingehend erläutert.

Folgende Unterlagen sollen, sofern vorhanden, für die Prüfung bereit gelegt werden:

- Versorgungsvertrag der Einrichtung/Strukturerhebungsbogen
- Blanko-Pflegevertrag (nur ambulant)
- Ausbildungsnachweis der verantwortlichen Pflegefachkraft
- Weiterbildungsnachweis der verantwortlichen Pflegefachkraft
- Ausbildungsnachweis der stellvertretenden verantwortlichen Pflegefachkraft
- Pflegebezogene Ausbildungsnachweise der pflegerischen Mitarbeiter
- Aufstellung aller in der Pflege und Betreuung tätigen Mitarbeiter mit Name, Berufsausbildung und Beschäftigungsumfang
- Aktuelle Handzeichenliste
- Liste der von der Einrichtung vorgehaltenen Pflegehilfsmittel/Hilfsmittel
- Dienstpläne
- Pflegeleitbild
- Pflegekonzept
- Hauswirtschaftskonzept (nur stationär)
- Konzept soziale Betreuung (nur stationär)
- Pflegedokumentationssystem
- Schriftliche Mitteilung an Landesverbände der Pflegekassen über Zusatzleistungen nach § 88 Abs. 2 Nr. 3 SGB XI (nur stationär)
- Stellenbeschreibungen
- Nachweise über Pflegevisiten
- Nachweise über Fallbesprechungen
- Nachweise über Informationsweitergabe
- Nachweise über Dienstbesprechungen
- Konzept zur Einarbeitung neuer Mitarbeiter
- Fortbildungsplan
- Nachweise interne Fortbildung
- Nachweise externe Fortbildung
- Nachweise zum einrichtungsinternen Qualitätsmanagement
- Organigramm
- Nachweise externes Qualitätsmanagement
- Pflegestandards/Leitlinien/Richtlinien
- Konzept zum Beschwerdemanagement

• Regelungen zum Umgang mit personenbezogenen Notfällen (nur ambulant)

5.1 Die Qualitätsprüfungsrichtlinie

Wie bereits in den vorangegangenen Prüfgrundlagen 2005 stellt auch die neue QPR den Rahmen für die Qualitätsprüfungen dar. Wieder einmal ging die Verabschiedung sehr rasch und wieder einmal sind alle in der Branche überrascht worden. Die Fassung ist vom 11.06.2009 und das Inkrafttreten war am 30.06.2009.

Die QPR regelt unter anderem folgende Bereiche:

»1. Ziel der Richtlinien
(1) Ziel dieser Richtlinien ist es, auf der Basis der bisherigen Erfahrungen mit den Qualitätsprüfungen durch den Medizinischen Dienst der Krankenversicherung (MDK) die Prüfung der Qualität der Pflege und Versorgung in den Pflegeeinrichtungen weiter zu verbessern und zu sichern. Hierzu bedarf es eines gemeinsamen Qualitätssicherungsverfahrens in der MDK-Gemeinschaft, das auf der Grundlage der Erkenntnisse bei der Qualitätsprüfung eine Erfassung der Qualität in den Pflegeeinrichtungen nach einheitlichen Kriterien ermöglicht.

2. Geltungsbereich
(1) Diese Richtlinien sind für die MDK und den Sozialmedizinischen Dienst der Deutschen Rentenversicherung Knappschaft-Bahn-See (SMD), den von den Landesverbänden der Pflegekassen bestellten Sachverständigen und für die Pflegekassen und deren Verbände verbindlich. Diese Richtlinien sind auch für den Verband der privaten Krankenversicherung e. V. verbindlich, sofern sich deren Vertreter an den Qualitätsprüfungen beteiligen.
...
3. Prüfauftrag
(1) Die Landesverbände der Pflegekassen beauftragen den MDK mit den Prüfungen nach § 114 Abs. 1 SGB XI, die als Regelprüfung, Anlassprüfung oder Wiederholungsprüfung durchzuführen sind. Die Landesverbände der Pflegekassen entscheiden über die Prüfungsart und erteilen dem MDK die Prüfaufträge schriftlich. Vor der Erteilung eines Prüfauftrages zur Durchführung einer Anlassprüfung sind Beschwerden und Hinweise zunächst durch die Landesverbände der Pflegekassen auf ihre Stichhaltigkeit zu prüfen.
...

(3) Mit dem Prüfauftrag sind dem MDK die erforderlichen Informationen und Unterlagen für die Qualitätsprüfung zur Verfügung zu stellen...

4. Durchführung der Prüfung

Die Qualitätsprüfungen sind grundsätzlich unangemeldet durchzuführen. Eine Prüfung zur Nachtzeit ist auf die Fälle zu begrenzen, in denen das Ziel der Qualitätssicherung zu anderen Tageszeiten nicht erreicht werden kann. Die Beteiligung anderer Prüfinstitutionen (z. B. Heimaufsicht oder Gesundheitsamt) darf nicht zu Verzögerungen für die Prüfungen führen.
...

5. Eignung der Prüfer

(1) Die Prüfungen sollen von Prüfteams durchgeführt werden, die aus Pflegefachkräften bestehen. An die Stelle einer Pflegefachkraft können andere Sachverständige, z. B. Ärzte, Kinderärzte, treten, wenn dies das einzelne Prüfgebiet erfordert.

(2) Die Mitglieder der Prüfteams müssen über umfassende pflegefachliche Kompetenz, Führungskompetenz und Kenntnisse im Bereich der Qualitätssicherung verfügen. Mindestens ein Mitglied des Prüfteams muss über eine Auditorenausbildung oder eine vom Inhalt und Umfang her gleichwertige Qualifikation verfügen.

6. Prüfinhalte/Prüfumfang der MDK-Prüfung

(1) Inhalt der Regelprüfungen, Anlassprüfungen und Wiederholungsprüfungen sind die im Prüfauftrag beschriebenen Prüfgegenstände. Bei der Regelprüfung und der Anlassprüfung sind unter besonderer Berücksichtigung der Ergebnisqualität mindestens die in Anlage 1 bzw. 2 definierten Mindestangaben zu prüfen.
...

(3) Bei Wiederholungsprüfungen auf Antrag der Pflegeeinrichtung bezieht sich die Prüfung darauf, ob die beanstandeten Qualitätsmängel behoben worden sind...

(4) Die Regelprüfung bezieht sich insbesondere auf wesentliche Aspekte des Pflegezustandes und die Wirksamkeit der Pflege- und Betreuungsmaßnahmen...

(5) Sie kann sich auch auf die Abrechnung der genannten Leistungen erstrecken.

(6) Die Feststellungen sind für die ambulanten Pflegeeinrichtungen in dem Erhebungsbogen nach Anlage 1 dieser Richtlinien und für die stationären Pflegeeinrichtungen in dem Erhebungsbogen nach Anlage 2 dieser Richtlinien zu treffen ...

(7) Basis aller Prüfungen sind:
* die § 112 bis 116 SGB XI,
* der aktuelle Stand des Wissens, insbesondere die Expertenstandards zur Sicherung und Weiterentwicklung der Qualität in der Pflege die qualitätsrelevanten Inhalte der Verträge der Pflege- und der Krankenkassen mit der jeweiligen Einrichtung,
* die Richtlinien zur Verordnung häuslicher Krankenpflege nach § 92 Abs. 1 Satz 2 Nr. 6 und Abs. 7 Nr. 1 SGB V sowie
* die relevanten Empfehlungen der Kommission für Krankenhaushygiene und Infektionsprävention nach § 23 Abs. 2 Infektionsschutzgesetz (IFSG).

(8) Zur Beurteilung der Qualität sind in allen Prüfungen
* bei Einrichtungen mit nicht mehr als 50 Bewohnern/Pflegebedürftigen mindestens fünf Personen
* bei Einrichtungen mit mehr als 50 Bewohnern/Pflegebedürftigen mindestens 10 % der Bewohner/Pflegebedürftigen einzubeziehen. Als Bezugsgröße für die Auswahl gilt im stationären Bereich die Anzahl der belegten Heimplätze und im ambulanten Bereich die Anzahl aller Sachleistungsbezieher nach dem SGB XI. In die Prüfungen sollen nicht mehr als 15 Personen einbezogen werden.
* Die in die Prüfung einzubeziehenden Bewohner/Pflegebedürftigen werden entsprechend der Verteilung der Pflegestufen 1–3 in der Einrichtung und innerhalb der Pflegestufen zufällig ausgewählt. Fallen in die Zufallsstichprobe Versicherte der privaten Pflegepflichtversicherung, sind diese in die Prüfung einzubeziehen. Voraussetzung für die Einbeziehung in die Stichprobe im ambulanten Bereich ist der Sachleistungsbezug nach SGB XI. Personen, die Leistungen der privaten Pflegepflichtversicherung beziehen, sind den Sachleistungsbeziehern gleichzusetzen ...

(9) Bei konkreten und begründeten Anhaltspunkten (z. B. Beschwerden, Hinweise) für eine nicht fachgerechte Pflege bei Pflegebedürftigen, die nicht von der in den Transparenzvereinbarungen nach § 115 Abs. 1a SGB XI vereinbarten zufallsgesteuerten Auswahl (Stichprobe) umfasst werden, insbesondere bei folgenden Pflegesituationen:
* freiheitseinschränkende Maßnahmen
* Dekubitus oder andere chronische Wunden

- chronische Schmerzen
- Kontrakturen
- Person mit Anlage einer PEG-Sonde
- Person mit Blasenkatheter

erfolgt die Prüfung insgesamt als Anlassprüfung ...

(10) Sofern ein Bewohner/Pflegebedürftiger an der Befragung aufgrund einer Demenzerkrankung oder anderen gerontopsychiatrischen Veränderungen nicht teilnehmen kann, ist ein anderer Bewohner mit der gleichen Pflegestufe nach dem Zufallsprinzip für die Befragung auszuwählen.

(11) Im Zusammenhang mit der Qualitätsprüfung berät das Prüfteam des MDK in einem pflegefachlichen Abschlussgespräch, in dem insbesondere die festgestellten Mängel erörtert werden, die Pflegeeinrichtungen in Fragen der Qualitätssicherung mit dem Ziel, ggf. festgestellte Mängel direkt abzustellen, Qualitätsmängeln rechtzeitig vorzubeugen und die Eigenverantwortung der Pflegeeinrichtungen für die Sicherung und Weiterentwicklung der Pflegequalität zu stärken.

7. Kooperation mit der Heimaufsicht
(1) Die Landesverbände der Pflegekassen (§ 52 Abs. 1 SGB XI) und der MDK arbeiten entsprechend § 117 SGB XI mit den Heimaufsichtsbehörden bei der Zulassung und der Überprüfung der Pflegeheime eng zusammen ...

(3) Der MDK informiert die Heimaufsicht und die Landesverbände der Pflegekassen unverzüglich über Erkenntnisse aus den Prüfungen, soweit diese zur Vorbereitung und Durchführung von aufsichtsrechtlichen Maßnahmen nach den heimrechtlichen Vorschriften erforderlich sind ...

8. Abrechnungsprüfung
(1) Stellt der MDK im Rahmen der Qualitätsprüfung Unregelmäßigkeiten fest, die auf Fehler bei der Abrechnung schließen lassen, ist die zuständige Pflegekasse oder deren Landesverband (§ 52 Abs. 1 SGB XI) umgehend zu informieren ...

9. Prüfbericht
(1) Der MDK erstellt innerhalb von drei Wochen nach Durchführung der Qualitätsprüfung einen Bericht, der den Gegenstand und das Ergebnis der Qualitätsprüfung enthält, die in der Prüfung festgestellten Sachverhalte nachvollziehbar beschreibt sowie die begründeten Empfehlungen des MDK zur Beseitigung von Qualitätsdefiziten auflistet (Prüfbericht), und versen-

det diesen an die Landesverbände der Pflegekassen (§ 52 Abs. 1 SGB XI), an den Einrichtungsträger und an den zuständigen Sozialhilfeträger. Bei stationären Pflegeeinrichtungen versendet der MDK den Prüfbericht auch an die zuständige Heimaufsichtsbehörde sowie bei ambulanten Pflegediensten an die Pflegekassen, bei denen die in die Prüfung einbezogenen Leistungsempfänger versichert sind...

(2) Stellt der MDK schwerwiegende Mängel fest, benachrichtigt er unverzüglich unter Angabe des Sachverhaltes die Landesverbände der Pflegekassen (§ 52 Abs. 1 SGB XI)...

10. Berichterstattung
(1) Der Prüfbericht und der für seine Erstellung verwendete Erhebungsbogen bilden die Grundlage für die Berichterstattung des MDS und der MDK nach § 114a Abs. 6 SGB XI. Grundlage für die Datenlieferung an den MDS sind die jeweiligen Mindestangaben. Die Daten sind als Einzeldatensätze EDV-gestützt nach der vom GKV-Spitzenverband festgelegten Datensatzbeschreibung in einem einheitlichen Datenformat bereitzustellen...«

5.2 Die Prüfebenen

5.2.1 Strukturqualität

- Personalausstattung nach Anzahl, Ausbildung und Zusatzqualifikation
- Aus-, Fort- und Weiterbildungsstand der Beschäftigten, insbesondere im Bereich der gerontopsychiatrischen Betreuung
- Pflegebedürftige, gegliedert nach Name, Vorname, Geburtsdatum, Geschlecht, Pflegestufe, Dauer der Pflege durch die Pflegeeinrichtung und pflegerischen Diagnosen (nach Risiken)
- Maßnahmen der internen und externen Qualitätssicherung, einschließlich des Umgangs mit Beschwerden
- Innerbetriebliche Vorgaben zur Betriebsorganisation und zum Betriebsablauf, insbesondere zur Zuordnung von Verantwortungsbereichen
- Pflegeleitbild und -konzept der zugelassenen Pflegeeinrichtung
- Pflegedokumentationssystem
- Sächliche und technische Ausstattung
- Räumliche Voraussetzungen, u.a. nach Lage, Zahl und Belegung von Wohnräumen
- Einbindung in einrichtungsübergreifende Versorgungs- und Altenhilfestrukturen

- Vertragliche Vereinbarungen mit den Pflegebedürftigen
- Beratungs- und Informationsangebot für Pflegebedürftige und ihre Angehörigen

5.2.2 Prozessqualität

- Ausrichtung der Pflege und Betreuung am Pflegeleitbild und am Pflegekonzept
- Sachgemäße Führung der Pflegedokumentation
- Kontinuierliche und systematische Umsetzung und Überprüfung der sich aus der Pflegeplanung und der Pflegedokumentation ergebenden Maßnahmen
- Einhaltung der innerbetrieblichen Vorgaben zum Betriebsablauf, zur Betriebsorganisation und zum Pflegemanagement
- Einarbeitung, Anleitung und fachliche Begleitung der Mitarbeiter in ihrem jeweiligen Tätigkeitsfeld
- Innerbetriebliche Kommunikation
- Zusammenarbeit mit anderen Leistungserbringern
- Personaleinsatz anhand von Dienst- und Einsatzplänen
- Beteiligung von Angehörigen, ehrenamtlich Tätigen und freiwilligen Helfern
- Umgang mit pflegerisch bedeutsamen Diagnosen, wie bspw. Dekubitus oder Inkontinenz
- Sachgerechter Einsatz von Arbeits- und Hilfsmitteln
- Einhaltung und Beachtung der hygienischen Anforderungen bei der Leistungserbringung
- Arzneimittelversorgung
- Berücksichtigung der Empfehlungen des RKI (Robert Koch-Institut in Berlin)
- Einbindung der Sachverständigenstandards (Nationale Expertenstandards)
- Besondere Versorgung der Menschen mit gerontopsychiatrischen Veränderungen

5.2.3 Ergebnisqualität

- Pflegerischer und gesundheitlicher Zustand
- Ernährung und Flüssigkeitsversorgung
- Aktivierung und Mobilisierung von Pflegebedürftigen, insbesondere bei Pflegebedürftigen mit Inkontinenz oder Dekubitus

- Betreuung und Versorgung von Pflegebedürftigen mit eingeschränkter Alltagskompetenz
- Anwendung der Expertenstandards
- Übereinstimmung der Pflegeergebnisse mit den Pflegezielen
- Berücksichtigung individueller Bedürfnisse und der Biografie der Pflegebedürftigen
- Einhaltung vertraglicher Vereinbarungen und organisatorischer Absprachen mit dem Pflegebedürftigen.

5.3 Transparenzvereinbarungen

Allen Widrigkeiten zum Trotz wurde daneben die Transparenzvereinbarung bereits vor Inkrafttreten der QPR und somit nicht auf deren Grundlage und nicht auf Grundlage der Erhebungsbogen zur Qualitätsprüfung bereits im Dezember 2008 verabschiedet. Dieser Schnellschuss war alles andere als klug, wie sich im Nachhinein herausstellt. Denn die Fragen, die letztlich zur Benotung der ambulanten und stationären Altenpflegeeinrichtungen führen, sind nicht hundertprozentig auf die QPR, auf die Erhebungsbogen zur Qualitätsprüfung und die Anleitung zur Prüfung der Qualität abgestellt.

Die Transparenzvereinbarungen sind in vier Anlagen für die beiden Versorgungsbereiche, ambulant und stationär, aufgeteilt.

Die Anlage 1

Die Anlage 1 definiert ambulant wie stationär die Kriterien der Veröffentlichung. Ambulant betrifft dies vier Bereiche mit insgesamt 49 Fragen:
1. Pflegerische Leistungen (17 Fragen)
2. Ärztlich verordnete pflegerische Leistungen (10 Fragen)
3. Dienstleistung und Organisation (10 Fragen)
4. Befragung der Kunden (12 Fragen)

Stationär werden fünf Bereiche mit insgesamt 82 Fragen definiert:
1. Pflege und medizinische Versorgung (35 Fragen)
2. Umgang mit demenzkranken Bewohnern (10 Fragen)
3. Soziale Betreuung und Alltagsgestaltung (10 Fragen)
4. Wohnen, Verpflegung, Hauswirtschaft und Hygiene (9 Fragen)
5. Befragung der Bewohner (18 Fragen)

Die Anlage 2

In der Anlage 2 findet sich für ambulante und stationäre Einrichtungen die gleiche Bewertungssystematik. Diese richtet sich nach Schulnoten und somit einem uns bekannten Vorgehen. Die Systematik lautet wie folgt:

Bezeichnung der Note		Skalenwert
Sehr gut	(1–1,4)	8,7 – 10
Gut	(1,5 – 2,4)	7,3 – < 8,7
Befriedigend	(2,5 – 3,4)	5,9 – < 7,3
Ausreichend	(3,5 – 4,4)	4,5 – < 5,9
Mangelhaft	(4,5 – 5,0)	0 – < 4,5

Hierbei ist anzumerken, dass der Skalenwert auch den prozentualen Erreichungsgrad darstellt. Also 7,3 wären 73 % Erfüllung.

Die Anlage 3

In der Anlage 3 finden sich die Fragen, die zur Bewertung und somit letztlich auch zur Schulnote führen. Die Fragen sind weitgehend mit Erläuterungen unterlegt.

Originalfragen ambulant

1. Qualitätsbereich: pflegerische Leistungen (17 Kriterien)

1. Werden die individuellen Wünsche zur Körperpflege im Rahmen der vereinbarten Leistungserbringung berücksichtigt?
Dieses Kriterium ist erfüllt, wenn bei pflegebedürftigen Menschen, mit denen Leistungen zur Körperpflege vereinbart wurden, in der Pflegedokumentation die auf die Maßnahmen der Körperpflege bezogenen Wünsche nachvollziehbar dokumentiert und bei der Umsetzung berücksichtigt sind. Der Nachweis der Berücksichtigung kann im Einzelfall ergänzend auch über teilnehmende Beobachtung während der Prüfung erfolgen.

2. Werden die individuellen Wünsche zum Essen und Trinken im Rahmen der vereinbarten Leistungserbringung berücksichtigt?
Dieses Kriterium ist erfüllt, wenn bei pflegebedürftigen Menschen, mit denen Leistungen zur Ernährung/Unterstützung bei der Nahrungsaufnahme vereinbart wurden, in der Pflegedokumentation die auf die Maßnahmen der Ernährung/Unterstützung bei der Nahrungsaufnahme bezogenen Wünsche nachvollziehbar dokumentiert und bei der Umsetzung berücksichtigt sind. Der Nachweis der Berücksichtigung kann im Einzelfall ergänzend auch über teilnehmende Beobachtung während der Prüfung erfolgen.

3. Wurde die vereinbarte Leistung zur Flüssigkeitsversorgung nachvollziehbar durchgeführt?
Dieses Kriterium ist erfüllt, wenn bei pflegebedürftigen Menschen, mit denen Leistungen zur Flüssigkeitsaufnahme vereinbart wurden, diese Leistungen vereinbarungsgemäß durchgeführt und nachvollziehbar in der Pflegedokumentation dokumentiert wurden.

4. Werden die individuellen Ressourcen und Risiken bei der Flüssigkeitsversorgung erfasst, wenn hierzu Leistungen vereinbart sind?
Dieses Kriterium ist erfüllt, wenn bei pflegebedürftigen Menschen, mit denen Leistungen zur Unterstützung bei der Flüssigkeitsaufnahme vereinbart wurden, die individuellen Ressourcen und Risiken zur Flüssigkeitsversorgung in der Pflegedokumentation berücksichtigt wurden.

5. Wird der pflegebedürftige Mensch bzw. sein Angehöriger bei erkennbaren Flüssigkeitsdefiziten informiert?
Dieses Kriterium ist erfüllt, wenn bei pflegebedürftigen Menschen bei der Erbringung von Pflegeleistungen ein Flüssigkeitsdefizit sichtlich erkennbar ist und der pflegebedürftige Mensch bzw. sein Angehöriger auf mögliche Hilfen oder Abklärungsmöglichkeiten (z. B. Arzt) hingewiesen wurde.

6. Wurde die vereinbarte Leistung zur Nahrungsaufnahme nachvollziehbar durchgeführt?
Dieses Kriterium ist erfüllt, wenn bei pflegebedürftigen Menschen, mit denen Leistungen zur Nahrungsaufnahme vereinbart wurden, diese Leistungen vereinbarungsgemäß durchgeführt und nachvollziehbar in der Pflegedokumentation dokumentiert wurden.

7. Werden die individuellen Ressourcen und Risiken bei der Ernährung erfasst, wenn hierzu Leistungen vereinbart sind?
Dieses Kriterium ist erfüllt, wenn bei pflegebedürftigen Menschen, mit denen Leistungen zur Ernährung/Unterstützung bei der Nahrungsaufnahme vereinbart wurden, die individuellen Ressourcen und Risiken zur Ernährung in der Pflegedokumentation berücksichtigt wurden.

8. Wird der pflegebedürftige Mensch bzw. sein Angehöriger bei erkennbaren Ernährungsdefiziten informiert?
Dieses Kriterium ist erfüllt, wenn bei pflegebedürftigen Menschen bei der Erbringung von Pflegeleistungen ein Ernährungsdefizit sichtlich erkennbar ist und der pflegebedürftige Mensch bzw. sein Angehöriger auf mögliche Hilfen oder Abklärungsmöglichkeiten (z. B. Arzt) hingewiesen wurde.

9. Werden individuelle Ressourcen und Risiken im Zusammenhang mit Ausscheidungen erfasst, wenn hierzu Leistungen vereinbart sind?
Dieses Kriterium ist erfüllt, wenn bei pflegebedürftigen Menschen, mit denen Leistungen zur Ausscheidung vereinbart wurden, die individuellen Ressourcen und Risiken zu den Ausscheidungen in der Pflegedokumentation berücksichtigt wurden.

10. Wurde die vereinbarte Leistung zur Unterstützung bei Ausscheidungen/ Inkontinenzversorgung nachvollziehbar durchgeführt?
Dieses Kriterium ist erfüllt, wenn bei pflegebedürftigen Menschen, mit denen Leistungen zur Unterstützung bei Ausscheidungen/Inkontinenzversorgung vereinbart wurden, diese Leistungen vereinbarungsgemäß durchgeführt und nachvollziehbar in der Pflegedokumentation dokumentiert wurden.

11. Wenn bei der Erbringung von vereinbarten Leistungen beim pflegebedürftigen Menschen für den Pflegedienst ein individuelles Dekubitusrisiko erkennbar ist, wird dieses dann erfasst?
Dieses Kriterium ist erfüllt, wenn ein pflegebedürftiger Mensch Leistungen der Grundpflege erhält, ein Dekubitusrisiko erkennbar ist und dieses in der Pflegedokumentation berücksichtigt wurde. Wenn ein Dekubitusrisiko erkennbar ist, erfolgt die Risikoeinschätzung mit dem Leistungsbeginn in der Grundpflege. Danach soll in individuell festgelegten Abständen oder bei Veränderungen im zeitlichen und inhaltlichen Zusammenhang mit den erbrachten Leistungen ein Eintrag in der Pflegedokumentation erfolgen.

12. Wird im Rahmen der vereinbarten Leistung Lagern eine gewebeschonende Lagerung zur Vermeidung von Druckgeschwüren vorgenommen?
Dieses Kriterium ist erfüllt, wenn bei pflegebedürftigen Menschen, mit denen die Leistung Lagern vereinbart ist und die dekubitusgefährdet sind, Lagerungs- und Bewegungstechniken ggf. unter Verwendung erforderlicher Hilfsmittel haut- und gewebeschonend durchgeführt wurden.

13. Werden die individuellen Risiken hinsichtlich der Kontrakturen bei der Erbringung der vereinbarten Leistungen berücksichtigt?
Dieses Kriterium ist erfüllt, wenn bei pflegebedürftigen Menschen, mit denen Leistungen der Grundpflege vereinbart wurden, erkennbar Kontrakturrisiken vorliegen, im Rahmen der vereinbarten Leistungen diese Risiken nachvollziehbar dokumentiert und sofern möglich im zeitlichen und inhaltlichen Zusammenhang mit der Leistungserbringung berücksichtigt wurden (z. B. im Rahmen der vereinbarten Leistung Körperpflege im Bett oder Lagern ggf. eine physiologische Lagerung erfolgt oder im Rahmen der vereinbarten Leis-

tung Mobilität ggf. Bewegungsförderungen erfolgen). Der Nachweis hierüber kann auch im Einzelfall ergänzend im Rahmen der teilnehmenden Beobachtung erfolgen.

14. Werden die vereinbarten Leistungen zur Mobilität und deren Entwicklung nachvollziehbar durchgeführt?
Dieses Kriterium ist erfüllt, wenn bei pflegebedürftigen Menschen, mit denen Leistungen zur Mobilität vereinbart wurden, diese Leistungen vereinbarungsgemäß durchgeführt und nachvollziehbar in der Pflegedokumentation dokumentiert wurden.

15. Werden bei Menschen mit Demenz die biografischen und anderen Besonderheiten bei der Leistungserbringung beachtet?
Das Kriterium ist erfüllt, wenn die vereinbarte Pflegeleistung bei pflegedürftigen Menschen, bei denen eine gerontopsychiatrische Diagnose ärztlich festgestellt wurde, auf der Grundlage der pflegerelevanten Biografie (Vorlieben, Abneigungen oder Gewohnheiten) durchgeführt wird. Das Kriterium ist mit »trifft nicht zu« zu bewerten, wenn keine entsprechende ärztliche Diagnose vorliegt.

16. Werden die Angehörigen über den Umgang mit demenzkranken Pflegebedürftigen im Rahmen der Leistungserbringung informiert?
Das Kriterium ist erfüllt, wenn vom Arzt eine gerontopsychiatrische Diagnose gestellt wurde und wenn Angehörige Tipps und Hinweise zum Umgang mit Demenz bekommen haben. Nachweise anhand der Pflegedokumentation (z. B. Hinweise auf Broschüren, Selbsthilfegruppen, Internetadressen). Das Kriterium ist mit »trifft nicht zu« zu bewerten, wenn keine entsprechende ärztliche Diagnose vorliegt.

17. Liegen bei freiheitseinschränkenden Maßnahmen die notwendigen Einwilligungen oder Genehmigungen vor?
Das Kriterium ist erfüllt, wenn bei freiheitseinschränkenden Maßnahmen schriftliche Einwilligungen der pflegebedürftigen Menschen oder richterliche Genehmigungen vorliegen. Sofern die freiheitseinschränkende Maßnahme wegen akuter Selbst- oder Fremdgefährdung (rechtfertigender Notstand) erfolgt, ist das Kriterium ebenfalls erfüllt, wenn dies aus der Pflegedokumentation ersichtlich ist und die Maßnahme nur kurzfristig erfolgt. Ggf. ist das Vormundschaftsgericht zu informieren.

2. Qualitätsbereich: ärztlich verordnete pflegerische Leistungen (10 Kriterien)

Hat ein Kunde keine ärztlich verordneten Leistungen, werden alle folgenden Fragen im Qualitätsbereich als nicht zutreffend bewertet.

18. Basieren die pflegerischen Maßnahmen zur Behandlung der chronischen Wunden oder des Dekubitus auf dem aktuellen Stand des Wissens?
Die Behandlung des Dekubitus / der chronischen Wunde entspricht dem aktuellen Stand des Wissens, wenn
- sie entsprechend der ärztlichen Verordnung erfolgt,
- soweit erforderlich die Prinzipien der lokalen Druckentlastung bzw. der Kompression umgesetzt werden und die Versorgung der Wunde nach physiologischen und hygienischen Maßstäben erfolgt.

Dieses Kriterium kann auch als erfüllt bewertet werden, wenn der Pflegedienst den Arzt nachweislich darüber informiert hat, dass die Behandlung nicht dem aktuellen Stand des Wissens entspricht und der Arzt seine Verordnung nicht angepasst hat.

19. Entspricht die Medikamentengabe der ärztlichen Verordnung?
Dieses Kriterium ist erfüllt, wenn der Pflegedienst die Medikamentengabe entsprechend der ärztlichen Verordnung durchgeführt und in der Pflegedokumentation dokumentiert hat. Die Durchschrift der ärztlichen Verordnung muss beim Pflegedienst hinterlegt sein. Sofern eine Bedarfsmedikation angeordnet ist, muss in der Pflegedokumentation festgehalten sein, wann welches Medikament in welcher Dosierung verabreicht worden ist.

20. Wird die Blutdruckmessung entsprechend der ärztlichen Verordnung durchgeführt, ausgewertet und werden hieraus die erforderlichen Konsequenzen gezogen?
Dieses Kriterium ist erfüllt, wenn der Pflegedienst die verordnete Leistung im genehmigten Umfang durchführt, dokumentiert, bewertet und hieraus ggf. erforderliche Konsequenzen zieht. Wenn die Verordnung des Arztes keine ggf. erforderlichen Konsequenzen beinhaltet, kann eine Information an den behandelnden Arzt als Konsequenz erforderlich sein. Erforderliche therapeutische Konsequenzen zieht ausschließlich der Arzt.

21. Werden bei beatmungspflichtigen Menschen Vorbeugemaßnahmen gegen Pilzinfektionen in der Mundschleimhaut, Entzündungen der Ohrspeicheldrüse und Lungenentzündung sachgerecht durchgeführt?

Dieses Kriterium ist erfüllt, wenn bei beatmungspflichtigen Menschen Vorbeugemaßnahmen gegen Pilzinfektionen in der Mundschleimhaut, Entzündungen der Ohrspeicheldrüse und Lungenentzündung sachgerecht entsprechend dem Standard/den Leitlinien/Richtlinien des ambulanten Pflegedienstes durchgeführt wurden.

22. Wird die Blutzuckermessung entsprechend der ärztlichen Verordnung durchgeführt, ausgewertet und werden hieraus die erforderlichen Konsequenzen gezogen?
Dieses Kriterium ist erfüllt, wenn der Pflegedienst die verordnete Leistung im genehmigten Umfang durchführt, dokumentiert, bewertet und hieraus die erforderlichen Konsequenzen zieht. Wenn die Verordnung des Arztes keine ggf. erforderlichen Konsequenzen beinhaltet, kann eine Information an den behandelnden Arzt als Konsequenz erforderlich sein. Erforderliche therapeutische Konsequenzen zieht ausschließlich der Arzt.

23. Wird die Injektion entsprechend der ärztlichen Verordnung nachvollziehbar durchgeführt, dokumentiert und bei Komplikationen der Arzt informiert?
Dieses Kriterium ist erfüllt, wenn der Pflegedienst die verordnete Leistung im genehmigten Umfang durchführt, dokumentiert und bei Komplikationen den Arzt informiert.

24. Wird mit Kompressionsstrümpfen/-verbänden sachgerecht umgegangen?
Dieses Kriterium ist erfüllt, wenn die Kompressionsstrümpfe/-verbände sachgerecht angelegt werden. Das ist der Fall, wenn
a) das Anlegen im Liegen bei entstauten Venen und abgeschwollenen Beinen erfolgt,
b) der Kompressionsverband/-strumpf immer in Richtung des Körperrumpfes gewickelt/angezogen wird,
c) der Kompressionsverband/-strumpf beim Anlegen faltenfrei ist.

Dieses Kriterium ist auch erfüllt, wenn das Anlegen nicht nach a) erfolgt, weil der pflegebedürftige Mensch dies wünscht und der ambulante Pflegedienst den pflegebedürftigen Menschen nachweislich darüber informiert hat, dass die behandlungspflegerische Maßnahme nach a) – c) erfolgen sollte.

25. Wird die Katheterisierung der Harnblase entsprechend der ärztlichen Verordnung nachvollziehbar durchgeführt, dokumentiert und bei Komplikationen der Arzt informiert?

Dieses Kriterium ist erfüllt, wenn dokumentiert ist, dass Art, Umfang und Inhalt der ärztlich verordneten Leistungen durchgeführt wurden. Sofern Komplikationen aufgetreten sind, müssen diese sowie die anschließende Information an den Arzt hierzu festgehalten worden sein.

26. Wird die Stomabehandlung* entsprechend der ärztlichen Verordnung nachvollziehbar durchgeführt, dokumentiert und bei Komplikationen der Arzt informiert?
Dieses Kriterium ist erfüllt, wenn dokumentiert ist, dass Art, Umfang und Inhalt der ärztlich verordneten Leistungen durchgeführt wurden. Sofern Komplikationen aufgetreten sind, müssen diese sowie die anschließende Information an den Arzt hierzu festgehalten worden sein.

27. Ist bei behandlungspflegerischem Bedarf eine aktive Kommunikation mit dem Arzt nachvollziehbar?
Dieses Kriterium ist erfüllt, wenn eine ärztlich verordnete Leistung durchgeführt wird und nachweislich bei den in Augenschein genommenen Patienten über Einträge in der Pflegedokumentation oder durch Vorlage der ärztlichen verordneten Leistungen oder anderer geeigneter Nachweise eine Kommunikation des ambulanten Pflegedienstes mit dem Arzt erfolgt.
Relevante Normwertabweichungen, Notfallsituationen oder andere unmittelbar mit der verordneten Leistung zeitlich und inhaltlich zusammenhängende relevante Gesundheitszustandsveränderungen mit Auswirkungen auf Umfang, Inhalt, Dauer oder Art der ärztlich verordneten Leistungen müssen grundsätzlich eine Kommunikation mit dem Arzt zur Folge haben.
Nicht bewertet werden kann diese Frage, wenn:
• keine ärztlich verordneten Leistungen durchgeführt werden oder
• der behandlungspflegerische Bedarf entsprechend der ärztlichen Verordnung im festgelegten Zeitraum konstant ist und eine Kommunikation nicht erforderlich ist.

3. Qualitätsbereich: Dienstleistung und Organisation (10 Kriterien)
28. Ist aus der Pflegedokumentation ersichtlich, dass ein Erstgespräch geführt wurde?
Das Kriterium ist erfüllt, wenn anhand der Pflegedokumentation oder eines anderen schriftlichen Nachweises die Durchführung eines Erstgespräches belegt wird. Die Frage ist mit »trifft nicht zu« zu bewerten, wenn:

---

* Stomaträger sind Menschen mit künstlichem Darmausgang oder künstlicher Harnableitung.

- der Zeitpunkt des Erstgesprächs länger als zwei Jahre zurückliegt oder
- mit dem pflegebedürftigen Menschen aufgrund kognitiver Defizite ein Erstgespräch nicht geführt werden konnte oder
- wenn der pflegebedürftige Mensch das Angebot nicht angenommen hat.

29. Wird durch den Pflegedienst vor Vertragsbeginn ein Kostenvoranschlag über die voraussichtlich entstehenden Kosten erstellt?
Dieses Kriterium ist erfüllt, wenn der ambulante Pflegedienst nachweisen kann, dass er regelhaft Kostenvoranschläge vor Abschluss eines Pflegevertrages erstellt. Als Nachweis dienen Kostenvoranschlagsmuster, Pflegevertragsmuster, sofern die Kostenvoranschläge Bestandteil des Vertragsangebots umfassen, oder andere geeignete Nachweise, wie z. B. Verfahrensanweisungen, die belegen, dass der ambulante Pflegedienst vor Vertragsabschluss den pflegebedürftigen Menschen über seine voraussichtlichen Selbstkosten aufklärt. Entscheidend für den Kostenvoranschlag ist nicht der Leistungsbeginn, sondern der Vertragsabschluss.

30. Gibt es wirksame Regelungen innerhalb des Pflegedienstes, die die Einhaltung des Datenschutzes sicherstellen?
Dieses Kriterium ist erfüllt, wenn die Kundendaten vor dem Zugriff unbefugter Personen geschützt werden (z. B. durch Aufbewahrung von Kundenakten in abschließbaren Schränken, bei elektronischen Akten durch die Vergabe von Passwörtern für die zugriffsberechtigten Mitarbeiter) und die Mitarbeiter des ambulanten Pflegedienstes schriftlich zur Verschwiegenheit verpflichtet wurden.

31. Gibt es schriftliche Verfahrensanweisungen zum Verhalten der Pflegekräfte in Notfällen bei pflegebedürftigen Menschen?
Dieses Kriterium ist erfüllt, wenn eine schriftliche Regelung für Mitarbeiter zum Umgang mit Notfällen bei pflegebedürftigen Kunden besteht (z. B. nach Sturz, Entgleisung von Körperfunktionen oder Bewusstlosigkeit, Situationen, in denen der pflegebedürftige Mensch nicht öffnet).

32. Werden die Mitarbeiter regelmäßig in Erster Hilfe und Notfallmaßnahmen geschult?
Dieses Kriterium ist erfüllt, wenn der ambulante Pflegedienst belegen kann, dass Schulungen in Erster Hilfe und zum Verhalten bei Notfallmaßnahmen in regelmäßigen Abständen von nicht mehr als 2 Jahren durchgeführt wurden.

33. Gibt es eine schriftliche Regelung zum Umgang mit Beschwerden?
Dieses Kriterium ist erfüllt, wenn eine Verfahrensanweisung zur Erfassung und Bearbeitung von Beschwerden besteht.

34. Gibt es einen Fortbildungsplan, der sicherstellt, dass alle in der Pflege tätigen Mitarbeiter in die Fortbildungen einbezogen werden?
Das Kriterium ist erfüllt, wenn ein prospektiver Fortbildungsplan in schriftlicher Form vorliegt und gleichzeitig eine Regelung dokumentiert wurde, die die Einbeziehung aller in der Grund- und/oder Behandlungspflege tätigen Mitarbeiter an Fortbildungen vorsieht. Das Kriterium ist auch dann erfüllt, wenn die Feststellung dokumentiert wurde, dass eine Fortbildung für den Planungszeitraum für bestimmte Mitarbeiter nicht erforderlich ist, z. B. weil sie auf dem aktuellen Stand des Wissens sind oder aufgrund einer unstetigen Beschäftigung oder einer längeren Abwesenheit.

35. Ist der Verantwortungsbereich/sind die Aufgaben für die leitende Pflegefachkraft geregelt?
Dieses Kriterium ist erfüllt, wenn eine Stellenbeschreibung oder eine vergleichbare Regelung für die leitende Pflegefachkraft mit der Festlegung der Verantwortungsbereiche entsprechend der Vereinbarung zu § 80 SGB XI vom 31.05.1996 Ziffer 3.1.1.2 bzw. in der jeweils gültigen Vereinbarung nach § 113 SGB XI vorliegt.

36. Ist der Verantwortungsbereich/sind die Aufgaben für die Mitarbeiter in der Hauswirtschaft geregelt?
Dieses Kriterium ist erfüllt, wenn in einer Stellenbeschreibung oder vergleichbaren Regelung die Aufgaben und Verantwortungsbereiche, hier insbesondere im Verhältnis zu den Pflegefachkräften, der in der Hauswirtschaft eingesetzten Mitarbeiter geregelt sind.

37. Wird die ständige Erreichbarkeit und Einsatzbereitschaft des Pflegedienstes im Hinblick auf die vereinbarten Leistungen sichergestellt?
Dieses Kriterium ist erfüllt, wenn der ambulante Pflegedienst für die von ihm versorgten pflegebedürftigen Menschen ständig erreichbar ist und die vereinbarten Leistungen durchführt. Der Nachweis hierfür kann beispielsweise durch den Dienstplan geführt werden, wenn hierin Ruf-/Einsatzbereitschaftsdienst ausgewiesen ist. Eine ständige Erreichbarkeit ist nicht gegeben, wenn lediglich ein Anrufbeantworter angeschlossen ist oder E-Mails zugesandt werden können.

4. Qualitätsbereich: Kundenbefragung (12 Kriterien)

38. Wurde mit Ihnen ein schriftlicher Pflegevertrag abgeschlossen?

39. Wurden Sie durch den Pflegedienst vor Leistungsbeginn darüber informiert, welche Kosten Sie voraussichtlich selbst übernehmen müssen?

40. Werden mit Ihnen die Zeiten der Pflegeeinsätze abgestimmt?

41. Fragen die Mitarbeiter des Pflegedienstes Sie, welche Kleidung Sie anziehen möchten?

42. Kommt ein überschaubarer Kreis von Mitarbeitern des Pflegedienstes zu Ihnen?

43. War der Pflegedienst bei Bedarf für Sie erreichbar und einsatzbereit?

44. Werden Sie von den Mitarbeitern des Pflegedienstes unterstützt/motiviert, sich teilweise oder ganz selber zu waschen?

45. Geben die Mitarbeiter Ihnen Tipps und Hinweise (Informationen) zur Pflege?

46. Hat sich nach einer Beschwerde etwas zum Positiven geändert?

47. Respektieren die Mitarbeiter des Pflegedienstes Ihre Privatsphäre?

48. Sind die Mitarbeiter höflich und freundlich?

49. Sind Sie mit den hauswirtschaftlichen Leistungen des Pflegedienstes zufrieden?

Originalfragen stationär

1. Pflege und medizinische Versorgung (35 Kriterien)

1. Ist bei Bedarf eine aktive Kommunikation mit dem Arzt nachvollziehbar? Diese Frage ist mit »Ja« zu beantworten, wenn:

- aus Telefonnotizen und sonstigen Einträgen in die Pflegedokumentation erkennbar ist, dass im Falle von Akuterkrankungen, Unfällen bzw. Veränderungen des Gesundheitszustandes bei chronischen Erkrankungen Kontakt zum behandelnden Arzt aufgenommen worden ist und ggf. die ärztlich empfohlenen Maßnahmen eingeleitet wurden (z. B. Anpassung therapeutischer Maßnahmen, Besuch der Arztpraxis oder Bestellung des

Notarztes oder Veranlassung einer Notaufnahme in ein Krankenhaus durch einen Kranken- oder Rettungstransportwagen).

2. Entspricht die Durchführung der behandlungspflegerischen Maßnahmen den ärztlichen Anordnungen?
Die Frage ist mit »Ja« zu beantworten, wenn das Pflegeheim die ärztlichen Anordnungen beachtet und deren Durchführung fachgerecht und eindeutig dokumentiert. Eindeutig dokumentiert ist eine behandlungspflegerische Maßnahme, wenn definiert ist, welche Maßnahme wann wie wie oft und womit durchgeführt werden soll. Ist ein Eintrag in der Pflegedokumentation durch den Arzt nicht möglich, (z. B. im Notfall), sollte eine mündliche Anordnung des Arztes (auch per Telefon) durch eine Pflegefachkraft entgegengenommen und nach dem VUG-Prinzip (vorlesen und genehmigen lassen) dokumentiert werden.

3. Entspricht die Medikamentenversorgung den ärztlichen Anordnungen?
Die Frage ist mit »Ja« zu beantworten, wenn das Pflegeheim die ärztlich verordneten Medikamente und deren Einnahme fachgerecht und vollständig dokumentiert hat. Eine fachgerechte und vollständige Dokumentation enthält folgende Angaben:
a) die Applikationsform
b) den vollständigen Medikamentennamen
c) die Dosierung und Häufigkeit
d) die tageszeitliche Zuordnung der Medikamentengabe
e) Angaben zur Bedarfsmedikation
Sofern eine Bedarfsmedikation angeordnet ist, muss in der Pflegedokumentation festgehalten sein, bei welchen Symptomen welches Medikament in welcher Einzel- und bis zu welcher Tageshöchstdosierung zu verabreichen ist.

4. Ist der Umgang mit Medikamenten sachgerecht?
Der Umgang mit Medikamenten ist sach- und fachgerecht, wenn:
a) die gerichteten Medikamente mit den Angaben in der Pflegedokumentation übereinstimmen,
b) diese bewohnerbezogen beschriftet aufbewahrt werden,
c) ggf. eine notwendige Kühlschranklagerung (2–8°) erfolgt
d) diese als Betäubungsmittel verschlossen und gesondert aufbewahrt werden,
e) bei einer begrenzten Gebrauchsdauer nach dem Öffnen der Verpackung das Anbruch- und Verfallsdatums ausgewiesen wird,

f) Medikamente in Blisterpackungen mit eindeutigen Bewohnerangaben (insbesondere Name, Vorname, Geburtsdatum) sowie mit Angaben zu den Medikamenten (Name, Farbe, Form, Stärke) ausgezeichnet werden,

g) bei Verblisterung die Medikamente direkt aus der Blisterpackung gereicht werden,

h) bei Verblisterung eine kurzfristige Umsetzung der Medikamentenumstellung gewährleistet wird.

Die Kriterien f – h sind nur bei Verblisterung relevant.

5. Sind Kompressionsstrümpfe/-verbände sachgerecht angelegt?

Kompressionsstrümpfe werden sachgerecht angelegt, wenn

a) das Anlegen im Liegen bei entstauten Venen und abgeschwollenen Beinen erfolgt,

b) der Kompressionsverband immer in Richtung Körperrumpf gewickelt wird,

c) der Verband beim Anlegen faltenfrei ist.

6. Wird das individuelle Dekubitusrisiko erfasst?

Die Einschätzung des Dekubitusrisikos sollte bei allen Bewohnern erfolgen, bei denen eine Gefährdung nicht ausgeschlossen werden kann, und zwar unmittelbar zu Beginn der Pflege und danach in individuell festgelegten Abständen sowie unverzüglich bei Veränderungen der Mobilität, der Aktivität und des Druckes. Ein bestehendes Dekubitusrisiko ist ggf. mit Hilfe einer Skala (z. B. Braden-Skala, Medley-Skala) zur Ermittlung des Dekubitusrisikos zu erkennen und einzuschätzen. Die Einschätzung des Dekubitusrisikos muss aktuell sein.

7. Werden erforderliche (Dekubitus-)Prophylaxen durchgeführt?

Die Frage ist mit »Ja« zu beantworten, wenn bei dekubitusgefährdeten Bewohnern individuell angemessene Maßnahmen zur Dekubitusprophylaxe wie z. B.

• haut- und gewebeschonende Lagerung und Transfertechniken,
• Maßnahmen zur Bewegungsförderung,
• ausreichende Flüssigkeits- und Eiweißzufuhr,
• fachgerechte Hautpflege/regelmäßige Hautinspektion,
• ggf. Beratung der Bewohner bzw. ihrer Angehörigen hinsichtlich der Risiken und Maßnahmen in der Pflegeplanung berücksichtigt sind und die Durchführung erkennbar ist.

8. Sind Ort und Zeitpunkt der Entstehung der chronischen Wunde/des Dekubitus nachvollziehbar?

Aus der Pflegedokumentation muss klar erkennbar sein, wann der Dekubitus oder die chronische Wunde entstanden ist und an welchem Ort sich der Bewohner zum Entstehungszeitpunkt aufgehalten hat.

9. Erfolgt eine differenzierte Dokumentation bei chronischen Wunden oder Dekubitus (aktuell, Verlauf nachvollziehbar, Größe, Lage, Tiefe)?

Die Frage ist selbsterklärend, weitere Erläuterungen sind nicht erforderlich.

10. Basieren die Maßnahmen zur Behandlung der chronischen Wunden oder des Dekubitus auf dem aktuellen Stand des Wissens?

Die Behandlung des Dekubitus/der chronischen Wunde entspricht dem aktuellen Stand des Wissens, wenn

- sie entsprechend den ärztlichen Anordnungen erfolgt,
- soweit erforderlich die Prinzipien der lokalen Druckentlastung, therapeutischen Lagerung bzw. der Kompression umgesetzt werden,
- die Versorgung der Wunde nach physiologischen und hygienischen Maßstäben erfolgt.

Das Kriterium kann auch mit »Ja« beantwortet werden, wenn das Pflegeheim den Arzt nachweislich darüber informiert hat, dass die Behandlung nicht dem aktuellen Stand des Wissens entspricht und der Arzt seine Anordnung nicht angepasst hat.

11. Werden die Nachweise zur Behandlung chronischer Wunden oder des Dekubitus (z. B. Wunddokumentation) ausgewertet und die Maßnahmen ggf. angepasst?

Das Kriterium ist erfüllt, wenn der Heilungsprozess kontinuierlich evaluiert, die Ergebnisse beurteilt und Therapiemaßnahmen nach ärztlicher Anordnung ggf. angepasst werden.

12. Erhalten Bewohner mit chronischen Schmerzen die verordneten Medikamente?

Die Beurteilung dieses Kriteriums erfolgt anhand der Pflegedokumentation. Es gelten hier die Erläuterungen zum Kriterium 3 entsprechend.

13. Werden individuelle Ernährungsressourcen und Risiken erfasst?

Für alle Bewohner des Pflegeheims soll geprüft werden, ob ein Ernährungsrisiko besteht. Ist dies der Fall, ist das individuelle Ernährungsrisiko zu ermitteln und zu beschreiben.

14. Werden erforderliche Maßnahmen bei Einschränkungen der selbstständigen Nahrungsversorgung durchgeführt?
Die Frage ist mit »Ja« zu beantworten, wenn bei Bewohnern mit Einschränkungen der selbstständigen Nahrungsaufnahme auf der Grundlage der Erfassung der individuellen Ernährungsressourcen und Risiken erforderliche Maßnahmen mit dem Bewohner abgestimmt und in der Pflegeplanung nachvollziehbar dokumentiert sind.

15. Ist der Ernährungszustand angemessen im Rahmen der Einwirkungsmöglichkeiten der Einrichtung?
Der Ernährungszustand des Bewohners ist in folgenden Fällen als angemessen zu beurteilen:
a) Der Bewohner hat keine Einschränkungen und Risiken bei der selbstständigen Nahrungsaufnahme.
b) Es bestehen Risiken und/oder Einschränkungen bei der selbstständigen Nahrungsaufnahme und das Pflegeheim führt alle aus der Risikofeststellung abgeleiteten Maßnahmen durch, aber der Bewohner ist trotzdem unter- oder überernährt bzw. fehlernährt.

16. Werden individuelle Ressourcen und Risiken bei der Flüssigkeitsversorgung erfasst?
Für alle Bewohner des Pflegeheims soll geprüft werden, ob ein Risiko bei der Flüssigkeitsversorgung besteht. Ist dies der Fall, ist das individuelle Risiko zu ermitteln und zu beschreiben.

17. Werden erforderliche Maßnahmen bei Einschränkungen der selbstständigen Flüssigkeitsversorgung durchgeführt?
Die Frage ist mit »Ja« zu beantworten, wenn bei Bewohnern mit Einschränkungen der selbstständigen Flüssigkeitsaufnahme auf der Grundlage der Erfassung der individuellen Ressourcen und Risiken erforderliche Maßnahmen mit dem Bewohner abgestimmt und in der Pflegeplanung nachvollziehbar dokumentiert sind.

18. Ist die Flüssigkeitsversorgung angemessen im Rahmen der Einwirkungsmöglichkeiten der Einrichtung?
Die Flüssigkeitsversorgung des Bewohners ist in folgenden Fällen als angemessen zu beurteilen:
a) Der Bewohner hat keine Einschränkungen und Risiken bei der selbstständigen Flüssigkeitszufuhr.
b) Es bestehen Risiken und/oder Einschränkungen bei der selbstständigen Flüssigkeitsaufnahme und das Pflegeheim führt alle aus der Risikofest-

stellung abgeleiteten Maßnahmen durch, aber der Bewohner ist trotzdem nicht ausreichend mit Flüssigkeit versorgt.

19. Wird bei Bewohnern mit Ernährungssonden der Geschmackssinn angeregt?
Das Kriterium ist erfüllt, wenn bei Bewohnern mit Ernährungssonden zu den üblichen Essenszeiten der Geschmackssinn angeregt wird.

20. Erfolgt eine systematische Schmerzeinschätzung?
Die systematische Schmerzeinschätzung erfolgt in einer Befragung der Bewohner zu folgenden Inhalten:
- Schmerzlokalisation,
- Schmerzintensität,
- zeitliche Dimension (z. B. erstes Auftreten, Verlauf, Rhythmus),
- verstärkende und lindernde Faktoren,
- ggf. Auswirkungen auf das Alltagsleben.
Bei Bewohnern mit eingeschränkten Kommunikationsfähigkeiten erfolgt eine systematische Schmerzeinschätzung mittels Beobachtung.

21. Kooperiert das Pflegeheim bei Schmerzpatienten eng mit dem behandelnden Arzt?
Dieses Kriterium ist erfüllt, wenn erkennbar ist bzw. vom Pflegeheim dargelegt wird, dass aufgrund der Ergebnisse der Krankenbeobachtung von Schmerzpatienten der behandelnde Arzt im Bedarfsfall unverzüglich informiert wird, insbesondere dann, wenn durch die eingenommenen Medikamente keine ausreichende Minderung der Schmerzen erreicht wird.

22. Werden bei Bewohnern mit Inkontinenz bzw. mit Blasenkatheter die individuellen Ressourcen und Risiken erfasst?
Bei der Informationssammlung bzw. der Pflegeanamnese sind die individuellen Ressourcen/Fähigkeiten und die Probleme der Bewohner mit Inkontinenz oder Blasenkathetern zu ermitteln und zu beschreiben.

23. Werden bei Bewohnern mit Inkontinenz bzw. mit Blasenkatheter die erforderlichen Maßnahmen durchgeführt?
Bei Bewohnern mit Inkontinenz sind durchzuführende geeignete Maßnahmen insbesondere
- der Einsatz geeigneter Inkontinenzprodukte, sofern dies im Ermessen der Einrichtung steht,
- ein Kontinenztraining/Toilettentraining bzw. die individuelle Planung und Durchführung von Toilettengängen und

- ggf. nach ärztlicher Anordnung die Versorgung mit einem Blasenkatheter nach hygienischen Grundsätzen.

Das Kriterium kann auch mit »Ja« beantwortet werden, wenn das Pflegeheim den Arzt nachweislich darüber informiert hat, dass die Behandlung nicht dem aktuellen Stand des Wissens entspricht und der Arzt seine Anordnung nicht angepasst hat.

24. Wird das individuelle Sturzrisiko erfasst?

Die Frage ist mit »Ja« zu beantworten, wenn für alle Bewohner des Pflegeheims geprüft worden ist, ob ein erhöhtes Sturzrisiko besteht. Ist dies der Fall, ist das individuelle Sturzrisiko zu beschreiben.

25. Werden Sturzereignisse dokumentiert?

Die Frage ist selbsterklärend. Erläuterungen sind daher nicht erforderlich.

26. Werden erforderliche Prophylaxen gegen Stürze durchgeführt?

Auf der Basis des individuell einzuschätzenden Sturzrisikos sind entsprechende Maßnahmen durchzuführen. Hier kommen insbesondere folgende Maßnahmen zur Sturzprophylaxe in Betracht:

- Übungen zur Steigerung der Kraft und Balance,
- Anregung zur Überprüfung und Anpassung der Medikation durch den Arzt,
- Verbesserung der Sehfähigkeit,
- Anpassung der Umgebung (z. B. Beseitigung von Stolperfallen und Verbesserung der Beleuchtung, Einsatz geeigneter Hilfsmittel).

27. Wird das individuelle Kontrakturrisiko erfasst?

Das individuelle Kontrakturrisiko sollte zum Beginn der Pflege sowie regelmäßig im Rahmen der Evaluation der Pflegeplanung ermittelt und beschrieben werden.

28. Werden die erforderlichen Kontrakturprophylaxen durchgeführt?

Als Maßnahmen der Kontrakturprophylaxe kommen insbesondere die physiologische Lagerung, die Mobilisierung und Bewegungsübungen in Betracht. Gelenke sollen mindestens dreimal täglich in jeweils drei Wiederholungen bewegt werden, um Kontrakturen zu vermeiden.

29. Liegen bei freiheitseinschränkenden Maßnahmen Einwilligungen oder Genehmigungen vor?

Die Frage ist mit »Ja« zu beantworten, wenn bei freiheitseinschränkenden Maßnahmen Einwilligungen der Bewohner oder richterliche Genehmigungen

in der Pflegedokumentation schriftlich hinterlegt sind. Sofern die freiheitseinschränkende Maßnahme wegen akuter Selbst- oder Fremdgefährdung
(rechtfertigender Notstand) erfolgt, ist das Kriterium ebenfalls erfüllt.

30. Wird die Notwendigkeit der freiheitseinschränkenden Maßnahmen regelmäßig überprüft?
Die Notwendigkeit freiheitseinschränkender Maßnahmen ist regelmäßig zu
überprüfen (auch im Hinblick auf Alternativen) und zu dokumentieren. Das
Überprüfungsintervall ist abhängig vom Krankheitsbild und vom Pflegezustand des Bewohners.

31. Wird die erforderliche Körperpflege den Bedürfnissen und Gewohnheiten
des Bewohners entsprechend durchgeführt?
Die Frage bezieht sich nur auf die Bewohner, bei denen von der Einrichtung
Maßnahmen der Körperpflege übernommen werden.
Die Frage ist mit »Ja« zu beantworten, wenn in der Pflegedokumentation die
auf die Maßnahmen der Körperpflege bezogenen Bedürfnisse und Gewohnheiten des Bewohners nachvollziehbar dokumentiert und bei der Umsetzung
berücksichtigt sind.

32. Wird die erforderliche Mund- und Zahnpflege den Bedürfnissen und
Gewohnheiten des Bewohners entsprechend durchgeführt?
Die Frage bezieht sich nur auf die Bewohner, bei denen von der Einrichtung
Maßnahmen der Mund- und Zahnpflege übernommen werden.
Die Frage ist mit »Ja« zu beantworten, wenn in der Pflegedokumentation
die auf die Maßnahmen der Mund- und Zahnpflege bezogenen Bedürfnisse
und Gewohnheiten des Bewohners nachvollziehbar dokumentiert und bei der
Umsetzung berücksichtigt sind.

33. Wird die Pflege im Regelfall von denselben Pflegekräften durchgeführt?
Die Frage ist mit »Ja« zu beantworten, wenn der Bewohner während des
Dienstes (Frühdienst, Spätdienst, Nachtdienst) von einem überschaubaren
Pflegeteam über einen längeren Zeitraum (mehrere Tage) versorgt wird.

34. Werden die Mitarbeiter/-innen regelmäßig in Erster Hilfe und Notfallmaßnahmen geschult?
Von einer regelmäßigen Schulung der Mitarbeiter/-innen in Erster Hilfe und
Notfallmaßnahmen ist auszugehen, wenn das Pflegeheim belegen kann, dass
solche Schulungen in den letzten Jahren in regelmäßigen Abständen von
nicht mehr als 2 Jahren durchgeführt wurden.

35. Existieren schriftliche Verfahrensanweisungen zu Erster Hilfe und Verhalten in Notfällen?
Die Frage ist mit »Ja« zu beantworten, wenn schriftlich festgelegte verbindliche Regelungen zur Ersten Hilfe und Verhalten in Notfällen vorliegen.

2. Umgang mit demenzkranken Bewohnern (10 Kriterien)

36. Wird bei Bewohnern mit Demenz die Biografie des Heimbewohners beachtet und bei der Tagesgestaltung berücksichtigt?
Das Kriterium ist erfüllt, wenn die individuelle Tagesgestaltung auf der Grundlage der Biografie des Bewohners erfolgt. Dazu können z. B. Weckrituale, die Berücksichtigung von Vorlieben bei den Mahlzeiten und Schlafgewohnheiten oder Maßnahmen zur sozialen Integration in die Einrichtung gehören.
Die Frage ist mit »trifft nicht zu« (t. n. z.) zu beantworten, wenn nachvollziehbar keine Möglichkeiten der Informationssammlung zur Biografie bestanden.

37. Werden bei Bewohnern mit Demenz Angehörige und Bezugspersonen in die Planung der Pflege einbezogen?
Die Frage ist mit »Ja« zu beantworten, wenn bei demenzkranken Bewohnern aus der Pflegedokumentation ersichtlich ist, dass Angehörige oder andere Bezugspersonen in die Planung der Pflege und Betreuung einbezogen wurden. Bei diesen Heimbewohnern können oftmals nur Angehörige oder Freunde Hinweise auf Vorlieben, Abneigungen, Gewohnheiten, Hobbys, Bildung usw. geben.
Die Frage ist mit »trifft nicht zu« (t.n.z.) zu beantworten, wenn keine Angehörigen oder andere Bezugspersonen erreichbar oder vorhanden sind bzw. die Einbeziehung ausdrücklich nicht gewünscht war.

38. Wird bei Bewohnern mit Demenz die Selbstbestimmung in der Pflegeplanung berücksichtigt?
Bei der Pflegeplanung müssen die Bedürfnisse, die Biografie, die Potenziale und die Selbstbestimmung des Bewohners berücksichtigt werden. Sofern der Bewohner dazu selbst keine hinreichenden Auskünfte geben kann, sind nach Möglichkeit (vgl. auch Nr. 37) Angehörige, Freunde oder ggf. der Betreuer darüber zu befragen.

39. Wird das Wohlbefinden von Bewohnern mit Demenz im Pflegealltag ermittelt und dokumentiert und werden daraus Verbesserungsmaßnahmen abgeleitet?
Die Frage ist mit »Ja« zu beantworten, wenn bei demenzkranken Bewohnern das Wohlbefinden der Bewohner im Pflegealltag ermittelt und bei der Durch-

führung der geplanten Maßnahmen der Pflege und Betreuung berücksichtigt wird.

Aussagen zum Wohlbefinden sowie sich daraus ggf. im Pflegealltag ergebende Änderungen bei der Durchführung der geplanten Maßnahmen der Pflege und Betreuung sind in der Pflegedokumentation nachvollziehbar zu dokumentieren.

40. Sind zielgruppengerechte Bewegungs- und Aufenthaltsflächen vorhanden (auch nachts)?

Das Kriterium ist erfüllt, wenn den betroffenen Heimbewohnern entsprechende Aufenthaltsräume jederzeit – auch nachts – zur Verfügung stehen und sie die Möglichkeit haben, ihrem oftmals erhöhten Bewegungsdrang in der Einrichtung nachzugehen.

41. Sind gesicherte Aufenthaltsmöglichkeiten im Freien vorhanden?

Gesicherte Aufenthaltsmöglichkeiten im Freien sind vorhanden, wenn die Bewohner jederzeit das Gebäude des Pflegeheims verlassen können und sich im Außenbereich ohne besondere Gefährdung aufhalten können, z. B. in einem umzäunten Garten oder mit Begleitung.

42. Gibt es identifikationserleichternde Milieugestaltung in Zimmern und Aufenthaltsräumen?

Eine identifikationserleichternde Milieugestaltung in Zimmern ist gegeben, wenn die Bewohner die Zimmer entsprechend ihrer Lebensgewohnheiten gestalten können und diese durch Differenzierungen (z. B. Bilder, Symbole oder Farben) gut unterschieden werden können.

43. Wird mit individuellen Orientierungshilfen, z. B. Fotos, gearbeitet?

Neben Fotos kommen hier auch Bilder oder andere persönliche Gegenstände in Betracht.

44. Werden dem Bewohner geeignete Angebote gemacht, z. B. zur Bewegung, Kommunikation oder zur Wahrnehmung? (inhaltlich MDK 16.10e, f und g)

Die Frage ist mit »Ja« zu beantworten, wenn bei demenzkranken Bewohnern deren Bedürfnissen entsprechende Angebote wie z. B. Spaziergänge, Ausflüge, Bewegungsübungen, Singen, Vorlesen oder auch Besuche von Veranstaltungen außerhalb des Pflegeheims gemacht werden.

45. Gibt es ein bedarfsgerechtes Speiseangebot für Bewohner mit Demenz?

Die Frage ist mit »Ja« zu beantworten, wenn das Angebot an Speisen und Getränken deren Bedarf Rechnung trägt (z. B. erhöhter Flüssigkeits- und Kalorienbedarf aufgrund erhöhter Mobilität, spezielle Darreichungsformen).

3. Soziale Betreuung und Alltagsgestaltung (10 Kriterien)

46. Werden im Rahmen der sozialen Betreuung Gruppenangebote gemacht?
Das Kriterium ist erfüllt, wenn das Pflegeheim Gruppenangebote konzeptionell plant und regelmäßig anbietet; regelmäßig bedeutet an mindestens fünf von sieben Wochentagen.

47. Werden im Rahmen der sozialen Betreuung Einzelangebote gemacht?
Das Kriterium ist erfüllt, wenn das Pflegeheim für Bewohner, die aufgrund kognitiver Defizite, Einschränkungen in der Mobilität oder anderer Handicaps nicht an Gruppenangeboten (s. Kriterium 46) teilnehmen können, Einzelangebote planmäßig anbietet. Es ist nicht ausreichend, nur persönliche Gedenktage zu berücksichtigen und Unterstützung bei persönlichen Anliegen zu geben.

48. Veranstaltet das Pflegeheim jahreszeitliche Feste?
Die Frage ist mit »Ja« zu beantworten, wenn das Pflegeheim jahreszeitliche Feste regelmäßig plant und mehrere Feste im Jahr durchgeführt werden.

49. Gibt es Aktivitäten zur Kontaktaufnahme/Kontaktpflege mit dem örtlichen Gemeinwesen?
Die Frage ist mit »Ja« zu beantworten, wenn das Pflegeheim regelmäßige und geplante Kontakte zu Vereinen, Kirchengemeinden und Organisationen im Ort pflegt, die dem Ziel dienen, für die Heimbewohner mehr soziale Kontakte herzustellen und ihnen eine Teilhabe am Leben in der Gemeinschaft innerhalb oder außerhalb des Pflegeheims zu ermöglichen.

50. Gibt es Maßnahmen zur Kontaktpflege mit den Angehörigen?
Das Kriterium ist erfüllt, wenn das Pflegeheim die Kontaktpflege zu Angehörigen und Bezugspersonen konzeptionell plant und diese regelmäßig in die soziale Betreuung, Versorgung und Pflege der Heimbewohner einbezieht bzw. einzubeziehen versucht.

51. Sind die Angebote der sozialen Betreuung auf die Struktur und die Bedürfnisse der Bewohner ausgerichtet?
Die Frage ist mit »Ja« zu beantworten, wenn die Angebote der sozialen Betreuung auf die Struktur und Bedürfnisse der Bewohner ausgerichtet sind. Dazu können z. B. zielgruppenspezifische Angebote für besondere Personengruppen gehören. Bei Planung und Durchführung der Angebote der sozialen Betreuung werden Wünsche, Bedürfnisse und Fähigkeiten der Bewohner unter Einbeziehung biografischer Daten berücksichtigt.

52. Gibt es Hilfestellungen zur Eingewöhnung in die Pflegeeinrichtung (z. B. Bezugspersonen, Unterstützung bei der Orientierung, Integrationsgespräch nach 6 Wochen)?
Dieses Kriterium ist erfüllt, wenn das Pflegeheim eine Konzeption mit systematischen Hilfen für die Eingewöhnung hat und nachweislich umsetzt.

53. Wird die Eingewöhnungsphase systematisch ausgewertet?
Die Frage ist mit »Ja« zu beantworten, wenn die Eingewöhnungsphase in Bezug auf den einzelnen Heimbewohner ausgewertet wird und erkennbar ist, dass ggf. notwendige Veränderungen realisiert worden sind bzw. realisiert werden sollen.

54. Gibt es ein Angebot zur Sterbebegleitung auf der Basis eines Konzepts?
Ein Konzept zur Sterbebegleitung muss über folgende Mindestinhalte verfügen:
• Absprachen des Bewohners mit dem Heim über Wünsche und Vorstellungen zur letzten Lebensphase und zum Verfahren nach dem Tod
• Die Vermittlung einer psychologischen oder seelsorgerischen Sterbebegleitung (z. B. über einen Hospizdienst)

55. Verfügt die Pflegeeinrichtung über ein Beschwerdemanagement?
Das Kriterium ist erfüllt, wenn es schriftliche Regeln zur Beschwerdeerfassung und zur Beschwerdeauswertung gibt und diese nachweislich umgesetzt werden.

4. Wohnen, Verpflegung, Hauswirtschaft und Hygiene (9 Kriterien)
56. Ist die Gestaltung der Bewohnerzimmer z. B. mit eigenen Möbeln, persönlichen Gegenständen und Erinnerungsstücken sowie die Entscheidung über ihre Platzierung möglich?
Die Frage ist mit »Ja« zu beantworten, wenn konzeptionell beschrieben ist, dass eine individuelle Gestaltung der Bewohnerzimmer möglich ist. Dazu können z. B. die Mitnahme von eigenen Möbeln, persönlichen Gegenständen und Erinnerungsstücken gehören sowie die Entscheidung über deren Platzierung. Ggf. sollte eine Verifizierung der Konzeption durch die Besichtigung einiger Zimmer erfolgen.

57. Wirken die Bewohnerinnen und Bewohner an der Gestaltung der Gemeinschaftsräume mit?
Die Frage ist durch die Konzeption des Pflegeheims zu klären und ggf. durch die Befragung einiger Bewohner oder des Heimbeirates zu verifizieren.

58. Ist der Gesamteindruck der Einrichtung im Hinblick auf Sauberkeit und Hygiene gut? (z. B. optische Sauberkeit, Ordnung, Geruch)
Die Frage ist selbsterklärend, weitere Erläuterungen sind nicht erforderlich.

59. Kann der Zeitpunkt des Essens im Rahmen bestimmter Zeitkorridore frei gewählt werden?
Die Frage ist mit »Ja« zu beantworten, wenn das Pflegeheim geeignete Nachweise darüber führen kann – z. B. über einen Speiseplan –, dass die Bewohner in einem angemessenen zeitlichen Rahmen selbst bestimmen können, wann sie die Mahlzeiten einnehmen möchten.

60. Wird Diätkost, z. B. für Menschen mit Diabetes, angeboten?
Die Frage ist mit »Ja« zu beantworten, wenn das Pflegeheim geeignete Nachweise darüber führen kann – z. B. über einen Speiseplan –, dass die Bewohner bei Bedarf Diätkost erhalten.

61. Ist die Darbietung von Speisen und Getränken an den individuellen Fähigkeiten der Bewohner orientiert (z. B. wird die Nahrung nur bei tatsächlicher Notwendigkeit klein geschnitten oder als passierte Kost serviert)?
Die Frage ist mit »Ja« zu beantworten, wenn das Pflegeheim z. B. über die Pflegedokumentation nachweist, dass bei der Darbietung von Speisen und Getränken die individuellen Fähigkeiten der Bewohner berücksichtigt werden.

62. Wird der Speiseplan in gut lesbarer Form bekannt gegeben?
Die Frage ist mit »Ja« zu beantworten, wenn bei der Bekanntgabe des Speiseplans nachfolgende Kriterien berücksichtigt sind:
- seniorengerechte Schriftgröße (eine seniorengerechte Schrift sollte mindestens den Schriftgrad 14 und einen geeigneten Schrifttyp verwenden.)
- Aushänge in den Wohnbereichen, auch für Rollstuhlfahrer einsehbar, Verteilung/Information an immobile Bewohner.

63. Orientieren die Portionsgrößen sich an den individuellen Wünschen der Bewohner?
Die Frage ist mit »Ja« zu beantworten, wenn konzeptionell beschrieben ist, dass sich die Portionsgrößen an den individuellen Wünschen der Bewohner orientieren. Ggf. sollte eine Verifizierung der Konzeption durch die Befragung der Bewohner oder Mitarbeiter der Küche erfolgen.

64. Werden Speisen und Getränke in für die Bewohner angenehmen Räumlichkeiten und entspannter Atmosphäre angeboten?

Der Prüfer muss die Räume während einer Mahlzeit besichtigen und dabei unter Berücksichtigung des Verhaltens der Bewohner, des Geräuschniveaus, der sächlichen Ausstattung der Räume beurteilen, ob das Kriterium erfüllt ist.

5. Befragung der Bewohner (18 Kriterien)

Sofern ein Bewohner die folgenden Fragen aufgrund von Demenzerkrankungen oder anderen gerontopsychiatrischen Veränderungen nicht beantworten kann, ist ein anderer Bewohner mit der gleichen Pflegestufe nach dem Zufallsprinzip für die Befragung auszuwählen.

65. Wird mit Ihnen der Zeitpunkt von Pflege- und Betreuungsmaßnahmen abgestimmt?

66. Entscheiden Sie, ob Ihre Zimmertür offen oder geschlossen gehalten wird?

67. Werden Sie von den Mitarbeitern motiviert, sich teilweise oder ganz selber zu waschen?

68. Sorgen die Mitarbeiter dafür, dass Ihnen beim Waschen außer der Pflegekraft niemand zusehen kann?

69. Hat sich für Sie etwas zum Positiven geändert, wenn Sie sich beschwert haben?

70. Entspricht die Hausreinigung Ihren Erwartungen?

71. Können Sie beim Mittagessen zwischen verschiedenen Gerichten auswählen?

72. Sind die Mitarbeiter höflich und freundlich?

73. Nehmen sich die Pflegenden ausreichend Zeit für Sie?

74. Fragen die Mitarbeiter der Pflegeeinrichtung Sie, welche Kleidung Sie anziehen möchten?

75. Schmeckt Ihnen das Essen i. d. R.?

76. Sind Sie mit den Essenszeiten zufrieden?

77. Bekommen Sie Ihrer Meinung nach jederzeit ausreichend zuzahlungsfrei zu trinken angeboten?

78. Entsprechen die sozialen und kulturellen Angebote Ihren Interessen?

79. Wird Ihnen die Teilnahme an Beschäftigungsangeboten ermöglicht?

80. Werden Ihnen Aufenthaltsmöglichkeiten im Freien angeboten?

81. Können Sie jederzeit Besuch empfangen?

82. Erhalten Sie die zum Waschen abgegebene Wäsche zeitnah, vollständig und in einwandfreiem Zustand aus der Wäscherei zurück?

Die Anlage 4

In der Anlage 4 werden die Prüfergebnisse dargestellt. Die Darstellung macht deutlich, dass die Befragung der Bewohner und ambulant der Kunden keinen Einfluss auf die Gesamtnote hat. Das mag manchen aus der Pflege verwundern, aber es ist nachvollziehbar. Die Kunden und Bewohner sind fachliche Laien. Wie soll ein Pflegebedürftiger einschätzen, ob die richtigen Maßnahmen zur Dekubitusprophylaxe durchgeführt wurden, ob die sonstige Prophylaxe, behandlungspflegerische Maßnahmen und weitere Leistungen korrekt, zeitnah und umfassend durchgeführt wurden. Möglicherweise ist der Laie mit Dingen zufrieden, die fachlich nicht vertretbar sind. Das ist im Allgemeinen in allen Bereichen des täglichen Lebens der Fall. Wir besuchen ein Restaurant, empfinden dies als gut, das Essen war empfehlenswert und das Preis-Leistungs-Verhältnis angemessen. Was tun wir, wir bewerten das Lokal subjektiv und als Laie. Ob das Gesundheitsamt mit den Küchenleistungen einverstanden ist, wissen wir nicht.

Kundenbefragungen
Kundenbefragungen sind fachlich nicht fundierte Aussagen zur subjektiven Zufriedenheit und haben mit Qualität nur wenig zu tun. Es handelt sich hier ausschließlich um Güte.

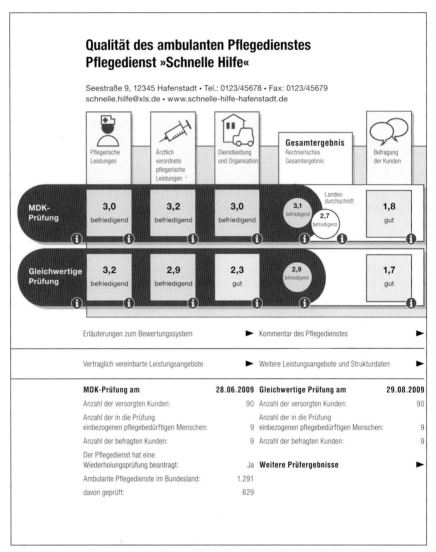

Abb. 5: Darstellung des Prüfergebnisses ambulant (1).

Pflegedienst »Schnelle Hilfe« Seestraße 9, 12345 Hafenstadt

Qualitätsbereich 2
Ärztlich verordnete pflegerische Leistungen

Nr.	Kriterium (in Klammern ist die Anzahl der pflegebedürftigen Menschen angegeben, auf die das Kriterium zugetroffen hat.)	Ergebnis
18	Basieren die pflegerischen Maßnahmen zur Behandlung der chronischen Wunden oder des Dekubitus auf dem aktuellen Stand des Wissens? (2)	1,0
19	Entspricht die Medikamentengabe der ärztlichen Verordnung? (4)	4,8
20	Wird die Blutdruckmessung entsprechend der ärztlichen Verordnung durchgeführt, ausgewertet und werden hieraus die erforderlichen Konsequenzen gezogen? (7)	2,7
21	Werden bei beatmungspflichtigen Menschen Vorbeugemaßnahmen gegen Pilzinfektionen in der Mundschleimhaut, Entzündungen der Ohrspeicheldrüse und Lungenentzündung sachgerecht durchgeführt? (2)	2,9
22	Wird die Blutzuckermessung entsprechend der ärztlichen Verordnung durchgeführt, ausgewertet und werden hieraus die erforderlichen Konsequenzen gezogen? (7)	2,7
23	Wird die Injektion entsprechend der ärztlichen Verordnung nachvollziehbar durchgeführt, dokumentiert und bei Komplikationen der Arzt informiert? (5)	4,1
24	Wird mit Kompressionsstrümpfen/-verbänden sachgerecht umgegangen? (2)	2,9
25	Wird die Katheterisierung der Harnblase entsprechend der ärztlichen Anordnung nachvollziehbar durchgeführt, dokumentiert und bei Komplikationen der Arzt informiert? (3)	3,4
26	Wird die Stomabehandlung entsprechend der ärztlichen Verordnung nachvollziehbar durchgeführt, dokumentiert und bei Komplikationen der Arzt informiert? (2)	2,9
27	Ist bei behandlungspflegerischen Maßnahmen eine aktive Kommunikation mit dem Arzt nachvollziehbar? (4)	4,8
	Bewertungsergebnis für den Qualitätsbereich	**3,2**

Abb. 5: Darstellung des Prüfergebnisses ambulant (2).

Pflegedienst »Schnelle Hilfe« Seestraße 9, 12345 Hafenstadt

Weitere Leistungsangaben und Strukturdaten

Die folgenden Angaben sind Selbstauskünfte der Pflegeeinrichtung

Pflegedienstleitung:

Ansprechpartner:

Träger/Inhaber:

ggf. Verband:

Besonderheiten

Leistungsangebot Ambulante Pflege	Spezialisierungen, Schwerpunkte und weitere Angebote
☐ Grundpflege	
☐ Hauswirtschaftliche Leistungen	
☐ Häusliche Krankenpflege	
☐ Betreuungsangebote nach § 45b SGB XI	

Abb. 5: Darstellung des Prüfergebnisses ambulant (3).

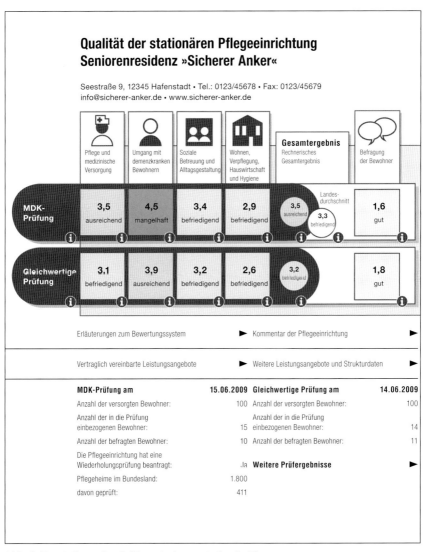

Abb. 6: Darstellung des Prüfergebnisses stationär (1).

Seniorenresidenz »Sicherer Anker« Seestraße 9, 12345 Hafenstadt

Qualitätsbereich 2
Umgang mit demenzkranken Bewohnern

Nr.	Kriterium (in Klammern ist die Gesamtzahl der in die Prüfung einbezogenen pflegebedürftigen Menschen angegeben und die Anzahl, auf die das Kriterium zugetroffen hat.)	Ergebnis
36	Wird bei Bewohnern mit Demenz die Biografie des Heimbewohners beachtet und bei der Tagesgestaltung berücksichtigt? (0 von 5)	5,0
37	Werden bei Bewohnern mit Demenz Angehörige und Bezugspersonen in die Planung der Pflege einbezogen? (0 von 5)	5,0
38	Wird bei Bewohnern mit Demenz die Selbstbestimmung in der Pflegeplanung berücksichtigt? (0 von 5)	5,0
39	Wird das Wohlbefinden von Bewohnern mit Demenz im Pflegealltag ermittelt und dokumentiert und werden daraus Verbesserungsmaßnahmen abgeleitet? (0 von 5)	5,0
40	Sind zielgruppengerechte Bewegungs- und Aufenthaltsflächen vorhanden (auch nachts)? (Kriterium erfüllt)	1,0
41	Sind gesicherte Aufenthaltsmöglichkeiten im Freien vorhanden? (Kriterium erfüllt)	1,0
42	Gibt es identifikationserleichternde Milieugestaltung in Zimmern und Aufenthaltsräumen? (Kriterium nicht erfüllt)	5,0
43	Wird mit individuellen Orientierungshilfen, z. B. Fotos, gearbeitet? (Kriterium erfüllt)	1,0
44	Werden dem Bewohner geeignete Angebote gemacht, z. B. zur Bewegung, Kommunikation oder zur Wahrnehmung? (2 von 5)	4,8
45	Gibt es bedarfsgerechtes Speisenangebot für Bewohner mit Demenz? (Kriterium erfüllt)	1,0
	Bewertungsergebnis für den Qualitätsbereich	**4,5***

* Die Bereichsnote ergibt sich aus den Mittelwerten der Punktebewertung der Einzelkriterien.

Abb. 6: Darstellung des Prüfergebnisses stationär (2).

Seniorenresidenz »Sicherer Anker« Seestraße 9, 12345 Hafenstadt

Weitere Leistungsangaben und Strukturdaten
Die folgenden Angaben sind Selbstauskünfte der Pflegeeinrichtung

Ansprechpartner:

Besonderheiten

Leistungsangebot

___ Einzelzimmer, davon mit
   ___ eigener/eigenem Dusche/WC/Waschbecken
   ___ eigenem WC/Waschbecken

___ Doppelzimmer, davon mit
   ___ eigener/eigenem Dusche/WC/Waschbecken
   ___ eigenem WC/Waschbecken

☐ Eigene Möbel können mitgebracht werden
☐ Haustiere können mitgebracht werden:

Pflegerische Schwerpunkte

**Kooperationen mit
medizinischen Einrichtungen**
niedergelassene Ärzte: _____

Krankenhäuser: _____

Preise

bei Pflegestufe   davon Anteil Pflegekasse

PS 0 _____ €   _____ €
PS 1 _____ €   _____ €
PS 2 _____ €   _____ €
PS 3 _____ €   _____ €
Härtefall _____ €   _____ €

Mitarbeiterinnen und Mitarbeiter

Gesamtmitarbeiteranzahl in Vollzeitstellen: _____
Fachkräfteanteil in Pflege und Betreuung: _____
Weitere Fachkräfte mit Zusatzqualifikationen
(Art und Anzahl):

Auszubildende (alle Berufe): _____

Abb. 6: Darstellung des Prüfergebnisses stationär (3).

Die Ergebnisse werden bundesweit im Internet veröffentlicht. Auf der Homepage des MDS, der meisten MDK (Rheinland-Pfalz schmollte bei Redaktionsschluss noch), der Pflegekassen und sicher auch einiger Verbände. Die Veröffentlichung der Ergebnisse wird anfangs sicher eine große Welle schlagen. Ob dieser Aufruhr dann so bleibt, ist im Wesentlichen abhängig von den Ergebnissen.

Hat eine Einrichtung die Note 2,2, dann ist das für sich betrachtet eine gute Note. Aber welchen Wert die 2,2 hat, ist wesentlich davon abhängig, was die Mitbewerber machen. Haben die Mitbewerber im Schnitt eine Note 3 oder schlechter, so kann die Einrichtung ihre Note 2 so richtig marketingtechnisch ausschlachten. Haben die Mitbewerber alle ein Note 1 vorm Komma, ist die 2,2 nichts mehr wert.

5.4 Fragen aus dem MDK-Erhebungsbogen und der Anleitung zur Prüfung der Qualität

Neben den Fragen aus den Transparenzkriterien gibt es weitere Fragen in der MDK-Prüfung, die nicht in das Bewertungssystem einfließen. Die Fragen aus den Erhebungsbogen für ambulante und stationäre Einrichtungen der Altenpflege werden bei einer Komplettprüfung abgefragt und bewertet. Wie bereits oben beschrieben, gibt es Fragen, die zur Bewertung und zu einer Gesamtnot führen. Diese Fragen sind teilweise auch in den Erhebungsbogen integriert. Aber über diese bewerteten 82 Fragen stationär und 49 ambulant hinaus gibt es viele weitere Fragen rund um die Aufbau- und Ablauforganisation, die Pflegeprozesse und Ergebnisse, die nicht in die Benotung einfließen.

Das kann im Ernstfall bedeuten, dass eine Einrichtung ein tolles Ergebnis mit Note 1 in den Transparenzkriterien hat und dennoch eine schlechte MDK-Prüfung absolvierte, weil die anderen Fragen aus dem Erhebungsbogen negativ beantwortet wurden. Nicht zuletzt ist auch dies ein großer Kritikpunkt an der Transparenzoffensive und an der Auswahl der Fragen, die zur Benotung führen.

Hier einige ausgewählte Fragen aus dem Erhebungsbogen sowie der Anleitung zur Prüfung der Qualität, ambulant und stationär.

»Aufstellung über die Anzahl der Pflegebedürftigen mit:
a. Wachkoma
b. Beatmungspflicht
c. Dekubitus
d. Blasenkatheter
e. PEG-Sonde
f. Fixierung
g. Kontraktur
h. vollständiger Immobilität
i. Tracheostoma

j. MRSA

k. Diabetes mellitus«

Früher war diese Auflistung eine Art »Hitliste«. Je mehr Kriterien ein Versicherter erfüllte, desto eher war er für die MDK-Prüfer. Denn je schwieriger die Versorgungssituation vor Ort, desto mehr Fehler konnten in der Versorgung gemacht werden. Aufgrund der neuen QPR ist eine Auswahl der Kunden nur noch nach Pflegestufe, nicht mehr nach Risikoübersicht möglich. Das bedeutet auch, die Prüfer müssen sich erst Kunden aussuchen und danach erhalten sie Einblick in die Risikoübersicht der Einrichtung.

»Ist die Pflege im Sinne der Bezugspflege organisiert?

a. Verantwortlichkeit für Planung, Durchführung und Bewertung der Pflege als Aufgabe für Pflegefachkraft geregelt

b. personelle Kontinuität der pflegerischen Versorgung geregelt«

Diese Frage wird noch immer bei vielen, insbesondere stationären Einrichtungen, eher selten als erfüllt bezeichnet. Gewünscht ist natürlich eine hohe Kontinuität in der Versorgung der Kunden. So sollte der Kunde bei der pflegerischen Versorgung so wenig Wechsel wie möglich hinnehmen müssen. Wenn ein Kunde in einer Stichprobenwoche von sieben Tagen 5-mal von einer anderen Person Hilfe beim Waschen erhält, kann man sicher nicht mehr von Kontinuität sprechen.

»Liegen geeignete Dienstpläne für die Pflege vor?

a. dokumentenecht (z. B. kein Bleistift, keine Überschreibungen, kein Tipp-Ex, keine unleserlichen Streichungen)

b. Soll-, Ist- und Ausfallzeiten

c. Zeitpunkt der Gültigkeit und Einsatzort

d. vollständige Namen (Vor- und Zunamen)

e. Qualifikation

f. Umfang des Beschäftigungsverhältnisses (Wochen- oder Monatsarbeitszeit)

g. Legende für Dienst- und Arbeitszeiten

h. Datum

i. Unterschrift der verantwortlichen Person

j. Übergabezeiten und Zeiten für Teambesprechungen«

Die Dienstpläne sind, sofern sie nicht PC-gestützt erstellt und bearbeitet werden, immer noch ein echtes Betätigungsfeld. Der MDK wird hier immer wieder fündig und kann, auch aus meiner Sicht, bei dieser Frage nicht oft

»Erfüllt« schreiben. Immer noch werden Änderungen nicht nachvollziehbar aufgeschrieben, weil Mitarbeiter bis zur Unleserlichkeit überschreiben. Immer wieder werden Abkürzungen auf den Dienstplänen verwendet, die nicht in der Legende auftauchen etc.

Neben dem Dienstplan haben ambulante Dienste auch Tourenpläne. Immer wieder kommt es bei MDK-Prüfungen zur Kritik an Tourenplänen. Beispielsweise verlangt eine Prüferin in Rheinland-Pfalz immer wieder, dass die Tourenpläne dokumentenecht sein müssen. Sie verlangt, dass die Tourenpläne prospektiv und retrospektiv nachvollziehbar auf Papier oder im PC zu finden sein müssen. Warum sie das fordert, ist mit nicht bekannt. Fakt ist, dass Tourenpläne gemäß vorliegender Prüfanleitung selbstverständlich auch per Stecktafel oder Magnettafel, per EDV oder anderem mehr gestaltet sein können. Die Frage Nummer 4.5 im Prüfkatalog zum Tourenplan wird wie folgt erläutert:

»Erläuterung zur Prüffrage 4.5:
Zur Umsetzung der Einsatz- und Tourenpläne sind verschiedene Möglichkeiten (z. B. EDV-System, Stecktafeln, Magnettafeln) gegeben. Einsatz- und Tourenpläne konkretisieren den Dienstplan und enthalten Aussagen darüber, welche Mitarbeiter wann (Datum und tageszeitliche Zuordnung) Leistungen erbringen.«

»Ist das Pflegekonzept den Mitarbeitern in der Pflege bekannt?«
Diese Frage bringt so manchen Mitarbeiter schnell aus der Fassung. Können die Mitarbeiter am Tag der Prüfung folgende Fragen zum Inhalt des Pflegekonzepts der Einrichtung tatsächlich umfassend beantworten?
• Aussagen zum Pflegemodell
• Aussagen zum Pflegesystem
• Aussagen zum Pflegeprozess
• Aussagen zur innerbetrieblichen Kommunikation
• Aussagen zum Qualitätssicherungssystem
• Aussagen zur Leistungsbeschreibung
• Aussagen zur Kooperation mit anderen Diensten
• Aussagen zur räumlichen Ausstattung
• Aussagen zur personellen Ausstattung
• Aussagen zur sachlichen Ausstattung

Doch keine Bange, nicht immer werden Mitarbeiter in der Prüfung von Prüfern interviewt, weil die Prüfer sehr unter Zeitdruck stehen. Die o. g. Inhalte sind in einem Pflegekonzept gefordert, siehe Prüffrage 5.2, und ambulant und stationär identisch.

Es ist eher so, dass die Einrichtung nachweisen muss, dass den Mitarbeitern das Konzept nahegebracht wurde. Das Nahebringen wird unter Frage 5.3 abgefragt und dort findet sich zudem folgende Erläuterung:

»Erläuterung zur Prüffrage 5.3:
Die Frage ist mit »Ja« zu beantworten, wenn das Konzept den Mitarbeitern der Pflegeeinrichtung nachvollziehbar bekannt ist. Nachweisdokumente können z. B. sein: Einarbeitungsprotokolle, Schulungsnachweise. Alternativ können die Mitarbeiter auch befragt werden.«

Die stationären Einrichtungen sollen über das Pflegekonzept hinaus sowohl ein Betreuungs- als auch ein Hauswirtschaftskonzept erstellen. Beide Konzepte sollen die Arbeit der einzelnen Bereiche erläutern, den Leistungsumfang und die Zahl der Mitarbeiter sowie die Qualitätssicherung. Die gewünschten Inhalte des Hauswirtschaftskonzepts werden in Punkt 5.5 geregelt, die wie folgt beschrieben werden:
- Aussagen zur Leistungsgestaltung Verpflegung
- Aussagen zur Leistungsgestaltung Hausreinigung
- Aussagen zur Leistungsgestaltung Wäscheservice
- Aussagen zur Kooperation mit anderen Diensten
- Aussagen zur personellen Ausstattung

Im Prinzip hatten die meisten stationären Einrichtungen dies bereits in ihrem Pflegekonzept als Unterpunkte der Leistungsbeschreibung definiert. Diese Unterpunkte aus dem Pflegekonzept nimmt man nun also heraus und gliedert sie in eigene Bereiche im Hauswirtschaftskonzept.

Einrichtungen, die die hauswirtschaftliche Versorgung bis dato von Externen geliefert bekamen, machten sich in dem Bereich des Konzepts eher wenig Mühe. Heute muss jedoch auch ein Hauswirtschaftskonzept erstellt werden, wenn der Externe die Dienstleistung erbringt. Lediglich der letzte Punkt der personellen Ausstattung wird ausgespart und in der MDK-Prüfung auch mit »nicht zutreffend« bewertet.

»Werden die für die stationäre Pflege relevanten Aussagen der Expertenstandards des DNQP1 im Rahmen des Qualitätsmanagements berücksichtigt oder sind konkrete Maßnahmen in dieser Hinsicht geplant?
a. Dekubitusprophylaxe
b. Pflegerisches Schmerzmanagement
c. Sturzprophylaxe

d. Kontinenzförderung
e. Chronische Wunden«

Diese Frage ist nicht neu, sie wurde lediglich um die beiden letzten Standards ergänzt. Und obwohl beispielsweise der Expertenstandard Dekubitus in der ersten Fassung bereits seit 1999 auf dem Markt ist, ist die Umsetzung in der täglichen Pflege durchaus noch nicht gang und gäbe (siehe auch Kapitel 7.1.29, Seite 326 in diesem Buch).

»Wird das einrichtungsinterne Qualitätsmanagement entsprechend dem kontinuierlichen Verbesserungsprozess (im Sinne des PDCA-Zyklus) gehandhabt?
a. Istanalyse, Zielformulierung und Maßnahmenplanung (Plan)
b. Umsetzung (Do)
c. Überprüfung der Wirksamkeit (Check)
d. Anpassung der Maßnahmen (Act)«

Lassen Sie sich von dieser Frage nicht beeindrucken. Sicher haben Sie bereits seit Langem ein internes Qualitätsmanagement. Sie haben es nur nicht so benannt oder nicht unter dem Namen PDCA-Zyklus zu Papier gebracht.

Es liegt in der Natur der Sache und sicher in Ihrem Interesse, dass Sie Ihre Prozesse und Tätigkeiten einer Analyse unterziehen. Spätestens bei aufgetretenen Fehlern, Beschwerden oder nach MDK-Prüfungen haben Sie diese analysiert, Ihre Ziele festgelegt und Maßnahmen eingeleitet – das ist der erste Schritt (plan). Der zweite Schritt ist die Umsetzung (do) und folgt als logische Konsequenz auf die Analyse und Planung. Des Weiteren haben Sie dann die Wirksamkeit der Umsetzung Ihrer Maßnahmen überprüft, das ist der 3. Schritt (check). Und letztlich haben Sie wie im 4. Schritt des PDCA entschieden, ob Sie die Änderung der Maßnahmen so belassen – das ist der letzte Schritt (act).

Sie arbeiten bereits nach dem PDCA, haben dieses aber nie so benannt. Nun sollten Sie diese vier oben genannten Schritte künftig einfach mal zu Papier bringen, dann ist der PDCA-Zyklus auch für jeden Externen nachvollziehbar dargestellt.

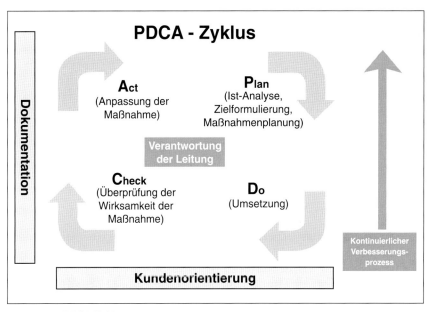

Abb. 7: Der PDCA-Zyklus.

»Gibt es schriftlich festgelegte und verbindliche Regelungen für Erste-Hilfe-Maßnahmen?
a. Schulungen Erste-Hilfe-Maßnahmen
b. schriftliche Regelung für Notfälle«

Die meisten Betriebe haben ihre Mitarbeiter im Bereich Erste Hilfe schon immer geschult. Evtl. aber nicht so konsequent wie gefordert. Gefordert wird ambulant wie stationär, dass die Mitarbeiter alle 2 Jahre in der ersten Hilfe wie auch in Notfallsituationen nachweislich geschult wurden. Das muss sicher nicht der umfangreiche Erste-Hilfe-Kurs wie für Führerscheinanwärter sein, aber es bedarf ggf. doch 3 bis 4 Stunden pro Mitarbeiter, und das alle zwei Jahre.

Relativ unbekannt ist noch, dass sich die Anforderung der Berufsgenossenschaft geändert hat. Aus der ehemaligen BGW-Vorschrift wurde nun die Vorschrift § 6 BGI 508 A5. Diese besagt, dass in Betrieben mit je 20 anwesenden Versicherten 10 % der Mitarbeiter eine Erste-Hilfe-Ausbildung haben müssen. Davon kann nach Rücksprache mit der BGW aber abgewichen werden. Wer die Anforderung von 10 % nicht erfüllt, sollte entweder nachschulen oder aber bei seiner zuständigen Berufsgenossenschaft nach der Möglichkeit der

Abweichung fragen. Zum Beispiel, weil man ein dichtes Netz an Rettungsleitstellen oder Krankenhäusern in der unmittelbaren Nähe hat.

»Gibt es in der Pflegeeinrichtung ein angemessenes Hygienemanagement?
a. innerbetriebliche Verfahrensweisen zu Desinfektion und Umgang mit Sterilgut
b. Reinigung und Ver- und Entsorgung kontagiöser oder kontaminierter Gegenstände
c. Durchführung innerbetrieblicher Verfahrensanweisungen wird regelmäßig überprüft
d. innerbetriebliche Verfahrensanweisungen Mitarbeitern bekannt
e. alle im Rahmen des Hygienemanagements erforderlichen Desinfektionsmittel sind vorhanden«

Jede Einrichtung hat sicher mittlerweile eine Art Hygienemanagement. Zumindest ist geregelt, wie die Hände-, Haut- und Flächendesinfektion auszusehen hat. Auch welche Mittel zu welchem Zweck eingesetzt werden, ist geregelt. Problematisch könnte sein, ob diese Regelungen den Mitarbeitern bekannt sind. Ich mache diese Stichproben in Einrichtungen immer wieder selbst und bin das eine oder andere Mal überrascht, welche Antworten ich erhalte, auf die Fragen: »Wie werden die Nagelscheren desinfiziert?« – »Welches Mittel nehmen Sie zum Säubern der Toilettenstühle?« – »Welches Mittel benutzen Sie zum Reinigen der Waschschüsseln, der Badewanne oder der Arbeitsflächen?«

Die Fragen zur Zufriedenheit und Versorgung der Versicherten haben sich im Großen und Ganzen nicht wesentlich verändert, wurden aber präzisiert. In den Fragen zum Umgang mit der Pflegedokumentation steckt hingegen einiger Zündstoff (siehe auch Kapitel 7.1.28).

5.4.1 Wahrnehmung der Fachaufsicht

Wie bereits in der vorangegangenen MDK-Anleitung zur Prüfung der Qualität wird auch in den neuen Grundlagen zur MDK-Qualitätsprüfungen noch einmal die Wahrnehmung der Fachaufsicht durch die leitende Pflegefachkraft klar hervorgehoben:

Die verantwortliche Pflegefachkraft muss eine Anerkennung durch die Pflegekassen haben, der MDK hat dies nicht weiter zu hinterfragen in seiner Prüfung. So ist es dem Prüfbogen zu entnehmen:

»3.3 Die verantwortliche Pflegefachkraft erfüllt folgende Kriterien:
a. Pflegefachkraft
b. ausreichende Berufserfahrung
c. sozialversicherungspflichtige Beschäftigung
d. Weiterbildung zur Leitungsqualifikation

Erläuterung zur gesamten Prüffrage 3.3:
Bei Abschluss des Versorgungsvertrages haben die Landesverbände der Pflegekassen die Anforderungen an die verantwortliche Pflegefachkraft zu überprüfen. Ist die aktuell tätige verantwortliche Pflegefachkraft von den Landesverbänden der Pflegekassen anerkannt, sind die Kriterien mit Ja zu beantworten. Eine weitere Überprüfung durch den MDK entfällt. Hat zwischenzeitlich ein Wechsel der verantwortlichen Pflegefachkraft stattgefunden, erhebt der MDK, ob die genannten Kriterien a – d vorliegen, und leitet die Daten an die Landesverbände der Pflegekassen weiter. Dabei ist § 71 SGB XI zu berücksichtigen.
Nach wie vor ist es erforderlich, dass eine leitende Fachkraft ein anerkanntes Examen haben muss, entweder als
• Krankenschwester/-pfleger
• Kinderkrankenschwester/-pfleger
• Altenpfleger/-in (nach Landesrecht)
• Gesundheitspfleger/-in

Zudem muss sie ausreichend Berufserfahrung haben und eine leitungsbezogene Weiterbildung von 460 Stunden nachweisen oder ein Studium der Pflegewissenschaft oder Vergleichbares.

Ich erlebe in den letzten Monaten allerdings immer häufiger, dass die Pflegekassen auf die Erfüllung bestimmter Kriterien auch verzichten, z. B. wenn eine Person die Weiterbildung noch nicht begonnen hat oder gerade noch mittendrin steckt. Es ist schließlich in vielen Landstrichen Deutschlands mittlerweile so, dass es kaum noch geeignete Kräfte gibt. Und einige geeignete Leitungen erfüllen die Formalien nicht. Also was tun? Eine PDL im Amt belassen, die den Schein hat, aber eine schlechte Führung abgibt. Oder eine noch nicht so gestandene Person einsetzen, welcher die Formalie fehlt, die allerdings durch Engagement und Willen alles wett macht?

In der nächsten Frage des Prüfkatalogs wird deutlich, welche Aufgaben die Leitung der Pflege hat.
Frage 4.2 (nur stationär):
»Nimmt die verantwortliche Pflegefachkraft ihre Aufgaben wahr?

a. Umsetzung des Pflegekonzepts
b. Organisation der fachlichen Planung, Durchführung und Evaluation der Pflegeprozesse
c. Organisation für fachgerechte Führung der Pflegedokumentation
d. an dem Pflegebedarf orientierte Dienstplanung der Pflegekräfte
e. regelmäßige Durchführung der Dienstbesprechungen innerhalb des Pflegebereichs
f. ausreichende Zeit für die Aufgaben der verantwortlichen Pflegefachkraft«

In der ambulanten Pflege wird nicht näher definiert, welche Aufgaben eine leitende Pflegefachkraft hat. Dort ist nur die Frage zu lesen, ob die leitende Kraft ausreichend Zeit hat, ihren Aufgaben nachzukommen, was dazu gehört, ist nicht beschrieben. Nicht zuletzt sicher auch deshalb, weil die Leitung des ambulanten Dienstes meist im Versorgungsvertrag einzeln als Anforderung genannt ist und dort ggf. aus dem Vertrag die Aufgaben ersichtlich werden.

5.5 Prüfungsanlass

Auch nach Änderung der Prüfmodalitäten und nach Einführung der Transparenzoffensive gibt es weiterhin verschiedene Anlässe für eine Überprüfung von Einrichtungen der Altenpflege. Gemäß § 114 SGB XI sind das:

- Regelprüfung
- Anlassprüfung (Beschwerde Bewohner, Angehörige o. Ä.)
- Anlassprüfung (Hinweise von anderen Institutionen)
- Anlassprüfung (sonstige Hinweise)
- Wiederholungsprüfung
- Wiederholungsprüfung auf Antrag der Pflegeeinrichtung
- nach Regelprüfung
- nach Anlassprüfung
- nächtliche Prüfung

Die Zufallsauswahl oder Stichprobenprüfung wird nicht mehr durchgeführt.

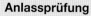 **Anlassprüfung**

Die anlassbezogene Überprüfung erfolgt nach Hinweis anderer Institutionen, wie z. B. Heimaufsicht, Ärzte, Krankenkasse, oder auch bei Auffälligkeiten im Rahmen der Begutachtung nach § 18 SGB XI (Einstufung zur Pflegebedürftigkeit). Des Weiteren können natürlich der Pflegebedürftige und seine Angehörigen sich beschweren, wenn sie mit der Versorgung nicht einverstanden sind und ihre Beschwerden in der Einrichtung nach ihrem Dafürhalten nicht korrekt oder umfassend abgearbeitet wurden. Bisweilen gibt es auch Mitarbeiter, die sich bei MDK, Heimaufsicht oder Kassen beschweren, weil sie einen Missstand aus ihrer Sicht ausgemerzt sehen möchten.

Da die Prüfungen, auch nach Wunsch des Gesetzgebers, nur noch unangemeldet stattfinden, muss eine Einrichtung tagtäglich mit dem MDK-Besuch rechnen. Allerdings gibt es auch hier wieder Ausnahmen. So erlebte ich in Baden-Württemberg noch Ende September 2009, dass ein Ankündigung der MDK-Prüfung 10 Tage vor dem Termin in der Einrichtung vorlag.

Die unangemeldeten Prüfungen haben den Nachteil, dass die leitenden Kräfte möglicherweise nicht im Dienst sind oder bei einer Tagung oder Fortbildung. Das Fehlen der Leitungskraft hat natürlich keine aufschiebende Wirkung. Umso wichtiger ist es, dass alle Mitarbeiter der Einrichtung über die bevorstehende Prüfung Bescheid wissen. Die Leitungskräfte tun gut daran, den Mitarbeitern das nötige Wissen um solche Prüfungen an die Hand zu geben. Des Weiteren ist es sinnvoll, dass vorbereitete MDK-Ordner bereitstehen und man im Haus weiß, wie man Prüfer hinhalten kann (siehe nächster Punkt, Prüfungsablauf).

Gibt es Hinweise darauf, dass die Pflegebedürftigen in der Nacht (nur stationär und teilstationär) nicht ordnungsgemäß versorgt werden oder gar in Gefahr sind oder dass einige Versorgungsabläufe nicht regelkonform sind, werden Prüfungen auch nachts (nach 20.00 Uhr) durchgeführt. Dies allerdings nur, wenn das Ergebnis der Prüfung nur in der Nacht überprüft werden kann. Das ist beispielsweise dann der Fall, wenn man wissen möchte, wer im Nachtdienst tätig ist, welche Tätigkeiten durchgeführt werden oder wurden (Abzeichnen in der Doku).

Ich empfehle den Nachtdiensten immer, öffnen Sie nachts niemandem die Türe, den sie nicht selbst bestellt haben (Rettungsdienst etc.). Steht jemand vor der Tür und weist sich als MDK-Prüfer aus, so hat niemand die Garantie, dass der Ausweis echt ist.

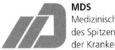

MDS
Medizinischer Dienst
des Spitzenverbandes Bund
der Krankenkassen e.V.

So ein Bildchen lässt sich schnell aus dem Internet herunterladen oder aus den Veröffentlichungen kopieren. Deshalb sollte nachts niemand öffnen. Ein weiterer Grund ist, dass die Nachtdienste keine Zeit haben, sich den Prüfern zu widmen, die Nachtdienste müssen sich um die Pflegebedürftigen kümmern.

Nächtliche Prüfung
Öffnen Sie die Tür nachts nicht, Sie wissen nie, ob die Prüfer echt sind und Nachtdienste sind nun einmal für die Bewohnerversorgung da. Verfahren Sie stattdessen wie folgt:
- Die Vorgesetzten aus dem Bett klingeln.
- Die Prüfer um Geduld bitten, bis die Vorgesetzten eintreffen.
- In Ruhe die Arbeit weitermachen.
- Wenn die/der Vorgesetzte eingetroffen ist, kann dieser die Prüfer durchs Haus geleiten, Unterlagen zeigen und die Prüfung begleiten.

5.6 Prüfungsablauf

Die Prüfung (von einigen MDK-Prüfern gern »Beratung« genannt) dauert in der Regel mindestens einen Tag und wird von mindestens zwei Prüfern durchgeführt. Je nach Einrichtungsgröße kann die Prüfung auch von mehreren Prüfern über mehrere Tage hinweg durchgeführt werden. Schlimmster Albtraum einer Einrichtungsleitung in Ludwigshafen a. R. im November 2009: Sie stand an einem Vormittag sieben MDK-Leuten gegenüber und war allein, weil die PDL im Krankenstand war. Das ist sicher nicht die Regel und hatte einen ganz bestimmten Grund und eine bestimmte Zielsetzung.

Wenn die Prüfer ins Haus kommen, findet in aller Regel zuerst eine kurze Besprechung statt. An dieser können alle in der Einrichtung teilnehmen, die zugegen sind. Einrichtungsleitungen, Trägervertreter (z. B. Geschäftsführung, Inhaber) und die Leitung der Pflege sollten teilnehmen. Selbstverständlich können auch die Stellvertretungen, Vertreter des Verbandes, dem die Einrichtung angehört, oder der Qualitätsbeauftragte und/oder Berater anwesend sein.

In einem kurzen Vorgespräch hat die Einrichtung die Möglichkeit, sich selbst und ihre Dienstleistung näher vorzustellen. Diese kurze Vorstellungsrunde soll als sogenannter »Türöffner« fungieren und die Prüfsituation entspannter verlaufen lassen. Auch die Prüfer stellen sich vor, mit Namen, Qualifikation und dem Prüfanlass.

Bei der Leitungsbefragung werden die Vertreter der Einrichtung zur Struktur- und Prozessqualität befragt. Die Ergebnisqualität wird in der Regel bei der Befragung der Klienten und anhand der Dokumentation festgestellt.

Es ist vom Prüfauftrag und vom Bundesland abhängig, ob es eine Komplettprüfung wird oder nur die Transparenzfragen gestellt werden. Es gibt Prüfungen, in denen nur Teile aus dem Erhebungsbogen der § 114 Prüfung gestellt werden und beispielsweise die gesamten Strukturfragen ausgelassen werden. Dafür aber alle Fragen aus der Transparenzoffensive Anlage 3 (siehe weiter oben im Buch Seite 152).

Und es gibt Komplettprüfungen, in denen der gesamte Erhebungsbogen inkl. aller Fragen zur Transparenzoffensive gestellt und bewertet wird.

Alles, was die Prüfer in Erfahrung bringen, wird im Bericht festgehalten. Viele der Antworten zu den diversen Fragen müssen schriftlich vorliegen. Dazu gehören unter anderem:

- Diplome der examinierten Mitarbeiter
- Fortbildungsnachweise
- Protokolle von Dienstbesprechungen
- Einarbeitungskonzept
- Dienstanweisungen
- Checklisten, Ablaufpläne und Organisationsformen jeglicher Art
- Pflegevisiten
- Fallbesprechungen
- Beschwerdemanagement

Deshalb gehört zur Leitungsbefragung auch eine Begehung der Einrichtung, bei der wesentliche Dinge an Ort und Stelle überprüft werden können. Zu dieser Begehung gehört auch die Ausstattungsprüfung einer Einrichtung, Lager, Dienstzimmer, Erste-Hilfe-Vorrichtungen, Hilfsmittel und Ähnliches hinsichtlich Anzahl, Zustand, Ordnung und Sauberkeit.

Auch wird bei diesen Begehungen oft das Thema Hygiene und Sauberkeit großgeschrieben. Nicht nur der allgemeine Eindruck einer Einrichtung zählt, sondern auch der Eindruck, den Mitarbeiter hinterlassen, sowie der Zustand technischer Geräte und Funktionsräume oder ambulant die Dienstfahrzeuge, die schließlich ein Aushängeschild des Pflegedienstes darstellen.

Befragung oder Untersuchung der Klienten

Als letzter Teil der Überprüfung folgt die Befragung oder auch Untersuchung der Klienten. Die Auswahl der Kunden muss nach Zufallsprinzip geschehen, keinesfalls nach Risikoliste. Der MDK bekommt also lediglich eine Namensliste mit Pflegestufen, anhand dieser wählt er aus. Welches Krankheitsbild und welche Pflegeprobleme oder Risiken der Kunde hat, erfährt der MDK erst nach Auswahl und Zustimmung des Betreffenden.

Die Auswahl der Pflegebedürftigen muss nach der neuen QPR eine Zufallsauswahl sein: »Die in die Prüfung einzubeziehenden Bewohner/Pflegebedürftigen werden entsprechend der Verteilung der Pflegestufen 1–3 in der Einrichtung und innerhalb der Pflegestufen zufällig ausgewählt.«

Insgesamt werden pro Einrichtung mindestens 10 % der Pflegebedürftigen ausgewählt. Minimal 5 Pflegebedürftige, maximal aber 15 Personen. Dabei werden in aller Regel aus allen Pflegestufen Pflegebedürftige ausgewählt.

Die ausgewählten Pflegebedürftigen (oder gesetzlichen Vertreter) müssen mit dem Besuch eines MDK-Prüfers und der Untersuchung sowie der Prüfung ihrer Unterlagen (Pflegedokumentation) einverstanden sein. Das Einverständnis ist vor Einsicht in die Pflegedokumentation einzuholen. Das muss nicht schriftlich geschehen, es reicht durchaus auch mündlich. Wobei zu beachten ist, dass nur die Mitarbeiter der Einrichtung berechtigt sind, die Telefonnummern der Pflegebedürftigen und deren Vertretern einzusehen. Bitte geben Sie keine Daten an unberechtigte Dritte, in dem Fall den MDK-Mitarbeiter.

Haben die Prüfer die gewünschten Pflegebedürftigen aus einer Namensliste zufällig ausgewählt, wird in der Regel die Leitung gebeten, Kontakt zu diesen Versicherten oder deren gesetzlichen Vertretern aufzunehmen, um ihr Einverständnis zu erwirken. Ist der Pflegebedürftige oder dessen Vertreter nicht einverstanden, so findet auch keine Befragung oder Untersuchung statt. Denn schließlich wird die Einrichtung geprüft und nicht der Versicherte.

Bei einem gesetzlich bestellten Betreuer ist darauf zu achten, dass dieser den entsprechenden Aufgabenkreis (Gesundheitsfürsorge) hat. Ein Betreuer, der lediglich die finanzielle Betreuung übernommen hat, kann hinsichtlich einer Untersuchung kein Veto einlegen.

Einige der Kunden fallen aber von vornherein schon aus der Prüfung heraus. Es können nur Versicherte geprüft werden, die auch Leistungen aus der Pflegeversicherung erhalten. Mit anderen Worten: nur Menschen mit einer Pflegestufe. Des Weiteren können keine Versicherten mit reiner Behandlungspflege im ambulanten Bereich ausgesucht werden. Denn die Prüfung bezieht sich auf die Leistungen der Pflegeversicherung und lautet auch entsprechend: »Prüfung der Qualität nach den § 114 SGB XI« – hier ist nicht vom SGB V, der Krankenversicherung, die Rede. Ist ein Kunde mit SGB-XI-Leistungen ausgewählt worden und dieser Kunde hat zudem Behandlungspflege, dann wird diese selbstverständlich mit geprüft, so sieht es auch die QPR vor.

Die Befragung von Mitarbeitern ist möglich, oft aber durch zeitliche Zwänge eher begrenzt. In der Regel werden nur die Leitungskräfte und die ausgewählten Pflegebedürftigen befragt. Mitarbeiter könnten allerdings befragt werden, beispielsweise ob sie

- an Fortbildungen beteiligt werden,
- ungehindert an Fachliteratur herankommen,
- sich in Teamsitzungen einbringen können,
- das Pflegekonzept kennen,
- Beschwerden annehmen/angenommen haben,
- zeigen können, mit was sie Nagelscheren oder Verbandsscheren desinfizieren
- etc.

5.6.1 Gute Vorbereitung ist die halbe Miete

Bei der Prüfung teilen sich die Prüfer die Arbeit. Das heißt, einer widmet sich den Pflegebedürftigen und deren Dokumentation, während der andere die Struktur- und Prozessunterlagen prüft.

Je besser die Unterlagen vorbereitet sind, desto einfacher haben es die Prüfer und die beteiligten Leitungskräfte der Einrichtung. Für die Leitung – oder wenn sie nicht da ist – die Vertretung ist die Prüfung immer eine aufregende Sache. Egal wie routiniert jemand in seiner Tätigkeit ist, bei Prüfungen wird er oft emotional, weil er sich ständig in einer Art Verteidigungsposition seiner Arbeit sieht, selbst wenn das gar nicht erforderlich ist. Deshalb ist es durchaus sinnvoll bei der Prüfung nicht ständig überlegen zu müssen, wo sich was befindet. Und: Man hat etwas, um sich daran festzuhalten.

Ein strukturierter und vorbereiteter Ordner mit folgenden Inhalten sollte deshalb immer aktuell und griffbereit sein:

- ein von der Einrichtung ausgefüllter Erhebungsbogen inkl. der Fragen aus der Transparenzvereinbarung (nicht zur Einsicht für die Prüfer, sondern als Gedächtnisstütze für einen selbst)
- Versorgungsvertrag der Einrichtung/Strukturerhebungsbogen
- Blanko-Pflegevertrag (nur ambulant)
- Ausbildungsnachweis der verantwortlichen Pflegefachkraft
- Weiterbildungsnachweis der verantwortlichen Pflegefachkraft
- Ausbildungsnachweis der stellvertretenden verantwortlichen Pflegefachkraft
- Pflegeleitbild
- Pflegekonzept
- Hauswirtschaftskonzept (nur stationär)
- Konzept soziale Betreuung (nur stationär)
- Pflegedokumentationssystem (ein Satz Leerformulare oder eine Musterdoku)
- Schriftliche Liste der genehmigten Zusatzleistungen nach § 88 Abs. 2 Nr. 3 SGB XI (nur stationär)
- Stellenbeschreibungen (für alle in der Pflege Tätigen)
- Konzept zur Einarbeitung neuer Mitarbeiter (Leervordruck)
- Fortbildungsplan
- Organigramm
- Nachweise externes Qualitätsmanagement
- Pflegestandards/Leitlinien/Richtlinien
- Konzept zum Beschwerdemanagement
- Regelungen zum Umgang mit personenbezogenen Notfällen (nur ambulant)

Die Unterlagen sollten griffbereit sein, ggf. macht man sich im MDK-Ordner eine Liste mit Verweis, wo die folgenden Dinge zu finden sind:

- pflegebezogene Ausbildungsnachweise der pflegerischen Mitarbeiter
- Aufstellung aller in der Pflege und Betreuung tätigen Mitarbeiter mit Name, Berufsausbildung und Beschäftigungsumfang
- aktuelle Handzeichenliste
- Liste der von der Einrichtung vorgehaltenen Pflegehilfsmittel/Hilfsmittel
- Dienstpläne
- Nachweise interne Fortbildung

- Nachweise externe Fortbildung
- Nachweise zum einrichtungsinternen Qualitätsmanagement
- Nachweise über Pflegevisiten
- Nachweise über Fallbesprechungen
- Nachweise über Informationsweitergabe
- Nachweise über Dienstbesprechungen

Wer sich so vorbereitet, kann der MDK-Prüfung getrost entgegensehen oder als Leitungskraft entspannt aus dem Haus gehen. Die Mitarbeiter im Haus müssen nur noch wissen, wo die entsprechenden Ordner zu finden sind.

6 Qualität

6.1 Definition

Eine Form, die Pflegequalität zu definieren, erfolgte 1990 durch Schiemann:
»Pflegequalität ist der Grad an Übereinstimmung zwischen den anerkannten
Zielen der Berufsgruppe und dem erreichten Erfolg in der Pflege.«

Definition der Qualität aus der DIN ISO 8402
»Qualität ist die Gesamtheit von Merkmalen einer Einheit bezüglich ihrer
Eignung, festgelegte und vorausgesetzte Erfordernisse zu erfüllen.«

Zur Qualität lässt sich eine Reihe von Aussagen treffen:
- Qualität ist klientenorientiert.
- Qualität ist, wenn der Kunde wiederkommt, nicht das Produkt.
- Qualität ist, wenn alles funktioniert.
- Qualität ist, was der Kunde will.
- Qualität muss messbar sein.
- Qualität ist ein Wettbewerbsvorteil.
- Qualität durchdringt das ganze Unternehmen.
- Qualität braucht einen organisatorischen Rahmen.
- Qualität braucht motivierte Mitarbeiter.
- Qualität bedeutet null Abweichung/null Fehler.
- »Qualität ist das Anständige.« (Theodor Heuss)
- »Qualität ist ein Ergebnis von Vision, Planung und harter Arbeit.« (MDK Rheinland-Pfalz)
- »Qualität ist das erste und das wichtigste.« (Ishikawa)

Zusätzlich sagte Ishikawa, der »Vater des Qualitätszirkels«: »Man kann Mitarbeiter nicht zwingen 10% mehr zu arbeiten, aber man kann sie dazu motivieren 20% besser zu arbeiten.«

Qualität und Güte
Qualität ist nicht mit Güte zu verwechseln. Wenn man Qualität produziert, kommt die Güte von allein, während die Güte ohne Qualität ein Zufallsprodukt bleibt.

Das bedeutet, Qualität ist nicht die Frage nach Sekt oder Selters, sondern die Frage danach, welches »Getränk« erwartet oder vereinbart war (vgl. Hardegen 1995).

Qualität ist somit von Vorgaben abhängig. Will eine Einrichtung Qualität erbringen, muss sie diese zunächst definieren. Um eine erfolgreiche und damit auch zufriedenstellende Arbeit zu erreichen, müssen vonseiten der Leitung klare Strukturen vorgegeben werden, die als Handlungsmuster für alle Beteiligen in die tägliche Arbeit einfließen.

6.1.1 Qualität ist nicht immer gleich Güte

Die neuen Transparenzkriterien sind in Bereiche unterteilt, Pflege, Behandlungspflege, Organisation stationär auch Unterkunft und Verpflegung. Der Bereich der Kundenbefragung fließt nicht in die Gesamtbewertung mit ein. Das bedeutet, alle Fragen, außer die Kundenbefragung, zählen zur Qualitätsprüfung, die Kundenbefragung dient der Ermittlung der Güte. Die Kunden und Bewohner sind fachliche Laien. Wie soll ein Pflegebedürftiger einschätzen, ob die richtigen Maßnahmen zur Dekubitusprophylaxe durchgeführt wurden, ob die sonstigen Prophylaxen, behandlungspflegerischen Maßnahmen und weiterer Leistungen korrekt, zeitnah und umfassend durchgeführt wurden. Möglicherweise ist der Laie mit Dingen zufrieden, die fachlich nicht vertretbar sind.

Deshalb ist Qualität nicht gleich Güte.

Beispiel

Ein Beispiel aus einem anderen Unternehmensbereich: Ein Bäcker unterwirft sich einer Qualitätsprüfung im Rahmen einer Zertifizierung. Er beginnt damit, seine Prozesse in Verfahrensanweisungen zu beschreiben und die beschriebenen Wege zu verfolgen. Er beschreibt beispielsweise, wie aus Mehl ein Brötchen wird. Welche Zutaten in welcher Zusammensetzung in welcher Art gemixt werden, wie der entstandene Teig bearbeitet und gebacken wird.

Hiermit wird garantiert, dass jedes entstandene Brötchen gleich groß, gleich gebräunt, gleich kross ist, die gleiche Konsistenz und auch den gleichen Geschmack aufweist. Dieser Bäcker hat ein Qualitätsprodukt hergestellt.

Dennoch kann es dem Verbraucher passieren, dass er in dieser Bäckerei ein Brötchen kauft und über dieses Qualitätsprodukt enttäuscht ist, weil es ihm nicht schmeckt. Der Kunde äußert sich negativ zur »Qualität« dieses Brötchens und meint damit eigentlich die Güte. Qualität hängt also von gesetzten Zielen ab und von festgelegten Kriterien. Während die Güte eine relative und damit auch häufig eine subjektive Größe ist. Die Handlungsweise des Bäckers kann nicht 1:1 ins Gesundheitswesen übernommen werden. Gerade in der Altenarbeit kann Qualität nur relativ und nicht ausschließlich gesehen werden. Hält man sich die Definition von Qualität noch einmal vor Augen, so ist hier auch von vorausgesetzten Erfordernissen die Rede.

Damit ist in der Pflege beispielsweise auch die Einhaltung pflegerischer Notwendigkeiten gemeint, die eine Gesundheitsgefährdung oder einen Verstoß gegen die Ethik ausschließen. Zudem gibt es viele rechtliche Bestimmungen, die Mindestvoraussetzungen definieren, z. B. die baulichen Voraussetzungen aus dem Heimgesetz, die hygienischen Anforderungen aus der HACCP-Verordnung (Hazard Analysis and Critical Control Points), einige Bestimmungen zur Arbeitssicherheit durch die Berufsgenossenschaft usw.

Nimmt man einen Standard in der Grundpflege, so ist dieser ein Qualitätsmerkmal. Wird ein Pflegebedürftiger nach diesem Standard versorgt, wurde eine Qualitätsdienstleistung an ihm ausgeführt. Was aber, wenn »Schwester Rabiata« diesen Pflegebedürftigen gewaschen hat? Ist das immer noch Qualität? Wie sieht es aus, wenn »Schwester Liebsam« diesen Menschen nicht nach Standard versorgt. Ist das keine Qualität?

So absolut kann und muss man das nicht sehen, denn Qualität bedeutet schließlich auch, die vorausgesetzten Erfordernisse zu erfüllen. Die Zufriedenheit eines Pflegebedürftigen setzt sich doch hoffentlich jeder in der Pflege Tätige zum Ziel.

Während in der Pflege und auch im strukturellen Rahmen einer Einrichtung Mindeststandards aufgestellt sind, gibt es für viele andere Dienstleistungsbereiche in der Altenpflege keine festgelegten Kriterien, sondern zahlreiche Variablen. Hier wird es deshalb auch schwierig, die Qualität zu überprüfen, denn es geht dabei nicht um richtig oder falsch oder um erfüllt bzw. nicht erfüllt. Hier geht es um die hausspezifische Zielsetzung, das angestrebte Niveau, das gewünschte Klientel und ob das Erreichte auch so gewollt war. Dies gilt für die Bereiche Verwaltung, Verpflegung, kulturelle Angebote, Einrichtungsgegenstände und vieles mehr.

6.2 Entwicklung der Qualitätssicherung

Tabelle 26: Die Entwicklung der Qualitätssicherung.

1966	Donabedian teilt die Qualität in die drei Ebenen: Struktur-, Prozess- und Ergebnisqualität
1972	Die sogenannte Kassenarztentscheidung des BSG (Bundessozialgericht) in Kassel besagt, dass Ärzte ihre geleisteten Maßnahmen aufzeichnen/dokumentieren müssen
1975	Erste Perinatalerhebung in Bayern
1978/79	Pflicht zur ärztlichen Dokumentation durch den BGH (Bundesgerichtshof) in Karlsruhe festgestellt
1985	Mit Einführung des Krankenpflegegesetzes wird die Arbeit und Dokumentation nach der Methode des Pflegeprozesses zur Pflicht
1986/87	Pflicht zur pflegerischen Dokumentation (BGH), über die Aufzeichnung der Inhalte von Pflege und Betreuung
1989	Das SGB V schreibt in den §§ 135–139 die Qualitätssicherung für Ärzte vor
1995	Die pflegerische Dokumentation ist Bestandteil der Rahmenverträge zwischen Leistungserbringern und den Kassen als Leistungsträgern
1999	Gesetz zur Reform der gesetzlichen Krankenversicherung ab dem Jahr 2000 schreibt die Verpflichtung zur Qualitätssicherung für Leistungserbringer fest
2000	Die Anleitung zur Prüfung der Qualität in der Pflege löst den bis dato gültigen MDK-Katalog zur Qualitätsprüfung ab
2002	Einführung des PQsG (Pflege-Qualitätssicherungsgesetz) als 5. Änderung des Pflegeversicherungsgesetzes (PVG/SGB XI). Es bringt Änderungen im Bereich der Sicherung der Qualität und der Leistungsvereinbarung sowie der Mitbestimmung der Pflegebedürftigen
	Änderung/Novellierung Heimgesetz, Verabschiedung des PfLEG (PflegeLeistungsErgänzungsGesetz), Änderung der Bri (Begutachtungsrichtlinien)
2005	Verabschiedung der neuen Qualitätsprüfungsrichtlinie (QPR)
2006	Inkrafttreten der Qualitätsprüfungsrichtlinie (QPR) mit den dazugehörigen Erhebungsbögen zur Qualitätsprüfung
	Inkrafttreten neuer Begutachtungsrichtlinien
2008	Verabschiedung der neuen QPR
	Vereinbarung nach § 115 Abs. 1a Satz 6 SGB XI über die Kriterien der Veröffentlichung sowie die Bewertungssystematik der Qualitätsprüfungen der Medizinischen Dienste der Krankenversicherung sowie gleichwertiger Prüfergebnisse von ambulanten Pflegediensten – Pflege-Transparenzvereinbarung stationär (PTVA) – vom 17. Dezember 2008

▶

2009	Vereinbarung nach § 115 Abs. 1a Satz 6 SGB XI über die Kriterien der Veröffentlichung sowie die Bewertungssystematik der Qualitätsprüfungen der Medizinischen Dienste der Krankenversicherung sowie gleichwertiger Prüfergebnisse von ambulanten Pflegediensten – Pflege-Transparenzvereinbarung ambulant (PTVA) – vom 29. Januar 2009
	Inkrafttreten der QPR am 11. Juni 2009
	Verabschiedung MDK-Anleitung zur Prüfung der Qualität nach den §§ 114 ff. SGB XI in der stationären Pflege – 30. Juni 2009
	Inkrafttreten der neuen Begutachtungsrichtlinien 13. Juli 2009
	Verabschiedung der MDK-Anleitung zur Prüfung der Qualität nach den §§ 114 ff. SGB XI in der ambulanten Pflege – 10. November 2009

6.3 Ebenen der Qualität

Donabedian unterscheidet drei Ebenen der Qualität:
1. Strukturqualität
2. Prozessqualität
3. Ergebnisqualität

Aber auch in anderen Bereichen wird in diesen Ebenen unterschieden, sowohl in den Expertenstandards (siehe entsprechendes Kapitel in diesem Buch) wie auch in der MDK-Prüfung und den dazugehörigen Grundlagen wird nach diesen Ebenen unterteilt.

6.3.1 Strukturqualität

Unter der Strukturqualität versteht man die vorgegebenen Rahmenbedingungen, die die Qualität beeinflussen können. Hierunter fallen u. a.:
- Qualifikation von Mitarbeitern
- Personelle Besetzung (Quantität)
- Vorgehaltene Ausstattung (auch Hilfsmittel)
- Räumliche Voraussetzungen
- Angebote tagesstrukturierender Maßnahmen
- Dienstpläne/Touren- und Einsatzpläne
- Dienstanweisung
- Angebotspalette
- Infrastruktur
- Erreichbarkeit

Alle diese Kriterien sollen klären, ob die Strukturen für die Optimierung der Prozesse und zur Erreichung eines bestimmten Ergebnisses geeignet sind. Ohne eine entsprechende Strukturqualität ist es nicht möglich, die angebotenen Leistungen adäquat durchzuführen bzw. Prozesse oder Ergebnisse im geeigneten Maß zu erfüllen.

6.3.2 Prozessqualität

Zur Prozessqualität zählen die Abläufe und Arbeitsprozesse. Dazu gehören z. B.:

- Checklisten
- Pflegeleitbild
- Pflegekonzept
- Umsetzung des Pflegeprozesses
- Fort- und Weiterbildungsangebote
- Fachliteratur
- Verlässlichkeit
- Korrekturmaßnahmen
- Qualifikationsgerechter Einsatz von nicht Examinierten
- Kommunikationswege
- Besprechungen
- Dienstplangestaltung/Besetzungsspiegel
- Stellenbeschreibungen
- Organigramm
- Standards
- Richtlinien
- Leitfäden
- Dokumentation
- Ablaufplanung

Dieser Part wird im Qualitätsmanagement auch Qualitätslenkung genannt. Wenn Prozesse nicht ausreichend beschrieben sind, hat das Ergebnis zu viele Variablen.

6.3.3 Ergebnisqualität

Wie der Name schon sagt, soll bei der Ergebnisqualität das Ergebnis der geleisteten Arbeit überprüft werden. Hier wird der Grad der Übereinstimmung mit den Anforderungen überprüft. Darunter versteht der MDK den Gesundheits- und Pflegezustand eines Pflegebedürftigen oder auch den Aktivierungserfolg in der Pflege sowie weitere nachfolgend aufgeführte Ergebnisse:

- Pflegebericht
- Auswertung der Pflegeplanung
- Einarbeitung, Weiterentwicklung von Standards und Richtlinien
- Umsetzung tagesstrukturierender Maßnahmen
- Psychosoziale Betreuung
- Sauberkeit/Hygiene
- Hauswirtschaftliche Versorgung
- Durchführung der Pflege beim Pflegebedürftigen

Zu diesem Bereich zählt aber auch die Sicherung und kontinuierliche Verbesserung der Qualität. Im Folgenden sollen einige Begriffe zum besseren Verständnis definiert werden.

6.3.4 Definitionen und Begrifflichkeiten

Qualitätsmanagement im Gesundheitswesen
»Qualitätsmanagement hat die Aufgabe, durch Sicherung der Struktur- und Prozessqualität die Ergebnisqualität kreativen Handelns zu fördern und zu verbessern.« (vgl. DIN EN ISO 8402)

Qualitätsmanagement
»Alle Tätigkeiten des Gesamtmanagements, die im Rahmen des Qualitätsmanagement-Systems die Qualitätspolitik, die Ziele und Verantwortungen festlegen sowie diese durch Mittel wie Qualitätsplanung, Qualitätslenkung, Qualitätssicherung/Qualitätsmanagement-Darlegung und Qualitätsverbesserung verwirklichen.« (vgl. DIN EN ISO 8402)

Qualitätssicherung
»Alle geplanten und systematischen Tätigkeiten, die innerhalb des Qualitätsmanagement-Systems verwirklicht sind, und die wie erforderlich dargelegt werden, um ausreichend Vertrauen zu schaffen, dass eine Einheit Qualitätsanforderungen erfüllen kann.« (DIN EN ISO 8402) Nach der neueren Norm EN ISO 9000:2005 ist Qualität »der Grad, in dem ein Satz inhärenter Merkmale Anforderungen erfüllt«.

Ergebnisse der Qualitätssicherung lassen sich anhand von Qualitätsstandards messen. Diese Standards, die keine Richtlinien, sondern Leitlinien sind, müssen folgende Kriterien erfüllen.
Sie müssen
- erhebbar,
- messbar,

- überprüfbar,
- veränderbar,
- vergleichbar,
- ökonomisch

sein.

6.4 Die Normenreihe DIN EN ISO 9000ff.

Die Normenreihe DIN EN ISO 9000ff. bestehend aus folgenden Elementen:
DIN EN ISO 9000: Leitfaden: Auswahl und Anwendung
DIN EN ISO 9001: Design, Entwicklung, Produktion
DIN EN ISO 9002: Produkt, Vorkombi, Nachbetreuung ab 2003 entfallen
DIN EN ISO 9003: Qualitätsmanagement bei Endprüfung ab 2003 entfallen
DIN EN ISO 9004: Leitfaden: Qualitätsmanagement und Managementsysteme

Die ISO 9000:2000 wurde im Jahr 2008 nochmal überarbeitet.

6.4.1 Die Normenreihe 9000:2008

Die Elemente der Normenreihe 9000:2008,
- ISO 9000:2008 Konzepte und Wortschatz,
- ISO 9001:2008 Minimalanforderung zur Zertifizierung,
- ISO 9004:2008 Leitfaden mit Vorschlägen für ein umfassendes Qualitätsmanagement,

wurden komplett überarbeitet, haben aber in vielen Bereichen die grundsätzliche Struktur erhalten.

Beispiel für eine Inhaltsangabe eines Qualitätshandbuchs

Teil A
Normkapitel 1 Anwendungsbereich
Normkapitel 2 normative Verweise
Normkapitel 3 Begriffe
Normkapitel 4 Qualitätsmanagementsystem
Hierzu gehören u. a.
- Lenkung von Dokumenten,
- die Maßnahmen im Qualitätsmanagementsystem

Normkapitel 5 Verantwortung der Leitung
Hierzu gehören u. a.
- Organigramm
- Verantwortungsregelung der Leitung
- Interne Kommunikation

Normkapitel 6 Management von Ressourcen
Hierzu gehören u. a.
- Sächliche Ausstattung
- Personelle Ausstattung
- Anleitung von Mitarbeitern
- Schulungen

Normkapitel 7 Produkt- und Dienstleistungsrealisierung
Hierzu gehören u. a.
- Kundengewinnung
- Erstgespräch
- Pflegeprozess
- Standards, Richtlinien, Leitlinien
- Bestellwesen
- Umgang mit Kundeneigentum
- Schweigepflicht
- Datenschutz
- Rechnungslegung

Normkapitel 8 Messung, Analyse und Verbesserung
Hierzu gehören u. a.
- Kundenzufriedenheit
- Internes Audit
- Beschwerdemanagement

Teil B Formulare
Hierzu können alle Unterlagen und Vordrucke gehören, die in der Pflegeeinrichtung genutzt werden. Wenn möglich sollte immer mit diesen Vordrucken aus dem PC heraus gearbeitet werden und nicht – wie so oft – von Kopien wiederum Kopien gemacht werden. Nur so stellt man sicher, dass immer das aktuell korrekte, ggf. überarbeitete Formular im Einsatz ist. Zum Zweiten ist garantiert, dass der Ausdruck in »hübscher« Form mit Kopf- und Fußzeile und evtl. Logo versehen ist.

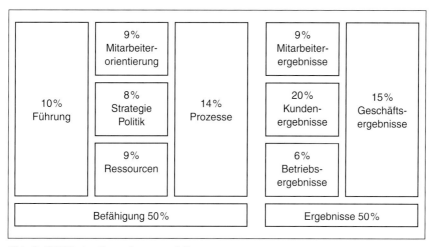

Abb. 8: EFQM, das Bewertungsmodell.

6.5 EFQM

Die Abkürzung EFQM steht für European Foundation for Quality Management und wird auch Bewertungsmodell genannt (Abbildung 8). »Der Grundgedanke beim EFQM-Modell ist, dass eine Organisation durch den Prozess der Selbstbewertung (Self-Assessment) zu ständigen Verbesserungen der eigenen Leistungen angeregt wird und so zu Spitzenleistungen (Business-Excellence) gelangt. Die Anstrengungen, welche eine Organisation unternimmt, um Spitzenleistungen zu erreichen, und der Erfolg, den sie dabei erzielt, werden systematisch bewertet.« (Vgl. Weiß, 2000)

6.6 TQM

Die Abkürzung TQM steht für Total Quality Management und stellt eine Philosophie oder Haltung dar. Sie ist damit keine Norm oder ein anderes Qualitätsmanagementsystem. Das TQM verlangt eine klare Haltung in Bezug auf die Verantwortung der Geschäftsführung und die Einbindung aller Mitarbeiter einer Einrichtung. Das TQM ist ein Grundgedanke, der nur dann umzusetzen ist, wenn alle innerhalb einer Institution oder auch einer Abteilung in die gleiche Richtung das gleiche Ziel verfolgen.

6.7 KTQ

Die Kooperation für Transparenz und Qualität im Krankenhaus wurde bis vor kurzer Zeit im KH durch sechs Themenkomplexe eingegrenzt. Sie wurde 1997 durch die Bundesärztekammer (BÄK) zusammen mit dem Verband der Angestelltenkrankenkassen (VdAK) als gemeinsamer Lösungsweg zur Qualitätssicherung im Krankenhaus initiiert. 1999 kam die Deutsche Krankenhausgesellschaft (DKG) als dritter Vertragspartner hinzu. Finanziert wird dieses richtungweisende Konzept durch die Bundesregierung, besser gesagt: durch das Bundesgesundheitsministerium (BGM).

Die Ziele der KTQ im KH sind:

• Transparente Leistungserbringung für alle Vertragspartner
• Optimierung von Arbeitsbedingungen für alle Mitarbeiter
• Patientenzufriedenheit
• Mitarbeiterorientierung
• Reputation/positive Außenwirkung

Das Unternehmen selbst stellt seine Historie auf der Homepage www.ktq.de unter dem Titel »Wie alles begann« dar:

»Das Projekt ›Kooperation für Transparenz und Qualität im Gesundheitswesen‹ (KTQ) startete bereits 1997 als Machbarkeitsstudie mit einem Rahmenvertrag zwischen dem Verband der Angestellten-Krankenkassen, dem Verband der Arbeiter-Ersatzkassen und der Bundesärztekammer. Nach der erfolgreich abgeschlossenen Studie traten weitere Vertragspartner der Kooperation bei. So die Deutsche Krankenhausgesellschaft und als Kooperationspartner der Deutsche Pflegerat (DPR) und die proCum Cert GmbH. Wissenschaftlich begleitet wurde die Entwicklung des KTQ-Verfahrens vom Institut für Medizinische Informationsverarbeitung (IMI) in Tübingen. Die Realisierung der Pilotphase war indes nur möglich durch die Förderung durch das heutige Bundesministerium für Gesundheit und Soziale Sicherung. Grund für die Unterstützung war die von der KTQ von Anfang an anvisierte Transparenz im Gesundheitswesen.

Die Gründung der KTQ

Im Dezember 2001 wurde die KTQ-GmbH gegründet. Nach rund vierjähriger Entwicklungsarbeit wurde damit erstmals ein Zertifizierungsverfahren im deutschen Gesundheitswesen etabliert, das damals auf die spezifischen Anforderungen von Krankenhäusern ausgelegt war – in Übereinstimmung mit allen für diesen Versorgungsbereich verantwortlichen Selbstverwaltungspartnern: Spitzenverbände der gesetzlichen Krankenversicherungen, Bundesärztekammer, Deutscher Pflegerat, Deutsche Krankenhausgesellschaft.

Gemeinsam entwickelten sie das KTQ-Verfahren. Mit der Zertifizierung des internen Qualitätsmanagements in Krankenhäusern trägt die KTQ der Forderung der Gesundheitsministerkonferenz und des Sachverständigenrates Rechnung, die Position der Patienten zu stärken und ihnen in geeigneter und verständlicher Form Informationen über die Qualität der internen Prozessabläufe im Gesundheitswesen anzubieten. Das KTQ-Zertifizierungsverfahren, speziell für das deutsche Gesundheitswesen entwickelt, orientierte sich dabei auch an bewährten Systemen, wie beispielsweise dem Australian Council on Healthcare Standards.

Ausblick

Wie bereits in der Entwicklungsphase des KTQ-Zertifizierungsverfahrens werden auch künftig Arbeitsgruppen tätig sein, die mit Experten des jeweiligen Bereichs, mit wissenschaftlichen Mitarbeitern der KTQ-GmbH und Vertretern der KTQ-Gesellschafter besetzt sind. Die Arbeitsgruppen setzen sich mit neuen Einsatzfeldern für das KTQ-Verfahren auseinander und treiben die Übertragung der Bewertungssystematik auf neue Anwendungsbereiche voran, welche sie in der Praxis erproben und schließlich für den Einsatz im Routinebetrieb der KTQ fertigstellen. Bei allen Anforderungen, die in Form von Fragen im KTQ-Katalog abgehandelt werden, haben diese Arbeitsgruppen mitgearbeitet.

Das Zertifizierungsverfahren der KTQ wird somit kontinuierlich aktualisiert, überwacht und weiterentwickelt. Dies gilt für das grundlegende Verfahren zur Bewertung des Qualitätsmanagements in Einrichtungen, für die Inhalte der Kataloge und für die Erweiterung der Bereiche im Gesundheitswesen, in dem das KTQ-Verfahren Anwendung finden kann. Mit diesem kontinuierlichen Verbesserungsprozess lebt die KTQ selbst vor, was von den zertifizierten Einrichtungen erwartet wird: sich selbst stetig zu kontrollieren und permanent Prozesse zu optimieren.«

Sieht man sich die zertifizierten Einrichtungen bis dato an, so muss man feststellen, allzu viele haben sich bisher nicht dazu entschlossen. Bisher sind lediglich knapp 30 Einrichtungen der Pflege in Deutschland zertifiziert. Sieht man die Qualitätsberichte dahinter an, so muss man feststellen, allzu umfangreich ist das Ganze nicht. Also woran liegt es, dass sich KTQ-Pflege nach der Einführung in 2007 in der Pflege noch nicht etabliert hat?

6.8 Null-Fehler-Prinzip

Das Null-Fehler-Prinzip geht davon aus, dass Fehler vermieden werden können, wenn die richtigen Vorkehrungen getroffen werden. Der »Vater« des Null-Fehler-Prinzips, Philip B. Crosby, geht davon aus, dass Fehler immer vermeidbar sind.

Das Null-Fehler-Prinzip ist von seinem Namen her für viele abschreckend und irreführend. Es bedeutet nicht, dass keine Fehler gemacht werden (dürfen), sondern verlangt eine veränderte Einstellung gegenüber Fehlern:

- Fehler dürfen nicht als normal angesehen werden.
- Weniger Fehler erreicht man nicht durch mehr Sanktionen.
- Die Leitung muss stets Vorbild sein.
- Jeder Fehler ist eine Chance, etwas besser zu machen.
- Fehler sind vermeidbar.
- Jeder Fehler hat Ursachen, die ergründet werden sollen (vgl. Tabelle 27).

Tabelle 27: Fehler und Möglichkeiten der Behebung.

1. Systembedingte Fehler	Möglichkeiten der Behebung
a) Material	Einkauf prüfen, Qualität prüfen
b) System	Hierarchie überprüfen, KVP (kontinuierlicher Verbesserungsprozess), Stellenpläne, Tätigkeitsmatrix
c) Struktur	Organigramm, Ablaufpläne, Verfahrensanweisung
2. Personenbedingte Fehler	Möglichkeiten der Behebung
a) Fehlendes Know-how	Schulung, Wechsel der Aufgabe/Position, Unterweisung, Checklisten/Pläne
b) Unaufmerksamkeit	mehr Verantwortung, weniger Verantwortung, Abläufe dokumentieren

Tabelle 28: Qualitätsziele der Einrichtungen.

Erwartungen des Patienten	Erwartungen der Allgemeinheit	Erwartungen der Pflegeeinrichtung
✓ Pünktlichkeit ✓ Erreichbarkeit ✓ Vielfalt ✓ Zuverlässigkeit ✓ Verfügbarkeit ✓ Service ✓ Kompetenz ✓ Professionalität ✓ Rundumversorgung/ Komplettangebot ✓ Gutes Preis-Leistungs- Verhältnis.	✓ Gesetzkonformität ✓ Verordnungen einhalten ✓ Soziale Arbeit leisten ✓ Sicherheitsvorschriften kennen und beachten ✓ Umweltschutz bedenken ✓ Versorgungsauftrag wahrnehmen ✓ Wirtschaftlich arbeiten	✓ Image/Ansehen verbes- sern ✓ Reputation verbessern ✓ Akzeptanz erreichen ✓ Haftungsrisiken mini- mieren ✓ Wirtschaftlich arbeiten ✓ Anfragen erhöhen

6.9 Diakonie-Siegel

Auf der Homepage http://www.diakonie-dqe.de/siegel.html ist die folgende Zusammenfassung zu lesen: »Das Diakonie-Siegel Pflege ist ein Qualitätsleitfaden für ambulante, teilstationäre, stationäre Altenhilfeeinrichtungen, der bundesweit Relevanz hat und erstmals systematisch beschreibt, was diakonische Pflegequalität ist.

Im Jahr 1998 wurde das Projekt der Diakonie durch das DQE federführend in Kooperation mit den Landesverbänden begonnen. Inhaltliche Grundlagen bildeten dabei die Leitsätze zur diakonischen Pflegequalität, die gesetzlichen Vorgaben des SGB XI und des SGB V, sowie Grundlagen des Qualitätsmanagements.

Das Bundesrahmenhandbuch ist als Leitfaden für die Erstellung organisationsinterner Standards und Verfahrensanweisungen zu verstehen, wobei das Bundesrahmenhandbuch Diakonie-Siegel Pflege von einem weitgefassten Pflegebegriff ausgeht, der die Arbeitsbereiche Hauswirtschaft, Sozialdienst, Verwaltung und Technik mit einbezieht.

Nach der Erarbeitung des Bundesrahmenhandbuches ging das Diakonie-Siegel Pflege in eine einjährige Erprobungsphase, wobei alle Rahmenstandards von ca. 100 in Netzwerken organisierten Einrichtungen und Diensten auf ihre Praxistauglichkeit hin überprüft wurden. Die Auswertung der Rückmeldungen ergab eine erfreulich positive Beurteilung. Die Anregungen und Verbesserungsvorschläge der teilnehmenden Einrichtungen mündeten in einen intensiven Überarbeitungsprozess, durch den ebenfalls eine Integration aller Prüfkriterien zur Erteilung eines Leistungs- und Qualitätsnachweises sichergestellt wurde (Stand der Prüfhilfe vom 18.06.02). Ab dem 18. Juli 2006 liegt das Bundesrahmenhandbuch in der Version 2 vor.

Wichtiges Instrument neben dem Bundesrahmenhandbuch selbst ist die Auditcheckliste, die gemeinsam mit der Zertifizierungsgesellschaft EQ ZERT unter Beteiligung der Landesverbände erstellt wurde. Sie dient der Überprüfung des Qualitätsniveaus der Organisation in Bezug auf die Qualitätskriterien des Bundesrahmenhandbuches und ist damit Grundlage für interne Audits, die als Selbstkontrolle durchgeführt werden. Sie gilt aber ebenso als Basis für die externe Zertifizierung.

Im Rahmen eines externen Zertifizierungsverfahrens wird die Erfüllung der Qualitätskriterien des Bundesrahmenhandbuches durch unabhängige und anerkannte Zertifizierungsstellen überprüft und in Form des Diakonie-Siegels Pflege dokumentiert. Für die Zertifizierung des Diakonie-Siegels Pflege sind derzeit EQ ZERT, Ulm, und proCum Cert, Frankfurt, zugelassen.

Auf Wunsch kann zu der Vergabe des Diakonie-Siegels Pflege eine Zertifizierung nach der international anerkannten Qualitätsnorm ISO 9001: 2000 erfolgen. Ebenso besteht die Möglichkeit auf bereits bestehende Zertifikate eine Zertifizierung nach dem Diakonie-Siegel Pflege aufzusatteln.

Mit dem Diakonie-Siegel Pflege sind klare Standards für die Qualitätssicherung und Qualitätsentwicklung nach innen und nach außen gesetzt, die dazu beitragen, dass die Bedürfnisse aller am Pflegeprozess beteiligten Menschen verstanden und erfüllt werden.«

Der Anspruch des Diakonie-Siegels ist hoch, deutlich über den MDK-Anforderungen und sogar über dem der DIN-EN-ISO-Norm, das verdeutlicht auch das Inhaltsverzeichnis:

Vorworte
Leitsätze zur diakonischen Pflegequalität
BenutzerInnenhinweise
Prozesslandkarte
Glossar

F Führungsprozesse

F 1 Führung, Politik & Strategie
F 1.1 Diakonisches Einrichtungsleitbild
F 1.2 Qualitätspolitik und Qualitätsziele
F 1.3 Organigramm
F 1.4 Leistungsbeschreibung
F 1.5 Managementbewertung
F 1.6 Kooperationen
F 1.7 Entwicklung neuer Leistungsangebote A

F 2 Personal
F 2.1 Personalbeschaffung
F 2.1.1 Stellenplan
F 2.1.2 Personalakquise
F 2.2 Personaleinsatz
F 2.2.1 Dienst- und Tourenplanung
F 2.2.2 Urlaubsplanung und Abwesenheitszeiten
F 2.2.3 Interne Kommunikation
F 2.3 Personalentwicklung
F 2.3.1 Stellen- und Aufgabenbeschreibung
F 2.3.2 Einarbeitung neuer Mitarbeiterinnen
F 2.3.3 Ausbildung A
F 2.3.4 Fort- und Weiterbildung
F 2.3.5 Mitarbeiterinnengespräche Z
F 2.3.6 Diakonische Angebote für Mitarbeiterinnen
F 2.3.7 Teamentwicklung
F 2.3.8 Begleitung ehrenamtlicher Mitarbeiterinnen A

F 3 Qualitätsmanagementsystem
F 3.1 Aufbau des Qualitätsmanagementsystems
F 3.2 Lenkung von Dokumenten und Aufzeichnungen
F 3.3 Fehlermanagement
F 3.4 Korrektur- und Vorbeugungsmaßnahmen
F 3.5 Beschwerdemanagement
F 3.6 Interne Audits
F 3.7 Kundinnenbefragung

F 4 Sicherheit
F 4.1 Umgang mit Kundinneneigentum
F 4.2 Arbeitsschutz

F 4.3 Brandschutz
F 4.4 Wartungs- und Kontrollsystem
F 4.5 Hygiene
F 4.6 Gebäude- und Geländesicherheit teilstationär, stationär

K Kundenbezogene Prozesse

K 1 Pflege
K 1.1 Pflegeleitbild
K 1.2 Pflegekonzept
K 1.3 Erstkontakt, Erstgespräch
K 1.4 Aufnahme teilstationär, stationär
K 1.5 Pflegeprozess, Pflegeplanung
K 1.6 Pflegedokumentationssystem
K 1.7 Pflegestandards
K 1.8 Mitwirkung bei ärztlicher Diagnostik und Therapie
K 1.9 Umgang mit Medikamenten
K 1.10 Umgang mit freiheitseinschränkenden Maßnahmen
K 1.11 Pflegevisite
K 1.12 Pflegeüberleitung
K 1.13 Verhalten in Notfallsituationen
K 1.14 Umgang mit Sterben und Tod

K 2 Hauswirtschaft
K 2.1 Hauswirtschaftskonzept
K 2.2 Wohnraumgestaltung teilstationär, stationär
K 2.3 Verpflegung teilstationär, stationär
K 2.4 Reinigung
K 2.5 Wäscheversorgung

K 3 Beratung und Betreuung
K 3.1 Beratungskonzept
K 3.2 Soziales Betreuungskonzept teilstationär, stationär
K 3.3 Angehörigenarbeit

U Unterstützungsprozesse
U 1 Betriebswirtschaft und Verwaltung
U 1.1 Buchführung Z
U 1.2 Kosten- und Leistungsrechnung Z
U 1.3 Controlling Z
U 1.4 Vertragswesen

U 1.5 Beschaffung und Lagerung
U 1.6 Kundenverwaltung
U 1.7 Personalverwaltung
U 2 Öffentlichkeitsarbeit
U 2.1 Öffentlichkeitsarbeit Z
U 3 Fahrdienst
U 3.1 Fahrdienst (nur teilstationär)«

7 Maßnahmen zur Qualitätssicherung

7.1 Interne Qualitätssicherung

Die folgende Aufzählung wird der Einfachheit halber alphabetisch geführt, das hat aber nichts mit der jeweiligen Wertigkeit zu tun.

7.1.1 Anleiter, Mentoren, Paten etc.

Die Praxisanleiter sind mittlerweile in der Altenpflegeausbildung ein etablierter Faktor. Aber nicht nur bei Auszubildenden macht ein Anleiter Sinn. Der Einsatz von Anleitern, Mentoren oder Paten ist ein Instrument zur Herstellung und Erhaltung der materiellen Qualifikation (= Können) von Mitarbeitern.

Eine gute Einarbeitung und Begleitung während der Einarbeitungszeit führt für den neuen Mitarbeiter zu mehr Vertrauen in die eigene Leistungsfähigkeit und zu einer stärkeren Identifikation. Zudem haben Anleiter, Mentoren, Paten etc. die Aufgabe, das festgestellte Leistungsprofil bei Beurteilungen einfließen zu lassen.

7.1.2 Arbeitsabläufe/Pläne

Arbeitsabläufe gibt es für die verschiedensten Bereiche, z.B. innerhalb der einzelnen Schichten, für den Früh-, Spät- und Nachtdienst. Oder sie beziehen sich auf variable Abhandlungen, z.B. den Einzug oder die Neuaufnahme eines Pflegebedürftigen.

Darin liegt auch der Unterschied zwischen einem Ablaufplan und einer Verfahrensanweisung. Ein Ablaufplan gibt lediglich einen Rahmen vor, während eine Verfahrensanweisung ein Verfahren exakt beschreiben muss und damit eine Vorgabe ist.

7.1.2.1 Ablaufplan 1/Tagdienst

6.30–6.45 Uhr
- Übergabe und Verteilung der Pflegetätigkeiten auf die anwesenden Mitarbeiter gemäß Bezugspflegesystem.

6.45–8.00 Uhr
- Individualpflege.

- Pflegekräfte 1 und 3*: Versorgung der weniger intensiven Pflegebedürftigen.
- Pflegefachkraft 2**: Insuline spritzen, Medikamente (Tropfen) richten und Versorgung der pflegeintensiven Pflegebedürftigen.

8.00–8.45 Uhr
- Pflegekräfte 1 und 3: Frühstück der Bewohner vorbereiten, Hilfestellung geben, beaufsichtigen, nachbereiten.
- Pflegefachkraft 2: Medikamente austeilen.

8.30–9.00 Uhr
- Frühstückspause Pflegefachkraft 2.

9.00–9.30 Uhr
- Frühstückspause Pflegekraft 1 und 3.

9.00–11.15 Uhr
- Individualpflege.
- Pflegekraft 1: Versorgung weiterer Pflegebedürftiger.
- Pflegekraft 3: Toilettengänge, Zwischenmahlzeiten.
- Pflegefachkraft 2: Versorgung weiterer Pflegebedürftiger, Lagerungen, administrative Tätigkeiten.

11.15–12.00 Uhr
- Pflegekraft 1: Vorratshaltung, Bewohner zum Essen holen.
- Pflegefachkraft 2: Medikamente richten und verteilen.
- Pflegekraft 3: Mittagstisch richten, Bewohner holen.

12.00–12.45 Uhr
- Mittagessen der Bewohner, Vorbereitung, Hilfestellung, Nachsorge.

12.45–13.30 Uhr
- Pflegekraft 1 und 3: Toilettengänge und Bewohner zum Mittagsschlaf geleiten.
- Pflegefachkraft 2: administrative Tätigkeiten, Bestellwesen etc.

13.30–13.45 Uhr Übergabe oder Fallbesprechung

7.1.2.2 Ablaufplan 2/Nachtschicht

21.00 Uhr
- Übergabe.
- Pflegekraft 1: gg. 21.15 Uhr Rundgang durch das Gebäude, Hintertüren schließen, Außentüren kontrollieren, Nachtbeleuchtung einschalten. Danach Pflegekraft 2 helfen.
- Pflegekraft 2: nach den Pflegebedürftigen sehen, bei denen der Tagdienst Besonderheiten gemeldet hat. Ggf. Bewohner zu Bett bringen und ärztlich verordnete Medizin verabreichen.

---

* Pflegekraft 1 und 3 = nicht examinierte Mitarbeiter
** Pflegekraft 2 = examinierter Mitarbeiter.

Ca. 22.00 Uhr

- Rundgang 1: nach den Pflegebedürftigen sehen, bei denen der Tagdienst Besonderheiten gemeldet hat.
- Pflegekraft 1 beginnt auf Station A in Richtung Station D.
- Pflegekraft 2 beginnt auf Station D in Richtung Station A.
- Routinetoilettengänge (bei inkontinenten Pflegebedürftigen, bei denen der Vorlagenwechsel nicht aufgeschoben werden kann) und Lagerungen durchführen, Getränke reichen.
- Dokumentation der Leistungen, wenn nicht bereits im Zimmer geschehen.

Ca. 23.30 Uhr

- Pflegekraft 1: auf die Klingel reagieren, Wäschewagen der Stationen auffüllen, anfallende Arbeiten außerhalb des Dienstzimmers erledigen.
- Pflegekraft 2: Medikamente richten für Station C und D (keine Klingel).
- Pausenkorridor Pflegekraft 1: 23.30 Uhr bis 1.30 Uhr.
- Pausenkorridor Pflegekraft 2: 0.30 Uhr bis 2.30 Uhr.

Die Pausen sind getrennt zu nehmen und können auf zweimal 15 Minuten aufgeteilt werden.

Ca. 1.00 Uhr

- Rundgang 2.
- Pflegekraft 1: s. o.
- Pflegekraft 2: s. o.

Dokumentation der Leistungen, wenn nicht bereits im Zimmer geschehen.

Ca. 3.00 Uhr

- Pflegekraft 2: Medikamente richten für Station A und B (keine Klingel).
- Pflegekraft 1: geht auf die Klingel und erledigt Aufräumarbeiten, Reinigungsarbeiten (siehe Arbeitsplan).

Ca. 5.00 Uhr

- Rundgang 3: Durchgang durch alle Zimmer, Getränke reichen, Lagerungen, Vorlagenwechsel bei inkontinenten Pflegebedürftigen, bei denen der Vorlagenwechsel nicht aufgeschoben werden kann.
- Pflegekraft 1 beginnt auf Station A in Richtung Station D.
- Pflegekraft 2 beginnt auf Station D in Richtung Station A.

Dokumentation der Leistungen, wenn nicht bereits im Zimmer geschehen.

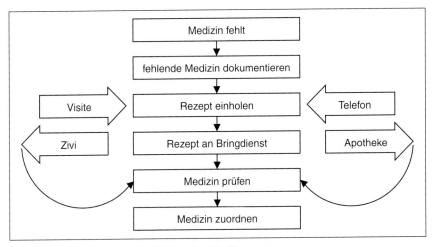

Abb. 9: Beispiel Ablaufplan bei fehlenden Medikamenten.

Ca. 6.30 Uhr

- Pflegekraft 1: Außentüren öffnen, Tagesbeleuchtung einschalten, Getränke richten.
- Pflegekraft 2: administrative Tätigkeit wie Bestellwesen etc.

6.45 Uhr

- Übergabe an den Tagdienst.

7.1.2.3 Ablaufplan 3/Bestellwesen

Alles, was das Bestellwesen betrifft, kann als Verfahrensanweisung oder auf einer Checkliste festgehalten werden. Die Annahme von Medikamenten kann als feststehendes Verfahren beschrieben werden, die Bestellung dagegen als Checkliste. So verfügt jeder Mitarbeiter über eine Richtlinie, die darüber Auskunft gibt, wie bei fehlenden Medikamenten vorgegangen werden kann (Abbildung 9). Der Begriff Bestellwesen kann das Bestellen von Medikamenten, Pflegehilfsmitteln, Sondenkost, Inkontinenzprodukten, Büroartikeln etc. umschreiben.

7.1.3 Betriebsärztliche Untersuchung

Die betriebsärztliche Untersuchung ist in allen Einrichtungen Pflicht und wird von der Berufsgenossenschaft gefordert. Alle zwei Jahre soll eine solche Untersuchung, für die der Arbeitgeber aufkommen muss, durchgeführt werden. Informationen geben alle Berufsgenossenschaften (BGW) und Berufsverbände sowie Arbeitsmediziner.

7.1.4 Delegation

Wer delegiert, sollte dies immer im Bewusstsein tun, dass daran bestimmte Bedingungen geknüpft sind: Die Delegation ist eine höchstpersönliche Verpflichtung, geregelt z. B. im BGB »§ 613 Unübertragbarkeit: Der zur Dienstleistung Verpflichtete hat die Dienste im Zweifel in Person zu leisten. Der Anspruch auf die Dienste ist im Zweifel nicht übertragbar.« Das bedeutet für jeden Mitarbeiter, im Zweifelsfall die Tätigkeit selbst auszuführen, bevor man sie delegiert, denn es muss notwendig sein, zu delegieren.

Zudem ist die Übertragung (Delegation) von Tätigkeiten auf andere Personen evtl. beschränkt möglich, BGB § 1092: »Eine beschränkte persönliche Dienstbarkeit ist nicht übertragbar. Die Ausübung einer Dienstbarkeit kann einem anderen nur überlassen werden, wenn die Überlassung gestattet ist.« Dieser Paragraf macht deutlich, dass Tätigkeiten, die einem Verbot unterliegen (z. B. ärztliche Tätigkeiten), nicht delegiert werden dürfen. Wer einer anderen Person Arbeiten überträgt, sollte deshalb die Spielregeln beherrschen. Im Zusammenhang mit der Delegation gibt es im Prinzip fünf Begriffe, die man beherrschen und berücksichtigen muss:

1. Delegationsfähigkeit: Wer delegiert, muss sich von den Fähigkeiten des Mitarbeiters im Einzelnen überzeugen. Hierbei ist neben der formellen (die Tätigkeit ist gelernt) auch die materielle Qualifikation gefragt, das tatsächliche Können. Man darf nicht stillschweigend davon ausgehen, dass eine frisch examinierte Pflegekraft alle anfallenden Tätigkeiten beherrscht, nur weil sie in der Ausbildung gelehrt wurden.

2. Delegationsnotwendigkeit: Alles was delegiert wird, muss notwendig sein. Keine Delegation aus Bequemlichkeit heraus.

3. Delegationsverbot: Besteht für ärztliche Maßnahmen und Gesetzesverstöße jeder Art. Eine verbotene Tätigkeit darf nicht auf andere übertragen werden.

4. Delegationszwang: Kein Mitarbeiter darf unter Druck gesetzt werden, z. B. durch Androhung arbeitsrechtlicher Schritte. Allerdings darf man von jedem Mitarbeiter all das verlangen, was er gelernt hat. Eine Fachkraft kann sich nicht permanent weigern, Medikamente zu richten oder Injektionen zu verabreichen. Dies wäre nur kurzfristig mal der Fall, wenn die Person sich heute nicht dazu in der Lage sieht. Aber morgen muss sie das, was sie gelernt hat und auch können muss, wieder durchführen. Dies ergibt sich auch aus dem BGB, dem § 612a »Maßregelungsverbot: Der Arbeitgeber darf einen Arbeitnehmer bei einer Vereinbarung oder einer Maßnahme nicht benachteiligen, weil der Arbeitnehmer in zulässiger Weise seine Rechte ausübt.«

5. Delegationszulässigkeit: Das Delegieren ist nur im Fachvorgesetztenverhältnis möglich.

Beachten Sie bitte bei der Delegation auf Nichtfachkräfte: Laut Heimpersonalverordnung und MDK sind einjährig ausgebildete Mitarbeiter keine Fachkräfte. Was die Qualifikation von Heilerziehungspflegern betrifft, so können diese im Heim als Fachkraft gelten, im Bereich SGB XI aber möglicherweise nicht.

Zudem wünscht der MDK in manchen Bundesländern, dass die Behandlungspflege ausschließlich durch Fachkräfte erbracht wird. Hier will man erreichen, dass die Behandlungspflege in Pflegeeinrichtungen generell nur durch Fachkräfte durchgeführt wird. Bezahlen will die Kasse dafür allerdings nicht, es werden Regelungen gefordert, die in der Praxis nicht haltbar sind.

Tätigkeiten durch sogenannte Nichtfachkräfte
Leider gibt es im stationären Altenhilfebereich immer noch keine eindeutige und klare Abgrenzung, welche Tätigkeiten die nicht examinierten Mitarbeiter selbstständig durchführen dürfen. Es gibt immer wieder Diskussionen darum und die Meinungen gehen weit auseinander. Jeder, der Tätigkeiten delegiert, sollte sich deshalb der Risiken für sich und den Delegationsnehmer bewusst sein.

Der MDK spricht in seiner Anleitung zur Prüfung der Qualität davon, dass z. B. Krankenpflegehelfer zwar auch zu den Nichtfachkräften gehören, aber dennoch eine Qualifikation vorhalten, die es ihnen erlaubt, bestimmte Tätigkeiten selbstständig zu übernehmen. Die Mitarbeiter einer Einrichtung sind entsprechend ihrer formalen und materiellen Qualifikation einzusetzen.

Die formelle Qualifikation
Formelle Qualifikation bedeutet, jemand hat einen Nachweis, der ihm bescheinigt, dass er die Tätigkeit erlernt hat. Eine materielle Qualifikation ist demnach das tatsächliche Können einer Tätigkeit. Günstigerweise kann ein Mitarbeiter beides, die formelle und die materielle Qualifikation, vorhalten. Hat ein Mitarbeiter eine formelle Qualifikation, so kann der Vorgesetzte bestimmte Fähigkeiten erwarten. Dennoch kann es sinnvoll sein, die materielle Qualifikation im Einzelnen zu überprüfen, z. B. in Form eines Delegationsschemas oder einer Checkliste zur Einarbeitung.

Je höher die formelle Qualifikation, desto eher kann man davon ausgehen, dass der Mitarbeiter diese Fähigkeiten auch beherrscht. Ist der Erwerb der formellen Qualifikation jedoch schon länger her (z. B. durch jahrelange Pause zwecks Kindererziehung) oder erst vor Kurzem erworben (nach Examensabschluss), so kann auch hier eine Überprüfung der materiellen Qualifikation durchaus sinnvoll sein.

Hat ein Mitarbeiter keine oder eine geringe formelle Qualifikation, ist also eine sogenannte Nichtfachkraft, so wird eine Überprüfung der tatsächlichen Fähigkeiten (materielle Qualifikation) unabdingbar.

Ambulant ist die Übertragung von Behandlungspflege auf Nichtfachkräfte nicht im SGB XI, sondern ausschließlich im SGB V Bereich geregelt. Hier ist der jeweilige Versorgungsvertrag inkl. der Vergütungsvereinbarung für die ambulanten Dienste relevant. Da nahezu jeder ambulante Dienst einen eigenen Versorgungsvertrag besitzt, lässt sich an dieser Stelle keine allgemeine Aussage darüber treffen, wer was darf.

Stationär sieht das anders aus. Dort ist die Behandlungspflege Bestandteil der SGB XI Leistungen und somit allgemein geregelt. In der aktuellen MDK-Anleitung zur Prüfung der Qualität stationär ist auf Seite 105 unter Frage 18.5 zu lesen: »Sind die Mitarbeiter entsprechend ihrer fachlichen Qualifikation eingesetzt worden?«

Erläuterung zur Prüffrage 18.5:
Die Frage ist mit »Ja« zu beantworten, wenn:
• die eingesetzten Mitarbeiter die formale Qualifikation haben oder
• für eingesetzte Mitarbeiter ohne formale Qualifikation der Nachweis der materiellen Qualifikation (z. B. Fortbildung, Anleitung) vorliegt.

Das bedeutet, der MDK hat sich herauszuhalten aus der Frage, ob die Nichtfachkräfte Voltaren auftragen, Augentropfen verabreichen oder eine PEG versorgen dürfen, sobald die Nachweise (Fortbildung, Anleitung, Delegation) für die Nichtfachkräfte vorliegen.

Ich würde jeder Führungskraft raten, neben der Einarbeitung auch ein Delegationsschema zu erstellen und damit klarzumachen, wer was darf und was nicht. Die folgende Tabelle 29 ist lediglich meine persönlich Meinung zur Delegierbarkeit und erhebt keinen Anspruch auf Vollständigkeit. Jede Leitung kann das für sich anderes definieren, straffen oder erweitern.

Tabelle 29: Delegationsschema.

Maßnahme	Exami-nierte MA	KPH/APH	Auszubil-dende 3. Jahr	Auszubil-dende 2. Jahr	Auszubil-dende 1. Jahr
i. m. Injektion	ja	nein	unter Anleitung	nein	nein
s. c. Injektion	ja	ja	ja	unter Anleitung	nein
Kompressionsverband	ja	nach Anleitung	unter Anleitung	nein	nein
Kompressionsstrümpfe	ja	ja	ja	unter Anleitung	nach Anleitung
AT/AS	ja	ja	ja	nach Anleitung	nach Anleitung
Medikation richten	ja	nein	unter Anleitung	nein	nein
Medikation verabreichen	ja	ja	ja	unter Anleitung	nach Anleitung
Einreibungen	ja	ja	ja	nach Anleitung	nach Anleitung
VW Schnellverband	ja	ja	ja	nach Anleitung	nach Anleitung
VW septische Wunde	ja	nein	unter Anleitung	nein	nein
VW aseptische Wunde	ja	ja	ja	nach Anleitung	nein
Katheter legen	ja	nein	unter Anleitung	nein	nein
Katheter spülen	ja	ja	nach Anleitung	unter Anleitung	nein
PEG-Anschluss	ja	ja	nach Anleitung	unter Anleitung	nach Anleitung

Hinweis: Diese Tabelle wurde von der Autorin aus eigenem Ermessen erstellt und ist in keinem Falle rechtsverbindlich. Es kommt immer auf die Fähigkeit der Person an, wie bereits unter den Erläuterungen zur Delegation benannt.

7.1.4.1 Delegationsschemata

Ein Delegationsschema legt fest, welcher Mitarbeiter mit welcher Qualifikation welche Tätigkeit erfüllen darf. Im Folgenden finden Sie ein beispielhaftes Delegationsschema, das zeigt, wie eine personenbezogene Delegation von Behandlungspflege aussehen kann.

Delegation

Achtung! Delegation auf Nichtfachkräfte (laut Heimpersonalverordnung, SGB XI und MDK sind einjährig Ausgebildete keine Fachkräfte)

Bestätigung

Frau/Herr _____, tätig als _____,

auf dem Wohnbereich _____ ist aufgrund entsprechender Kenntnisse und Erfahrung dazu befähigt, die im Folgenden aufgeführten Tätigkeiten selbstständig durchzuführen. Davon haben sich die

Pflegedienstleitung Frau/Herr _____

und/oder die Wohnbereichsleitung Frau/Herr_____

persönlich überzeugt.

Datum _____ Tätigkeit _____

HZ der PDL/WBL

☐ _____ Medikamente verabreichen (von Fachkraft gestellt)

☐ _____ Verabreichen von s.c. Injektion

☐ _____ Schnellverbände (Pflaster)

☐ _____ einfache Verbände (aseptische Wunde)

☐ _____ Kompressionsverbände

☐ _____ Kompressionsstrümpfe

☐ _____ Blasenspülung mit Fertigpräparaten

☐ _____ Verabreichung von Klistier/Mikrokliss

☐ _____ Anhängen/Abnahme von Sondenkost an PEG

☐ _____ RR-Kontrolle

☐ _____ BZ-Kontrolle

☐ _____ Temperaturkontrolle

☐ _____ Gabe von Augentropfen und -salben

☐ _____ Einreibungen (Cremes, Salben, Pasten ...)

Der Mitarbeiter kennt die Risiken und weiß, dass der Durchführende für das haftet, was er durchführt. Wer anordnet, hat die Anordnungsverantwortung.

_____   _____

Ort, den   Unterschrift des Mitarbeiters

7.1.4.2 Sind die Anforderungen praxisnah?

Würden Einrichtungen die Krankenpflegehelfer oder auch die Kollegen ohne eine pflegerische Ausbildung tatsächlich nur in der Grundpflege einsetzen, so wäre ein Kollaps der Altenhilfe wohl unvermeidlich. Diese Vorgabe widerspricht zudem klar einer Aufteilung der Pflege in Bereiche oder Gruppen. Das Ergebnis einer solchen strikten Trennung kann nur ein Rückschritt in die Funktionspflege sein:

In einem Wohnbereich mit 35 Bewohnern wird die examinierte Kraft von Zimmer zu Zimmer hetzen müssen, die Injektionen und Medikamente verabreichen und ein nicht examinierter Mitarbeiter wird das Waschen eines Bewohners unterbrechen müssen, damit eine Fachkraft einen Verbandwechsel, eine Einreibung oder Ähnliches durchführen kann.

Meines Erachtens ist das Ansinnen der Politik, eine Verbesserung der Pflegequalität zu erreichen, sehr wichtig. Dennoch genügt es nicht, lediglich die Anforderungen zu erhöhen, eine immer höhere Messlatte anzulegen und Prüfkataloge mit immer stringenteren Regelungen aufzustellen. Es müssen gleichzeitig auch Lösungswege gesucht werden, wie diese Anforderungen in der Praxis umzusetzen sind.

Der Anteil angelernter Mitarbeiter in der Pflege steigt immer höher. Es gibt Teile Deutschlands, die mit einer Fachkraftquote von 40 % schon zufrieden sind. Aktuell wird die Situation immer schwieriger, Fachkräfte zu finden. Und das nicht nur in Ballungsgebieten wie München, Berlin oder dem Rhein-Main-Gebiet.

Wie soll der geringe Anteil an Fachkräften die hohen Anforderungen an die Pflege auffangen, wenn dies die momentane Personalbesetzung ist? Viele der nicht examinierten Kollegen in der Alten- bzw. Gesundheits- und Krankenpflege kommen nicht aus Deutschland. Sie brauchen also neben der Fachaufsicht zusätzlich vermehrt unsere Unterstützung, nicht nur in Wort und Schrift, sondern auch bei der Bewältigung der völlig unterschiedlichen Kulturen und Institutionen!

Wie kann man derzeit in der Altenpflege von Qualität sprechen? Sicher gab es viele Versäumnisse auch vonseiten der Träger, doch die »goldenen Zeiten« sind auch für Altenheimbetreiber vorbei. Wenn Gelder und Ressourcen zur Umsetzung der Qualität freigesetzt werden müssen, und das ist derzeit der Fall, dann wird nur an einem gespart: am Pflegebedürftigen. Mitarbeiter benötigen mehr Zeit für Dokumentation und Administration. Mehr Zeit stellt aber niemand zur Verfügung, also muss die Zeit abgezweigt werden – von der Versorgung des Pflegebedürftigen. Es werden Arbeitsgruppen und Qualitätszirkel geschaffen. Woher wird die Zeit genommen? Sie geht von der Pflege ab. Es sollen qualitätssichernde Maßnahmen eingeleitet und überprüft werden, dafür werden Qualitätsbeauftragte eingesetzt. Diese Stellen kosten Geld. Woher kommt das Geld, das nicht im Pflegesatz verhandelt ist?

Meiner Meinung nach sind nun die Politik und die Kostenträger gefordert. Sie müssen beweisen, dass sie es mit der verbesserten Versorgung ernst meinen und dass auch für sie die Qualität zur besseren Leistungserbringung und zum Wohle der Pflegebedürftigen an erster Stelle steht. Mehr Kontrollen erhöhen aus meiner Sicht dabei nicht die Qualität. Wenn ein Hersteller eines mechanischen Teils nur kontrolliert, was er produziert hat, wieso sollte dann der Ausschuss weniger werden und das Ergebnis besser? Wenn ich stets nur kontrolliere, ob das Ergebnis den Anforderungen entspricht, werde ich möglicherweise nie zum gewünschten Ergebnis gelangen, weil schon die Struktur und Prozesse schieflaufen. Wer die Auswertung der Pflegeplanung immer nur dahingehend überprüft, ob die Ziele erreicht sind, und feststellt, dass sie nicht erreicht wurden, erreicht auch mit noch häufigeren Kontrollen keine Situationsverbesserung. Und mein Auto wird nicht besser, wenn ich es statt alle zwei Jahr nun jährlich zum TÜV bringe.

In genau dieser Situation befindet sich die Pflege momentan. Der MDK prüft, die Heimaufsicht prüft. Das bedeutet für alle Einrichtungen, dass i. d. R. jährlich eine prüfende Instanz ein- und ausgeht. Ich betone nochmals: Mehr Ergebniskontrollen bringen nicht zwangsläufig ein besseres Ergebnis, solange die Strukturen unverändert sind oder sich sogar verschlechtern.

Roboter für die Pflege?

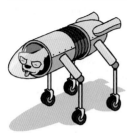

»Das japanische Forschungsinstitut Riken hat einen neuen humanoiden Roboter entwickelt, der in der Altenpflege eingesetzt werden soll. Der 100 Kilogramm schwere künstliche Altenpfleger, den die Wissenschaftler auf den Namen RI-MAN getauft haben, misst 158 Zentimeter und soll schon bald in der Lage sein, bis zu 70 Kilogramm schwere Personen aufzuheben oder auch herumzutragen. Darüber hinaus kann RI-MAN sowohl sehen als auch hören und soll den Forschern zufolge zwischen acht unterschiedlichen Gerüchen unterscheiden können. Unterstützung erhalten die japanischen Forscher von der eigenen Regierung, die angesichts der alternden japanischen Gesellschaft

um Zukunftsperspektiven in der Altenbetreuung bemüht ist« (http://www.
flensburg-online.de/senioren/pflege-roboter.html Dezember 2009). Brauchen
wir vielleicht die Aufstehhilfe »Sahra« demnächst nicht mehr?

Der Klaß & Ihlenfeld Verlag, Berlin berichtet auf seiner Homepage www.
golem.de im Dezember 2009, dass die Universität Duisburg-Essen ein Projekt
ins Leben gerufen hat, das sich mit dem Einsatz von Servicerobotern in der
Pflege beschäftigt. Die Wissenschaftler wollen herausfinden, wie ein Roboter
beschaffen sein muss, damit er von den zu Pflegenden angenommen wird.

Ist vom intelligenten Heim die Rede, wird oft von Kühlschränken fantasiert,
die das Essen selbst bestellen. Es ist jedoch wahrscheinlicher, dass sich Assis-
tenzsysteme und Anwendungen, die Senioren das Wohnen in den eigenen vier
Wänden erlauben, durchsetzen. Dazu werden auch Roboter gehören, die die
Pflege übernehmen, indem sie beispielsweise die Senioren daran erinnern,
ihre Medikamente zu nehmen, oder ihnen das Essen kredenzen.

Technisch sind Serviceroboter wie der am Fraunhofer-Institut für Produk-
tionstechnik und Automatisierung (IPA) entwickelte Care-O-bot inzwischen
möglich. Sie können den Mülleimer ausleeren, Speisen und Getränke servie-
ren, Gegenstände transportieren. Aber wie sieht es mit der Akzeptanz aus?
Werden die Roboter von denen, die sie bedienen sollen, angenommen?

Mit diesem Thema wird sich in den kommenden drei Jahren ein Forschungs-
projekt beschäftigen, das die Universität Duisburg-Essen zusammen mit
dem Fraunhofer IPA und zwei Unternehmen aus Ludwigsburg durchführt.
»Grundsätzlich geht es um die Frage, ob und wie die Lebensqualität von pflegebedürftigen Menschen durch geeignete technische Anwendungen verbessert werden kann. Lässt sich zum Beispiel die Selbstständigkeit von Senioren
mit angepasster und akzeptierter Servicetechnik erhöhen?«, erklärt Projekt-
koordinatorin Karen Shire das Ziel.

Die Forscher wollen zunächst eine Bedarfsanalyse erstellen. 2010 wird dann
ein erster Praxistest folgen. In einer Stuttgarter Pflegeeinrichtung sollen sich
zwei Pflegeroboter, der Care-O-bot und der von MLR System und Fraunhofer
IPA entwickelte Casero, bewähren.

Anhand der Ergebnisse des Projektes sollen dann Serviceroboter gezielt
für die Pflege älterer Menschen entwickelt werden. Sie sollen entweder
dem Personal in den Pflegeeinrichtungen einen Teil der Arbeit abnehmen
oder es auch Pflegebedürftigen ermöglichen, zu Hause wohnen zu bleiben.

Japanische Roboterhersteller haben technische Lösungen für die Pflege in Gesellschaften, denen eine Überalterung droht, längst als Markt erkannt. So präsentierte Toyota beispielsweise im Herbst 2007 den robotischen Rollstuhl Mobiro. Roboter dienen jedoch nicht nur dem Transport. Im Fernen Osten wird seit einigen Jahren eine etwa 60 cm große robotische »Robbe« namens Paro in der Beschäftigungstherapie für demenzkranke Menschen eingesetzt.

Ähnlich wie der Robotersaurier Pleo ist auch Paro mit Sensoren ausgestattet, die ermöglichen, dass die »Robbe« auf Reize reagiert und mit den Patienten interagiert. Die Frankfurter Pflegewissenschaftlerin Barbara Klein hat Paro kürzlich nach Deutschland geholt. Sie habe den Roboter auf einer Japanreise im Einsatz gesehen und sei von den Ergebnissen so beeindruckt gewesen, dass sie selbst damit arbeiten wolle. Sie will nun klären, ob es mit seiner Hilfe möglich ist, beispielsweise Aggressionen demenzkranker Patienten zu verringern. Ich weiß nicht, wie demenziell Erkrankte, die in unserer heutigen schon modernen Pflegewelt mit Bewegungsmeldern und Sensorwasserhähnen nicht zurechtkommen, auf die technischen Neuerungen reagieren. Fakt ist: Wir werden es erleben, wenn wir es erleben. Denn wir sind die zukünftigen Alten und demenziell Erkrankten.

7.1.5 Dienstpläne

Dienstpläne sind wie ein Dokument zu behandeln. Deshalb müssen sie mit einem dokumentenechten Stift geschrieben werden, Tipp-Ex und Kritzeleien sind verboten (Tabelle 30). Damit ein Dienstplan zweifelsfrei nachvollziehbar und arbeitsrechtlich korrekt geführt wird, muss er folgende Merkmale enthalten:

- Verfasser
- Datum des Inkrafttretens
- Gültigkeitszeitraum
- Legende für Abkürzungen
- Name des Mitarbeiters
- Beschäftigungsumfang
- Qualifikation
- Überstunden/Minusstunden aus dem Vortrag
- Sollstunden und Iststunden
- Rahmendienstplan (Tagewoche)
- Geplante Einsatzzeiten für den laufenden Dienstplan
- Änderungen der Einsatzzeiten
- Istzeiten/geleistete Zeit

Tabelle 30: Dienstplan.

Dienstplan · Einrichtung · Verantwortlicher · für die Zeit vom … bis … · Erstellungdatum

Name, Qualifikation, Beschäftigungsumfang	Resturlaub 2002	plus/minus Übertrag		Mo	Di	Mi	Do	Fr	Sa	So	Mo	Di	Mi	Do	Fr	Sa	So	Soll	plus/minus
Luise Blau AP 100 %	32 AT	35,5 Std.	Rahmen																
			Plan	F	F	F	F	F	D	D	S	S	S	S	S	/	/		
			Änderung																
			Ist															Ist	
Bernd Obst KP 75 %	22 AT	8,5 Std.	Rahmen																
			Plan	D	D	D	D	D	D	F	/	/	/	/	/	F	F		
			Änderung	S	S	S	S	S	F	F									
			Ist															Ist	
Olga Ebel KPH 100 %	29 AT	6,25 Std.	Rahmen																
			Plan	F	F	F	F	F	/	/	F	F	F	F	F	/	/		
			Änderung	/	/	/	/	/	/	/									
			Ist															Ist	
Elke Sost KS geringfügig beschäftigt	5 AT	18 Std.	Rahmen																
			Plan	/	/	/	/	/	D	D	/	/	/	/	F	S	S		
			Änderung																
			Ist															Ist	
Petra Drupe nicht exam. 100 %	24 AT	14,75 Std.	Rahmen																
			Plan	S	S	S	S	S	D	D	S	S	S	S	S	/	/		
			Änderung																
			Ist															Ist	

A = Ausbildung
D = Regelarbeit Dienst
SU = Sonderurlaub

AP = Altenpfleger/-in
FB = Fortbildung
T = Teambesprechung

APS = Altenpflegeschüler/-in
KP = Krankenpfleger
TU = Tarifurlaub

AT = Arbeitstage
KS = Krankenschwester
/ = Frei

F = 7.00 Uhr bis 14.00 Uhr inkl. 30 Minuten Pause (Pausenkorridor zwischen 9.00 und 11.00 Uhr)
S = 13.30 Uhr bis 21.00 Uhr inkl. 30 Minuten Pause (Pausenkorridor zwischen 16.00 und 19.00 Uhr)
N = 20.45 Uhr bis 7.15 Uhr inkl. 30 Minuten Pause (Pausenkorridor zwischen 1.00 und 4.00 Uhr)

Wer Zeiterfassungssysteme im Einsatz hat, kann auf diesen Istabgleich verzichten ebenso wie der ambulante Dienst, dessen Mitarbeiter täglich einen Stundennachweis führen. Als Beitrag zum Betriebsfrieden und zur Steigerung der Mitarbeiterzufriedenheit empfiehlt es sich, die Wünsche der Mitarbeiter im Vorfeld zu erfragen. Dabei muss klar sein, dass diese Wünsche – wenn möglich – berücksichtigt werden, aber aus betrieblichen Gründen auch abgelehnt werden können. Die Wünsche können in einem sogenannten Wunschbuch erfasst werden.

7.1.6 Dienstanweisungen

Der MDK spricht in seinem Prüfkonzept nicht nur von dem Vorhandensein, sondern auch ausdrücklich von der Überprüfung und Einhaltung solcher Vorschriften. Eine Dienstanweisung wird laut Direktionsrecht von einer vorgesetzten Stelle formuliert und allen Mitarbeitern offen zur Kenntnis gebracht. Eine Zuwiderhandlung gegen eine Dienstanweisung kann eine Abmahnung zur Folge haben, was allerdings in der Anweisung bereits deutlich werden muss.

Dienstanweisungen, die auf der Ordnung des Betriebes beruhen, müssen mit dem Betriebsrat ausgehandelt werden, was somit zur Einschränkung des Direktionsrechtes des Arbeitgebers führt (z. B. Rauchverbot, Dienstkleidung).

Dienstanweisungen werden häufig für die Bereiche gefertigt, bei denen es immer wieder zu Störungen im Betriebsablauf kommt oder die innerhalb einer Einrichtung sehr unterschiedlich gehandhabt werden. Dies sind z. B. Anweisungen für:

- Arbeitsausfall
- Arbeitsunfähigkeitsbescheinigung
- Freiheitsentziehende Maßnahmen
- Dienstkleidung
- Essensausgabe
- Geschenke
- Fuhrpark
- Rauchverbote

7.1.7 Dienst- und Teambesprechungen

Dienst- und Teambesprechungen dienen dem Austausch von Informationen über verschiedene Arbeitsbereiche hinweg. Solche Besprechungen sollten laut MDK-Prüfbogen »regelmäßig« durchgeführt werden. Die Besprechungen sollten an festen Terminen stattfinden oder zumindest rechtzeitig angekündigt werden. Mit der Ankündigung sollte ein Plan der anfallenden Tagesordnungs-punkte (TOPs) aufgestellt werden. Unter dem Punkt »Sonstiges« können die Mitarbeiter ihre Anliegen direkt vorbringen oder bereits vorher thematisieren.

Die Besprechungen müssen unter einer fachlichen Leitung stehen und soll-ten auf jeden Fall immer protokolliert werden. In diesen Teamgesprächen ist genügend Raum für Diskussionen, Organisatorisches und Einzelfallbespre-chungen. Zusätzlich kann jederzeit eine kleine interne Fortbildungsveran-staltung angehängt werden.

Besprechungen dienen also nicht nur dem Informationsaustausch, sondern auch der Qualitätssicherung und -lenkung. Zudem dienen sie der Organisa-tion pflegerelevanter Tätigkeiten, der Planung direkter und indirekter Pflege und der gesamten Arbeits- und Ablauforganisation. Die Besprechungster-mine sollten laut MDK auf dem Dienstplan vorher deutlich gekennzeichnet werden.

7.1.8 Einarbeitungsmappe

Der Antritt einer neuen Stelle bringt für jeden Mitarbeiter Unsicherheiten. Er bemüht sich in der Regel, einen guten Eindruck zu hinterlassen. Wie steht es aber mit der Einrichtung, welchen Eindruck hinterlässt sie? Es gibt nur einen ersten Eindruck, das sollte man beherzigen und sich zunutze machen.

Die Einarbeitung will gut geplant sein, vom zeitlich günstigen Arbeitsantritt (z. B. nicht im Stress des frühen Morgens) über die Fülle und Sammlung von Informationen bis hin zur Staffelung der eigenverantwortlichen Übernahme von Tätigkeiten.

Eine Einarbeitungsmappe für neue Mitarbeiter hat somit viele Funktionen. Die beiden wichtigsten sind, dass der neue Mitarbeiter sowohl einen schnel-len Überblick über als auch Einblick in die Abläufe der Einrichtung erhält. Der andere wichtige Punkt ist die rechtliche Absicherung der Fachvorgesetz-ten. Eine leitende Fachkraft hat die Fachaufsicht für die Mitarbeiter. Sie muss sich in jedem Fall in bestimmten Situationen, auch bei examinierten Kräften, von der fachlichen Kompetenz des Mitarbeiters überzeugen (formelle und materielle Qualifikation).

Neben der sogenannten formellen Qualifikation (Examen, Spritzenschein und andere schriftliche Nachweise) muss die materielle Qualifikation (das reine Können) nachgewiesen werden. Zu vergleichen ist dies mit dem Führerschein. Wer einen Führerschein hat, besitzt zwar die Lizenz zu fahren, aber fahren kann kaum einer direkt nach Erhalt der Lizenz. Das routinierte Fahren erlernt man danach.

Der Nachweis der materiellen Qualifikation kann bereits bei Eintritt in die Einrichtung erfolgen. Dies geschieht am besten anhand einer Einarbeitungsmappe, in der der neue Mitarbeiter mit Handzeichen angibt, welche materielle Qualifikation er hat bzw. nicht hat, d. h. was er schon kann oder was ihm noch gezeigt werden muss. Dies bietet eine relative Sicherheit für beide Seiten.

Eine weitere Perfektionierung bringt die Unterscheidung von Einarbeitungsmappen für verschiedene Gruppen, z. B. Neueinsteiger, Wiedereinsteiger, examinierte Kräfte, nichtexaminierte Kräfte und Schüler.

Bestandteile einer Einarbeitungsmappe:
- Ablauforganisation (Checklisten und Merkblätter)
- Ablaufschemata zu bestimmten Themen
- Angebote der Einrichtung (Beschäftigung, Therapie, Veranstaltung u. v. m.)
- Annahme von Geschenken
- Arbeitskleidung
- Arbeitszeit
- Bestellwesen (Materialien, Medikamente etc.)
- Checkliste der Einarbeitung mit Zeitschiene
- Darstellung der Institution (Flyer, Broschüren etc.)
- Dienstanweisungen
- Dienstplangestaltung
- Fortbildungskalender
- Haftung in bestimmten Fällen
- Kleiderordnung
- Konzeption
- Kundenliste
- Lagerhaltung
- Liste der mitzuführenden Materialien
- Mustermappe der Dokumentation mit Ausfüllhinweisen
- Notfallregelung
- Pausen- und Urlaubsregelung
- Pflegeleitbild
- Pflegemodell
- Schweigepflichterklärung

- Stellenbeschreibung
- Stundennachweis
- Team (Mitarbeitervorstellung)
- Telefonliste
- Umgang mit Dienstfahrzeugen
- Verköstigung

Beispiel: Einarbeitungsplan für neue Mitarbeiter im ambulanten Dienst

---

Einarbeitungskonzept
Einarbeitungsplan für neue Mitarbeiter im ambulanten Dienst

Ziele:
- Grundlage für die Übernahme nach der Probezeit
- Sicherstellung der Grundkenntnisse der wichtigsten Abläufe
- Transparenz für Mitarbeiter
- Transparenz der Fähigkeiten und Fertigkeiten der »neuen Mitarbeiter«
- Gemeinsam abgestimmte Betreuung der Kunden nach Leitbild
- Sicherstellung der Pflegequalität

Arbeitsbeginn am ersten Tag zeitlich so wählen, dass der »große Ansturm« nicht einfällt.

Einarbeitungsmappe mit folgenden Formularen und Informationen:
- Regelung für Beschwerden
- Regelung für Geschenke
- Schweigepflichtserklärung
- Pflegeleitbild
- Unternehmensphilosophie
- Stellenbeschreibung
- Stadt-/Umgebungspläne
- Fort-/Weiterbildungsprogramme
- Organigramm
- Erreichbarkeit, wichtige Telefonnummern
- Dokumentationssystem

- _____
- _____
- _____

---

1. Tag _____

Dienstbeginn: _____

Mitarbeiter: _____

Anleiter: _____

Datum: _____

- Begrüßung durch PDL oder stellvertretende PDL
- Vorstellung der Mitarbeiter, der Bezugsperson, der Leitung bzw. Verwaltung
- Räumlichkeiten des Arbeitsplatzes zeigen, MA-Toilette, Feuermelder und Löscher, Sicherheitskasten, Fluchtwege
- Dienstzeiten
- Dienstplan: Entstehung, Gestaltung, Wünsche, Gewohnheiten
- Teambesprechungen, wann, wie, wo, Teilnahmepflicht
- Pausenregelung
- Tagesablauf
- Hygienevorschriften
- Schweigepflicht nach § 203 StGB
- Vorstellung der Touren, Patienten, Anrede klären, Gewohnheiten, häusliche Verhältnisse, Ansprechpartner
- Resümee des Tages, Eindrücke, Ängste, Unklarheiten, Fragen
- Vorschau auf den nächsten Tag

1. Woche von _____ **bis** _____

neuer Mitarbeiter: _____

Anleiter: _____

Kennenlernen der 1. Tour, Einweisung in die ganzheitliche Pflege der Patienten

- Erklärung der einzelnen Module, Unterschied zwischen SGB V und XI
  ☐ zugeschaut   ☐ vertraut
- Anamnese über den einzelnen Patienten erteilen, Krankheitsbilder, Ressourcen, Behinderungen, Einschränkungen
  ☐ zugeschaut   ☐ vertraut
- Große Toilette, kleine Toilette, Ganzwaschung im Bett, Waschen am Bettrand, Waschbecken
  ☐ zugeschaut   ☐ unter Anleitung   ☐ selbstständig
- Ankleiden des Patienten, Ankleiden eines Hemiplegikers
  ☐ zugeschaut   ☐ unter Anleitung   ☐ selbstständig
- Hilfestellung bei den Mahlzeiten, evtl. auf Besonderheiten hinweisen (z. B. Schluckstörung ...)
  ☐ zugeschaut   ☐ unter Anleitung   ☐ selbstständig

▶

- Einführung Dokumentationssystem, Flüssigkeitszufuhr, -bilanz
  ☐ zugeschaut   ☐ unter Anleitung   ☐ selbstständig
- Kontinenztraining, Inkontinenzversorgung, Umgang mit Hilfsmitteln
  ☐ zugeschaut   ☐ unter Anleitung   ☐ selbstständig
- Ordnung im Zimmer, Lüften, Betten, Sicherheitsmaßnahmen
  ☐ zugeschaut   ☐ unter Anleitung   ☐ selbstständig
- Sicherheit am Arbeitsplatz (z. B. Hygiene, Kontamination)
  ☐ zugeschaut   ☐ unter Anleitung   ☐ selbstständig
- Einweisung in Technik des rückenschonenden Arbeitens
  ☐ zugeschaut   ☐ unter Anleitung   ☐ selbstständig
- Umgang mit Toilettenstühlen, häusliche sanitäre Gegebenheiten
  ☐ zugeschaut   ☐ unter Anleitung   ☐ selbstständig
- Umgang mit Wäsche und Abfall, Entsorgung der Wäsche im Haushalt,
  Umgang mit Schmutzwäsche im Haushalt, Möglichkeiten der Reinigung
  ☐ zugeschaut   ☐ unter Anleitung   ☐ selbstständig

- _____
  ☐ zugeschaut   ☐ unter Anleitung   ☐ selbstständig

- _____
  ☐ zugeschaut   ☐ unter Anleitung   ☐ selbstständig

- _____
  ☐ zugeschaut   ☐ unter Anleitung   ☐ selbstständig

- _____
  ☐ zugeschaut   ☐ unter Anleitung   ☐ selbstständig

- _____
  ☐ zugeschaut   ☐ unter Anleitung   ☐ selbstständig

- _____
  ☐ zugeschaut   ☐ unter Anleitung   ☐ selbstständig

Bemerkungen:
- Reflexion der Woche, offene Fragen, Unklarheiten …
  _____

  _____

- Einzuleitende Maßnahmen seitens des neuen Mitarbeiters:
  _____

  _____

- Einzuleitende Maßnahmen seitens des Anleiters:
  _____

  _____

▶

2. Woche von ————————————— bis —————————————

neuer Mitarbeiter: ————————————————————————

Anleiter: ————————————————————————

Kennenlernen der 2. Tour, Einweisung in die ganzheitliche Pflege der Patienten

- Erklärung der einzelnen Module, Unterschied zwischen SGB V und XI (zur Sicherheit!)
  ☐ zugeschaut   ☐ vertraut
- Anamnese über den einzelnen Patienten erteilen, Krankheitsbilder, Ressourcen, Behinderungen, Einschränkungen
  ☐ zugeschaut   ☐ vertraut
- Medikamentenschrank, Sicherheitsvorschriften erörtern, interne Regeln, Handhabungen...
  ☐ zugeschaut   ☐ unter Anleitung   ☐ selbstständig
- Vorratsraum, Aufbewahrung der Lagerungsmittel, Waschküche, Wäschevorrat...
  ☐ zugeschaut   ☐ unter Anleitung   ☐ selbstständig
- Anforderungen von Medikamenten, Absprache mit den einzelnen Ärzten, Patienten, Angehörigen...
  ☐ zugeschaut   ☐ unter Anleitung   ☐ selbstständig
- Anforderungen von Hilfsmitteln, evtl. Vereinbarungen mit einzelnen Firmen, welche ist für die Region zuständig, Inkontinenzmaterial, Pflegemittel, Rollstuhl, Gehwagen
  ☐ zugeschaut   ☐ unter Anleitung   ☐ selbstständig
- Anforderungen von Rezepten, Regelung mit Apotheken
  ☐ zugeschaut   ☐ unter Anleitung   ☐ selbstständig
- Anforderungen von Verordnungsscheinen
  ☐ zugeschaut   ☐ unter Anleitung   ☐ selbstständig
- Kontakt zu Angehörigen, Ärzten, KG, Ergo, Log., Apotheken, Regelung der bzw. mit Apotheken
  ☐ zugeschaut   ☐ unter Anleitung   ☐ selbstständig
- Bestellung des mobilen Essens
  ☐ zugeschaut   ☐ unter Anleitung   ☐ selbstständig
- Bereitschaftsdienste, Ärzte, Apotheken
  ☐ zugeschaut   ☐ unter Anleitung   ☐ selbstständig
- Anamnese und Aufnahme eines neuen Kunden
  ☐ unter Anleitung   ☐ selbstständig
- Vermittlung von Fußpflege, Friseur etc.
  ☐ unter Anleitung   ☐ selbstständig

- Fuhrpark, Umgang mit den Autos, Kundendienst, Reinigung, Tanken
☐ unter Anleitung   ☐ selbstständig
- Urlaubsplanung, Fortbildung etc.
☐ unter Anleitung   ☐ selbstständig
- Interne Formulare, Handhabung
☐ unter Anleitung   ☐ selbstständig
- Maßnahmen im Sterbefall, die örtlichen Gegebenheiten sind hier zu beachten, Wünsche von Angehörigen sind zu respektieren
☐ unter Anleitung   ☐ selbstständig
- Umgang mit Geräten, Standortkenntnis, Handhabung, Neubeschaffung von Zubehör
☐ unter Anleitung   ☐ selbstständig
- Verhalten bei Notfällen, Erreichen des Rettungsdienstes, wer muss noch verständigt werden etc.
☐ unter Anleitung   ☐ selbstständig

weitere Maßnahmen

- _____

  ☐ zugeschaut   ☐ unter Anleitung   ☐ selbstständig

- _____

  ☐ zugeschaut   ☐ unter Anleitung   ☐ selbstständig

- _____

  ☐ zugeschaut   ☐ unter Anleitung   ☐ selbstständig

- _____

  ☐ zugeschaut   ☐ unter Anleitung   ☐ selbstständig

- _____

  ☐ zugeschaut   ☐ unter Anleitung   ☐ selbstständig

Bemerkungen:
- Reflexion der Woche, offene Fragen, Unklarheiten etc.
  _____
  _____

- Einzuleitende Maßnahmen seitens des neuen Mitarbeiters:
  _____
  _____

- Einzuleitende Maßnahmen seitens des Anleiters:
  _____
  _____

7.1.9 Fachliteratur

Unter Fachliteratur versteht der MDK sowohl Fachbücher als auch die gängigen Fachzeitschriften. Stationär (Seite 35, Punkt 6.4) und ambulant (Seite 30, Punkt 6.9) wird die Fachliteratur unter der Rubrik »Qualitätsmanagement« genannt: »Werden aktuelle Fachliteratur und Fachzeitschriften für die Mitarbeiter der Einrichtung im Bereich Pflege zugänglich vorgehalten?«

Eine Einrichtung sollte für die Mitarbeiter mindestens sechs Fachbücher neueren Datums zugänglich aufbewahren. Neben den Fachbüchern zu Pflegethemen und Diagnosen bieten sich auch Listen zu Medikamenten und der Pflegeversicherung an. Die Leitungskräfte sollten daneben noch Bücher zu bestimmten Organisationsformen sowie rechtlich relevanten Themen bevorraten. Viele Vorgesetzte schrecken ein wenig davor zurück, teure Fachbücher für jeden zugänglich aufzubewahren, wohl wegen des potenziellen Schwundes. Das ist sicher verständlich, doch wenn Fachbücher im Büro eines Vorgesetzten stehen, müssen die Mitarbeiter eine gewisse Hemmschwelle überwinden, um an ein Fachbuch zu kommen. Nicht jeder, der sich ein Fachbuch ausleiht, möchte sich gleichzeitig der Diskussion stellen, warum er gerade heute genau dieses Fachbuch braucht. Deshalb sollten alle Fachbücher für alle Mitarbeiter frei zugänglich sein.

Die Fachzeitschriften sollten eine sogenannte Laufliste aufweisen. Diese Laufliste zeigt, welcher Mitarbeiter diese Fachzeitschrift wann in Händen hielt. Dies garantiert noch nicht, dass die Zeitschrift auch gelesen wurde, jeder Mitarbeiter in der Pflege hat jedoch eine Fortbildungsverpflichtung, die das Lesen von einschlägiger Fachpresse einbezieht (s. u.).

In einigen Einrichtungen werden die Lauflisten auch dazu genutzt, bestimmte Artikel vorab auszuwählen. So kennzeichnet ein Kollege einen interessanten Artikel, bevor die Zeitschrift weitergeleitet wird. So können nachfolgende Kollegen auf einen Blick erkennen, was in dieser Ausgabe interessant ist.

7.1.10 Fort- und Weiterbildung

Jeder Pflegemitarbeiter ist verpflichtet, sich in seinem Beruf weiterzubilden. Dies kann einerseits durch Fachliteratur geschehen (s. o.). Andererseits ist es seitens des MDK wünschenswert, wenn jeder Mitarbeiter der Pflege pro Jahr mindestens an einer Fortbildung teilnimmt. Diese Fortbildungen können hausintern und stundenweise geschehen oder durch Fortbildungsveranstaltungen außerhalb der Einrichtung gewährleistet sein. Auf jeden Fall muss über die Fortbildung ein schriftlicher Nachweis (Teilnahmebescheinigung o. Ä.) geführt werden.

Die Fortbildung sollte sich zum einen auf den Bereich Pflege beziehen, aber auch z. B. auf gerontopsychiatrisch veränderte Menschen; die Mitarbeiter im sozialen und im hauswirtschaftlichen Bereich sollten neben eigenen Schulungen auch für die Belange der Pflegebedürftigen sensibel gemacht werden.

In der MDK-Anleitung zur Prüfung der Qualität finden wir keine Hinweise darauf, wie viel Fortbildung ein Mitarbeiter genießen sollte und in welchen Bereichen oder Abständen. Es heißt lediglich unter Punkt 6.7. ambulant und 6.8. stationär, dass alle Mitarbeiter in die Fortbildung einbezogen werden müssen: »Fortbildungspläne sind grundsätzlich für alle Leistungsbereiche erforderlich.«

Stationär gelten jedoch weitere Regeln: Aus § 43 Infektionsschutzgesetz geht hervor, dass Mitarbeiter zudem einmal jährlich in Sachen Hygiene geschult werden müssen.

Gemäß § 11 Absatz 10 Heimgesetz müssen jene Mitarbeiter der Pflege, die mit Medikamenten in Kontakt kommen, zudem einmal jährlich in der sachgerechten Lagerung und dem sachgemäßen Umgang mit Arzneimitteln geschult werden.

Im Folgenden finden Sie einen Schulungsplan, der erkennen lässt, welcher Mitarbeiter an welcher Schulung teilgenommen hat. Im Feld Bemerkungen kann die Leitung zudem festlegen, woran der Mitarbeiter teilnehmen soll bzw. wo noch Schwächen liegen etc.

Tabelle 31: Schulungsplan.

Mitar-beiter	Bemer-kungen	Jan	Feb	März	April	Mai	Juni	Juli	Aug	Sept	Okt	Nov	Dez
P. Müller	Dienstplan-führung		1.PD				16.D				4.W		
S. König	Pflegedoku-mentation		1.PD		2.PV								
B. Reiber	Heben und Tragen						16.D			19.HT			

Legende:	PD = Pflegedokumentation	W = Wunddokumentation
	D = Dienstplangestaltung	DM = Diabetes mellitus
	HT = Heben und Tragen	PV = Pflegevisite

7.1.11 Maßnahmenkatalog

Ein Maßnahmenkatalog wird erforderlich nach einer MDK-Prüfung, weil die Kassen oft Stellungnahmen verlangen, aus denen hervorgeht, wie und bis wann welche Qualitätsdefizite behoben werden. Der Maßnahmenplan sollte entlang der angemerkten Mängel ausgerichtet werden und nicht weitergehen als das, was gefordert wurde. Zudem muss man darauf achten, dass der Maßnahmenplan (Beispiel siehe nächste Abbildung) realistisch und erreichbar ist. Schreiben Sie nichts hinein, wovon sie nicht selbst überzeugt sind und machen Sie keine Zugeständnisse, wenn Sie diese nicht halten können.

Themen/Defizite	Maßnahme	Verant-wortlich	Zeitschiene	Stand der Bearbeitung
4.2 nimmt verantwortliche Pflegefachkraft Aufgaben wahr a. Umsetzung Pflegekonzept d. am Pflegebedarf orientierte Dienstplanung der Pflegekräfte	• Schulungen des vorhandenen Pflegekonzepts • Anpassung des Demenzkonzepts Siehe 4.5	PDL PDL	18.09.2009 09.10.2009 09.10.2009	
4.5 a. Kontinuität in der Pflege von Montag bis Freitag tagsüber nicht gegeben. c. Besetzung an Wochenenden und Feiertagen mit Wochentagen nicht vergleichbar	• Einführung einer elektronischen Dienstplan-Software, mit Festlegung der Mindestbesetzung von Montag bis Sonntag einschließlich der Feiertage • Schulung der Wohnbereichsleitungen im Hinblick auf die Nichtunterschreitung der Mindestdienstplanbesetzung – Damit sind Übergabezeiten der Pflegefachkräfte gesichert – Abbildung auf dem DP, wer die Fachaufsicht hat	HL PDL PDL	2009 September/Oktober 2009 ab 01.08.09	
5.2 geeignetes schriftliches Pflegekonzept j. Aussagen sachlich Ausstattung i. personelle Ausstattung	• Schulungen des vorhandenen Pflegekonzepts und Demenzkonzepts • Anpassung des Pflege- und Einrichtungskonzepts mit Bezug auf den Punkt sächliche Ausstattung • Schulungen der Mitarbeiter über das teilveränderte Konzept	PDL HL HL	18.09.2009 09.10.2009 2009 2009	

▶

Themen/Defizite	Maßnahme	Verantwortlich	Zeitschiene	Stand der Bearbeitung
5.3 Bekanntheitsgrad Pflegekonzept Mitarbeiter	• Schulung der Mitarbeiter und nachweisliche Kenntnisnahme	PDL	31.10.2009	
5.6 Bekanntheitsgrad Konzept hauswirtschaftliche Versorgung bei Mitarbeitern	• s. Punkt 5.3., das Pflege- und Einrichtungskonzept beinhaltet Aussagen zur hauswirtschaftlichen Versorgung	HL/PDL	31.10.2009	
6.5 interne Qualitätssicherung Bereich Hauswirtschaft	• Maßnahmen der Qualitätssicherung anhand interner Begehung werden anhand eines Protokolls nachgewiesen • eine Kundenbefragung ist geplant	HL HL	ab September 2009 Oktober 2009	
6.7 d. übereinstimmende Handzeichen konnten nicht alle zugeordnet werden	• Überprüfung der Handzeichen auf Eindeutigkeit • Anpassung der Handzeichenliste erfolgt	PDL PDL	15.09.2009 15.09.2009	
6.9 Fortbildungen Mitarbeiter Pflege, soziale Betreuung, hauswirtschaftliche Versorgung b. Einbeziehung Mitarbeiter soziale Betreuung	• Miteinbeziehung der Mitarbeiter der Beschäftigungstherapie in die Fortbildungsplanung • die Mitarbeiter der Hauswirtschaft werden über unsere Tochtergesellschaften geschult	PDL	01.09.2009	
6.14 Regelung zum Umgang mit Beschwerden c. Beschwerdeauswertung	• vierteljährliche einrichtungsbezogene Auswertung • Auswertung in der WBL-Sitzung und in Teamsitzungen der Wohnbereiche	HL HL/WBL	30.09.2009 ab August 09	
7.2 Pflegedokumentationssystem q. Miktionsprotokoll	• Miktionsprotokoll wurde erstellt • Implementierung durch Schulungen in den Wohnbereichen und begleitendes Controlling	Q-Mitarbeiter PDL/QMB	01.08.09 Oktober 2009	erledigt
10.1 Leistungen der sozialen Betreuung b. Einzelangebote	• Überprüfung unseres sozialen Betreuungskonzepts im Hinblick auf den Ausbau der Quantität der Angebote	HL, Sozialarbeiter, Mitarbeiter Beschäftigung	November/ Dezember 2009	

▶

Themen/Defizite	Maßnahme	Verant-wortlich	Zeitschiene	Stand der Bearbeitung
10.2 Angebote soziale Betreuung auf Struktur und Bedürfnisse der Bewohner	• Überprüfung unseres sozialen Betreuungsangebots im Hinblick auf immobile sowie gerontopsychiatrisch beeinträchtigte Bewohner auf den Ausbau der Quantität und Qualität der Angebote	Beschäftigungstherapie/ HL	November/ Dezember 2009	
10.5 ausreichendes Angebot an sozialer Betreuung c. Bewohner mit vollständiger Immobilität nahezu tägliches Angebot zur Tagesstrukturierung d. Bewohner mit gerontopsychiatrischen Beeinträchtigungen nahezu tägliches Angebot zur Tagesstrukturierung	• Überprüfung unseres sozialen Betreuungsangebots im Hinblick auf immobile sowie gerontopsychiatrisch beeinträchtigte Bewohner auf den Ausbau der Quantität und Qualität der Angebote	Beschäftigungstherapie/ HL	November/ Dezember 2009	
14. Umsetzung des Pflegeprozesses und Pflegedokument 14.1 Bezugspflegefachkraft führt Gespräch vor oder beim Einzug	• Wohnbereichsleitung bzw. Bezugspflegefachkraft führt nachweislich das Erstgespräch durch	WBL PDL	ab 01.09.2009 20.09.2009	
14.2 Stammdatenerfassung nicht vollständig	• Schulung Wohnbereichsleitersitzung • Prozessverantwortung • Kontrolle der Umsetzung	WBL QMB PDL	20.09.2009 01.09.2009 20.09.2009	
14.3 Pflegeanamnese/Informationssammlung nicht vollständig	• Schulung Wohnbereichsleitersitzung • Prozessverantwortung • Kontrolle der Umsetzung	WBL QMB PDL	20.09.2009 15.09.2009 20.09.2009	
14.4 Pflegeanamnese/Informationssammlung mit Angaben zur Biografie	• Schulung Wohnbereichsleitersitzung • Prozessverantwortung • Controlling der Umsetzung	WBL QMB QMB	20.09.2009 01.10.2009 01.10.–30.11.2009	
14.5 Pflegeziele	• individuelle Schulung im Wohnbereich über die Formulierung von individuellen Pflegezielen anhand von tatsächlichen Beispielen • Controlling der Umsetzung der Schulungen im Wohnbereich	QMB QMB	ab 01.12.2009 ab 01.10.–31.12.2009	

▶

Themen/Defizite	Maßnahme	Verant-wortlich	Zeitschiene	Stand der Bearbeitung
14.6 individuelle Pflegemaß-nahmen zur Erreichung der geplanten Pflegeziele	• Schulung der Mitarbeiter im Wohnbereich in Absprache mit der Wohnbereichsleitung	QMB	ab 01.10.–31.12.2009	
	• auch individuelle Mitarbeiter-schulungen im Hinblick auf die Bedürfnisse, Probleme/Defizite und Ressourcen/Fähigkeiten der individuellen Pflegemaß-nahmen speziell ausgerichtet auf: – individuell und handlungs-leitend – Einsatz von ADM – Kontrakturen/Sturzgefahr – selbstständige Nahrungs- und Flüssigkeitsaufnahme	QMB QMB	ab 01.10.–31.12.2009 ab 01.01.2009 ab 01.09.2009	
	• Controlling der Umsetzung Schulungen im Wohnbereich	WBL/QMB		
14.8 regelmäßige Überprü-fung der Pflegeergebnisse und Anpassung definierter Pflegeziele und geplanter Maßnahmen	• Schulung und Controlling der Pflegeergebnisse	PDL	18.09.2009	
14.11 Handzeichen	• Überprüfung des Bewohners	PDL	10.09.2009	
14.16 personelle Kontinuität nach Abgleich der Pflege-dokumentation mit Hand-zeichenliste	• Schulung der Mitarbeiter (Wohnbereichsleiter) zum Thema Kontinuität und Bewoh-nerzufriedenheit im Zusammen-hang mit einer kontinuierlichen Dienst- und Einsatzplanung • Controlling der Umsetzung mit Stichproben	PDL	ab 01.11.2009	
15.1. Anordnung der Behandlungspflege	Das Vorliegen der ärztlichen Anordnung wird überprüft und die Dokumentation entsprechend angepasst	PDL	01.11.2009	
15.3 sach- und fachgerechter Umgang mit Medikamenten	• Klärung mit Versorgerapotheke zum Anfügen des Geburtsda-tums der Bewohner	PDL	15.09.2009	erledigt
	• Die korrekte Beschriftung wird überprüft	WBL/PDL	15.09.2009	Beginn ab Lieferung 34. KW

▶

Themen/Defizite	Maßnahme	Verant-wortlich	Zeitschiene	Stand der Bearbeitung
16.1 Dekubitusprophylaxe	• erneute Schulung des Expertenstandards Dekubitusprophylaxe wird geplant	PDL	15.09.09	
	• Kontrolle der korrekten Umsetzung und Dokumentation	WBL/PDL	ab August 09	
16.2 sachgerechter Umgang mit vorliegendem Dekubitus	• Wohnbereichsleiter der Bewohner P2 und P13 werden auf die nicht erfüllten Kriterien hingewiesen • Erfüllung der Kriterien wird konkret besprochen • S. 16.1.	PDL	18.09.–22.09.2009	
16.3 sachgerechter Umgang mit Pflegesituation Inkontinenz	• Wohnbereichsleiter der Bewohner P2 und P13 werden auf die nicht erfüllten Kriterien hingewiesen	PDL	18.09.–22.09.2009	
	• Überprüfung, wie viele Bew. mit einem geschlossenen IKM versorgt werden, ggf. Produktumstellung	PDL	September 09	
	• Kontrolle der korrekten Dokumentation	WBL/PDL	ab 01.09.09	
16.4 sachgerechter Umgang mit Pflegesituation Bewohner mit Blasenkatheter c. geeignete Ziele und erforderliche Maßnahmen werden geplant (z.B. Wechsel und Pflege des Blasenverweilkatheters, Beratung der Versicherten bzw. ihrer Angehörigen hinsichtlich Risiken und Maßnahmen, Durchführung einer fachgerechten Haut- und Intimpflege	• Schulung der Richtlinie Ausscheidung aus Qualitätshandbuch und Richtlinie Katheterisierung der Harnblase	QMB	15.09.2009 bis November 2009	
	• Fortbildung zur Versorgung von Bewohnern mit Blasenverweilkatheter wird geplant	QMB	November 2009	
a. Ressourcen/Fähigkeiten und Probleme/Defizite erkannt	• Schulung der Mitarbeiter Bilanzierungsprotokoll, einschließlich Mikitonsprotokoll	QMB PDL/QMB	November 2009 10.09.2009	
16.5 sachgerechter Umgang mit Pflegesituation Bewohner mit Sturzrisiko a. Ressourcen/Fähigkeiten erkannt b. systematische Risikoerkennung	• nochmalige Sensibilisierung der Wohnbereichsleitungen für das Thema Sturzprophylaxe unserer Bewohner anhand der MDK-Prüfergebnisse	QMB	Dezember 2009	

Themen/Defizite	Maßnahme	Verant-wortlich	Zeitschiene	Stand der Bearbeitung
c. geeignete Ziele und erforderliche Maßnahmen geplant f. Durchführung der Maßnahmen geplant g. Auswertung der Nachweise mit erforderlicher Anpassung der Maßnahmen	• Schulungen im Wohnbereich zum Thema Expertenstandard Sturzprophylaxe in der Pflege, Checkliste Sturzrisikofaktoren, Kompensation von Sturzrisikofaktoren in der Pflegeplanung • Schulung der medikamentenbezogenen Sturzrisiken • Organisation	Kooperations-apotheke PDL PDL	Oktober 2009 November 2009	
16.6 a. Ressourcen/Fähigkeiten erkannt b. geeignete Ziele und erforderliche Maßnahmen geplant d. Durchführung der Maßnahmen geplant e. Auswertung der Nachweise f. Information Hausarzt und Pflegekasse	• Schulung der Richtlinie Kontrakturenprophylaxe einschließlich des Bewegungsprotokolls • Überprüfung der korrekten Dokumentation und Umsetzung	PDL	Dezember 2009	
16.7 Gewährleistung eines angemessenen pflegerischen Schmerzmanagements bei Schmerzzuständen a. die systematische Schmerzeinschätzung (Priorität hat Selbsteinschätzung) für Schmerzen und schmerzbedingte Probleme b. das Vorhalten einer Verlaufskontrolle für Schmerzen und schmerzbedingte Probleme c. Maßnahme erfolgt entsprechend dem aktuellen Stand des Wissens d. Auswertung der Nachweise mit erforderlicher Anpassung der Maßnahmen e. Information Hausarzt	• Implementierung des Expertenstandards • Mitarbeiterschulungen im Umgang mit Schmerzmedikamenten und Opiaten werden geplant • Gespräche über die Schulung • bei beschriebener Schmerzproblematik von Bewohnern werden die Mitarbeiter auf ihre unbedingte Verpflichtung zur Dokumentation hingewiesen • des Weiteren wird die Verpflichtung, die Information zu Schmerzen an den behandelnden Arzt weiterzugeben, erläutert	QMB/PDL Kooperations-apotheke PDL/Kooperations-apotheke PDL/WBL PDL/WBL	bis 31.12.2009 Oktober 2009 15.09.2009 ab 20.09.2009 ab 20.09.2009	

▶

Themen/Defizite	Maßnahme	Verant- wortlich	Zeitschiene	Stand der Bearbeitung
f. nachvollziehbares Angebot der Beratung des Versicherten, um ihn zu befähigen, Schmerzen einzuschätzen, mitzuteilen und zu beeinflussen				
16.8 sachgerechter Umgang bei Bewohnern mit Einschränkungen in der selbstständigen Nahrungs- und Flüssigkeitsaufnahme c. Planung geeigneter Ziele und erforderlicher Maßnahmen (z.B. Angaben zur Nahrungs- und Trinkmenge, individuelle Gewichtskontrolle, Einsatz geeigneter Hilfsmittel, Berücksichtigung individueller Besonderheiten, Vorlieben, Abneigungen, Diäten, Unverträglichkeiten, Berücksichtigung zeitlicher Zusammenhänge Insulininjektion und Nahrungsaufnahme) g. nachvollziehbare Durchführung der Maßnahmen	• Gewichtsverluste werden mit dem Hausarzt besprochen; gemeinsame Maßnahmen werden verabredet • kritische Trinkmengen werden mit dem behandelnden Hausarzt geklärt • Teamschulungen zum Umgang mit Ernährungsrisiken werden durch QMB anhand der Ernährungsrichtlinie durchgeführt • Schulung zum Umgang von Mangelernährung im Alter wird geplant	PDL/WBL PDL/WBL QMB PDL/Küche PDL/ Beschäftigungstherapie PDL/WBL PDL/BT	seit August 2009 seit August 2009 November 2009 November 2009 September 2009 September 2009 September 2009	
16.11 systematische Anwendung mindestens einer geeigneten Methode im Umgang mit gerontopsychiatrisch beeinträchtigten Versicherten geeignet (basale Stimulation, 10-Minuten-Aktivierung, Validation, Realitätsorientierungstraining, personenzentrierte Pflege)	• Fortbildungen 10-Minuten-Aktivierung in den Wohnbereichen wird geplant • bei der Erstellung der Tagesstrukturpläne wird die 10-Minuten-Aktivierung integriert • im Rahmen der Konzeptschulung Pflege wird besonders nachweislich auf die personenzentrierte Pflege nach Tom Kidwod eingegangen (siehe oben Konzeptschulung) • Verdeutlichung des Realitätsorientierungstrainings durch BT	PDL/BT		

Beispiel einer stationären Einrichtung. Je mehr Mängel, desto umfangreicher fällt auch der Maßnahmenkatalog aus wie in diesem Fall.

7.1.12 Merkblätter

Sie sind eine Art Gedankenstütze und sollen den Beteiligten in der Pflege einen raschen Überblick geben. Diese Merkblätter sollen schnell greifbar, übersichtlich und jederzeit verfügbar sein. Diese Merkblätter dienen also eher als Nachschlagewerk denn als Verfahrensanweisung (siehe Überschrift 7.1.28)

Für folgende Bereiche bieten sich Merkblätter an:
- Arbeitskleidung
- Beschwerdemanagement
- Bestellwesen
- Betriebsärztliche Untersuchung
- Dienstkleidung
- Einweisung in ein Krankenhaus
- Gebührenordnung/Befreiung von Gebühren eines Klienten
- Lagerhaltung
- Liste der Krankenhäuser und Ärzte
- Service externer Dienste wie Essen auf Rädern, Friseur, Fußpflege etc.
- Sicherheitsmaßnahmen (BGW)
- Überstundenregelung
- Umgang mit dem Dienstplan
- Umgang mit der Schlüsselgewalt, Schlüsselsorgfalt
- Umgang mit Dienstfahrzeugen
- Umgang mit technischen Geräten
- Umgang mit der Dokumentationsmappe
- Urlaubsanträge
- Verhalten bei Nichtantreffen eines Kunden
- Verhalten bei Unfall eines Kunden
- Verhalten bei Unfall eines Mitarbeiters
- Vorgehensweise beim Tod eines Pflegebedürftigen

7.1.13 Organigramm

Ein Organigramm bildet die firmeninterne Organisation hierarchisch ab (Abbildung 10 und 11). Es lassen sich die Berichtswege und auch die Funktionen innerhalb einer Einrichtung darstellen. D.h., dass die Hauswirtschaftsleitung nicht zwangsläufig im gleichen Organigramm zu finden sein muss wie

247

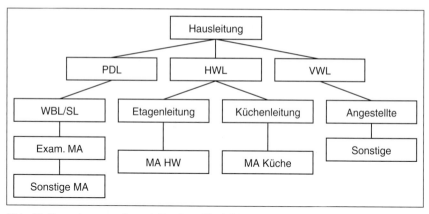

Abb. 10: Organigramm einer stationären Einrichtung.

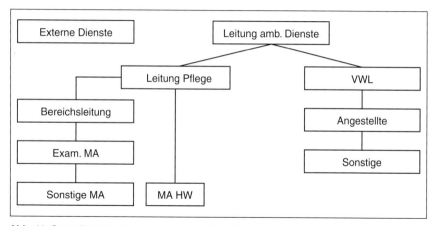

Abb. 11: Organigramm einer ambulanten Einrichtung.

eine Stationsleitung, obgleich dies möglich ist, wenn beide an die Heimleitung berichten. Wesentliches Merkmal eines Organigramms ist es, die Funktionen der einzelnen Stelleninhaber auf einen Blick deutlich zu machen. Ein Organigramm dient aber auch dazu, innerhalb einer Einrichtung zu eskalieren, dies bedeutet: Wenn man ein Organigramm von unten nach oben liest, ist man immer in der Lage, die nächste Instanz, sprich: den nächsten Vorgesetzten, sprich: die nächste Eskalation zu sehen.

Würde sich beispielsweise ein Mitarbeiter der Pflege mit einem Problem an die Stationsleitung wenden und die Stationsleitung reagiert aus Sicht des Mitarbeiters nicht adäquat oder nicht rasch genug, wäre im Organigramm ersichtlich, welche nächste Instanz der Mitarbeiter anrufen kann, um eine Lösung herbeizuführen oder sein Problem vorbringen zu können.

Hierunter ist nicht zu verstehen, dass ein Organigramm mit den vorgegebenen Eskalationsstufen die Kommunikation der Bereiche untereinander ersetzt. Beschwert sich beispielsweise ein Angehöriger bei einem Mitarbeiter der Pflege, dass die Blumen des Pflegebedürftigen nicht gegossen wurden, sollte der Mitarbeiter der Pflege zuerst mit dem Mitarbeiter der Hauswirtschaft reden. Eine Eskalation über Fachvorgesetzte und Hausleitung macht im ersten Schritt keinen Sinn.

In der MDK-Prüfung wird unter Frage 3.1.a (ambulant wie stationär) auch ein Organigramm gefordert. Hier ist bei den Erläuterungen Folgendes zu lesen: »Zur Umsetzung eines einrichtungsinternen Qualitätsmanagements (§ 112 SGB XI) ist ein Organigramm oder eine vergleichbare Darstellung unverzichtbar. Unter Organigramm wird die grafische Darstellung des Hierarchieaufbaus einer Organisation mit der Gliederung nach Unterstellungsverhältnissen und Dienstwegen verstanden. Aus dem Organigramm sollte die Weisungsbefugnis der Mitarbeiter deutlich werden.«

7.1.14 Pflegeleitbild

Aus meiner Sicht zeigt sich im Pflegeleitbild die Philosophie, mit der ein Mitarbeiter ans Bett tritt. Der Deutsche Berufsverband für die Krankenpflege (DBfK) formuliert so: »Das Pflegeleitbild stellt das Selbstprofil der Pflege dar mit einem nach innen und außen handlungsleitenden gemeinsamen Pflegeverständnis, das die berufliche und soziale Verantwortung aufzeigt« (DBfK 1996). Ein Pflegeleitbild kann auch beschrieben werden als »eine Vision, eine Philosophie, die das Denken und Fühlen der Mitarbeiter lenkt« (AWM Osnabrück 1998).

Definition »Leitbild«
Das Leitbild ist ein Leitgedanke, mit dem ein Mitarbeiter ans Bett treten soll.

Ein Beispiel

»Im Mittelpunkt steht für uns der Mensch.
Wir pflegen vorurteilsfrei, unabhängig von Religion, Hautfarbe, Kultur oder Status und wir haben kein Vorzugsklientel.

Wir wollen

- Menschen nehmen, wie sie sind, nicht, wie wir sie uns wünschen;
- Konflikte als Chance sehen, Fehler zu beheben, Umstände zu verbessern;
- Handlungen menschlich, nicht nur rationell abhandeln;
- Wünsche der Pflegebedürftigen und deren Angehörigen berücksichtigen und im Rahmen der Möglichkeiten innerhalb der Station umsetzen;
- eine optimale Versorgung bieten, kompetent und zielorientiert an den Bedürfnissen der Pflegedürftigen;
- Einfluss nehmen auf das Lebensumfeld und es (im Rahmen unserer Möglichkeiten) so angenehm wie möglich gestalten;
- Interessen/Hobbys hinterfragen, fördern und wenn möglich auch pflegen;
- den Pflegebedürftigen in seinem letzten Lebensabschnitt bis zum Tod begleiten.

Wir haben es uns zum Ziel gesetzt

- den Pflegebedürftigen mit Humor zu begegnen, aber keinesfalls respektlos. Deshalb benutzen wir keine Verniedlichungen oder duzen gar unserer Pflege anvertraute Pflegebedürftige;
- persönliche Probleme nicht mit in das Pflegeumfeld zu tragen, damit sie das Arbeitsergebnis nicht beeinflussen;
- die Selbstständigkeit der Pflegebedürftigen so lange wie möglich zu erhalten;
- Einsatz und Bereitschaft zu zeigen, neue Kenntnisse aufzunehmen und umzusetzen.« (vgl. Pflege-Mobil Römerberg, März 1999)

7.1.15 Pflegehandbuch

Das Pflegehandbuch macht den Pflegealltag etwas bewusster und damit die Arbeit für jeden transparent. Es werden Prozesse der direkten (am Kunden) und indirekten (Umfeld, Administratives etc.) Pflege erläutert. Allerdings ist klar, dass ein Pflegehandbuch vom MDK bei der Prüfung genauso wenig gefordert werden kann wie ein Qualitätshandbuch. Der Einzige, der ein Handbuch fordert, ist der Zertifizierer. Wer keine Zertifizierung anstrebt, kann sich entscheiden, was er tut: ein Handbuch anzulegen und wenn ja, welches.

Mögliche Inhalte eines Pflegehandbuches:
- Angebote der Einrichtung
- Bestellwesen/Beschaffung
- Delegation
- Dienstanweisung
- Dienstkleidung

- Dienst-, Teambesprechung
- Einarbeitungskonzept
- Fort- und Weiterbildungsmöglichkeiten
- Hygieneanforderungen
- Kooperationspartner
- Liste über Leistungen der direkten und indirekten Pflege
- Merkblätter/Checklisten
- Organigramm
- Pflegekonzept
- Regeln zur Gebührenordnung (Rezepte, Telefon etc.)
- Schweigepflichterklärung
- Serviceleistungen
- Standards der Grund- und Behandlungspflege
- Standards zur Organisation
- Stellenbeschreibungen

7.1.16 Pflegekonzept

Das Pflegekonzept basiert auf einer oder mehreren ausgewählten Pflegetheorien, nach der eine Einrichtung arbeiten möchte oder an die sie sich anlehnt. Darüber hinaus wird die Institution, ihr Streben und ihre Aufgabe dargestellt.

Das Pflegekonzept

Ein Pflegekonzept soll handlungsweisend sein und alles, was dort festgeschrieben wird, ist auch tatsächlich von der Einrichtung als Dienstleistung zu erfüllen. Ist das Leitbild eher spirituell geprägt, so ist das Pflegekonzept eine konkrete Darstellung.

Ein Pflegekonzept sollte folgenden Aufbau haben:
- Vorstellung des Trägers und der Einrichtung;
- Lage und Beschreibung der Einrichtung;
- Leitgedanken/Philosophie;
- Modell oder Theorie, nach der man pflegen möchte oder an die man sich anlehnt;
- Begründung für die Wahl dieser Theorie oder des Modells;
- Pflegesystem (Bereichs-, Bezugs-, Funktions- oder Gruppenpflege);
- Dienstleistungsdarstellung/Handlungsaufzählung (nur leistbare Handlungen), am besten anhand des gewählten Modells/der Theorie;

• Ausstattung, die dazu nötig ist (sächlich und personell);
• Maßnahmen zur Qualitätsentwicklung, um das oben Beschriebene auf Dauer zu halten.

In der MDK-Anleitung wird (ambulant: Seite 25, Punkt 5.2; stationär: Seite 29, Punkt 5.2) nur folgende Anforderung gestellt:
»a. Aussagen zum Pflegemodell
b. Aussagen zum Pflegesystem
c. Aussagen zum Pflegeprozess
d. Aussagen zur innerbetrieblichen Kommunikation
e. Aussagen zum Qualitätssicherungssystem
f. Aussagen zur Leistungsbeschreibung
g. Aussagen zur Kooperation mit anderen Diensten
h. Aussagen zur räumlichen Ausstattung
i. Aussagen zur personellen Ausstattung
j. Aussagen zur sachlichen Ausstattung«

7.1.17 Pflegestandards

Unterschiedliche Standards

1. Universelle Standards sind gesetzliche Vorgaben, ethische Grundsätze, so z. B. Expertenstandards.
2. Richtlinienstandards geben einen Anhaltspunkt, z. B. die Einstufungskriterien.
3. Allgemeine Handlungsstandards sind handlungsweisende Standards. Dazu zählen alle Standards der Hygiene und der Behandlungspflege.
4. Spezielle Handlungsstandards sind individuell auf den Einzelfall abgestimmte Standards, z. B. ein Behandlungspflegestandard, der auf die Bedürfnisse eines Pflegebedürftigen abgestimmt ist (vgl. Klie 1998).

Der MDS hat in der MDK-Anleitung zur Prüfung der Qualität ebenfalls von Verbindlichkeit gesprochen und beschreibt unter dem Punkt der internen Qualitätssicherung (stationär: Seite 34, Punkt 6.4) folgende Aspekte: »Standards/Richtlinien sind für die Mitarbeiter verbindlich, sie müssen nachvollziehbar dokumentiert, regelmäßig reflektiert und ggf. angepasst werden.

Die Anzahl der in der Pflegeeinrichtung eingesetzten Standards/Richtlinien sollte überschaubar sein. Erfahrungsgemäß ist u. a. die Regelung folgender Prozesse sinnvoll:

- Situationen, in denen in der Einrichtung immer wieder Fehler unterlaufen
- Situationen, die für die Pflegeeinrichtung ungewöhnlich oder risikobehaftet sind
- Einzug der Bewohner in die stationäre Einrichtung
- Gespräch vor oder bei dem Einzug
- Krankenhausaufenthalt der Bewohner
- Notfälle
- Sterbebegleitung
- Umgang mit Verstorbenen.«

Definitionen für den Pflegestandard

Die Weltgesundheitsorganisation (WHO) definiert: »Ein Pflegestandard ist ein allgemein zu erreichendes Leistungsniveau, welches durch ein oder mehrere Kriterien umschrieben wird«. (WHO 1987)
»Ein Pflegestandard ist eine allgemeine Aussage über ein akzeptierbares Niveau der Berufsausübung«. (vgl. Giebing, 1999)
»Pflegestandards: Allgemein gültige und akzeptierte Normen, die den Aufgabenbereich und die Qualität der Pflege definieren«. (vgl. Barth, 1999)
Die Prüfhilfe definiert Standards folgendermaßen:
»Standards bestimmen nach einer Definition der WHO ein professionell abgestimmtes Leistungsniveau der Pflege, das den Bedürfnissen der zu versorgenden Bevölkerung entspricht. Kriterien bilden die messbaren Elemente der Standards. Messbarkeit ist eine der wichtigsten Anforderungen an Standards. Die in Standards formulierten Ansprüche an die Leistungsplanung und -erbringung sollten für alle Beteiligten transparent und verbindlich sein.«

Wichtigste Aussage ist auf jeden Fall immer, dass ein Standard eine verbindliche Arbeitsanweisung ist, die nicht umgangen werden darf. Wer Teile aus dem Standard nicht einhält, muss das dokumentieren. Das Beispiel »Standard Waschen« macht es deutlich: Man wäre mit der Dokumentation der Abweichungen vom Standard länger beschäftigt als mit dem Beschreiben der Vorgehensweise. Aus diesem Grund eignen sich Standards nicht für individuelle Tätigkeiten. Hier wäre eine Richtlinie besser angebracht.

Inhalt eines Standards laut MDK:

Während einer Fortbildung des MDK im Juni 1999 wurden folgende Inhalte eines Standards beschrieben:

- Definition der Maßnahme
- Zeitvorgabe (kein Muss)
- Qualifikation des Mitarbeiters
- Ziel der Maßnahme
- Grundsätze (Kautelen, Regeln, Hygiene etc.)
- Materialien
- Vorbereitung/Durchführung/Nachbereitung
- Kontrollkriterien
- Dokumentationspflicht
- Verfasser/Verantwortliche
- Literaturbezug
- Gültigkeits- und Prüfzeitraum (ein Standard sollte nicht mehr als ein Jahr ohne Überprüfung bestehen)

Standards auf Teufel komm raus?

Die Forderung des ersten MDK-Konzepts zur Qualitätsprüfung nach Standards wurde nach meinem Dafürhalten allgemein falsch gedeutet. Viele Einrichtungen haben sich auf die Schnelle für teures Geld Grund- und Behandlungspflege-Standards gekauft. Die Anbieter diverser Standards haben noch nie so viele Standards verkauft wie in den Jahren 1996 bis 2000.

Den Einrichtungen ging es in erster Linie darum, die Frage nach Standards aus dem MDK-Konzept positiv beantworten zu können. Viele dachten, das reine Vorhandensein reiche aus, um Pflegequalität zu demonstrieren. Die Mitarbeiter der Pflege waren bei diesen Entscheidungen nicht immer involviert und mussten die »bittere Pille« einfach schlucken. Sie sahen sich vielfach einem regelrechten Bollwerk mit Dutzenden von Standards ausgeliefert und konnten meist nicht einen davon erfüllen. Das lag zum einen an oberflächlichen Standards, zum anderen aber auch an den völlig abgehobenen Formulierungen mancher Standards. Schon folgende Formulierung für Material bei der Grundpflege ist in der Pflege und besonders in der ambulanten Pflege kaum zu erfüllen: »Man nehme zwei Waschlappen, drei Handtücher, ...« Insbesondere im ambulanten Bereich ist man oft schon dankbar, wenn man wenigstens ein sauberes Handtuch zur Verfügung hat. Im stationären Bereich ist dies nicht anders, wenn z. B. am Wochenende die Waschküche stillsteht.

Zu viele Standards können Mitarbeiter also völlig frustrieren:

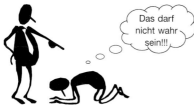 »Unsere Organisation ist so durchstrukturiert, dass es völlig ausgeschlossen ist, den Leuten auch nur vorübergehend ihren freien Willen zu lassen.«

(Henry Ford)

Bedenken Sie: Wer einfach nur einen Stapel Standards in die Menge wirft und auch noch glaubt, alle würden danach arbeiten, der irrt gewaltig.

Möchten Sie nach Standard 2 gewaschen werden?

Es ist nicht verwunderlich, dass Mitarbeiter in der Pflege einen regelrechten Horror vor Pflegestandards entwickelt haben. Beim Anblick von 40 Standards und den darin definierten Anforderungen konnte einem doch nur schwindelig werden. Erschwerend kam noch hinzu, dass sich die teuer erworbenen Standards in der Dokumentation widerspiegeln sollten. Dies kann auf spektakulär schlechte Art und Weise geschehen. Ich war bei Prüfungen anwesend, bei denen die Standards der Einrichtung auch »standardmäßig« (vgl. Tabelle 32) in die Pflegeplanung eingeflossen sind.

Tabelle 32: Vor- und Nachteile eines Standards.

Vorteile	Nachteile
Qualitätsbeschreibung	Starre Anweisung
Qualitätssicherung	Starre Handlung
Verfahrensanweisung	Prioritätenverlust
Instrument zur Beschreibung	Zu technokratisch
Verbesserungsansporn	Mangelnde Individualität
Messbare Kriterien	Mangelnde Flexibilität
Vergleichsmöglichkeit	

Tabelle 33: Standards und ihre Fehlanwendung.

Pflegeproblem	Pflegemaßnahme
Kann sich nicht waschen	Waschen nach Standard Nr. 2
Kann sich nicht die Zähne putzen	Zähneputzen nach Standard Nr. 8
Kann nicht allein essen	Essen reichen nach Standard Nr. 14

Nun frage ich Sie, liebe Leser, wer von Ihnen möchte im Falle der Pflegebedürftigkeit nach Standard gewaschen werden, nach Standard auf die Toilette gehen und später zu Bett. Nach Standard essen und vielleicht sogar nach Standard sterben. Ich nicht!

Auch der MDK war mit dieser Entwicklung nicht ganz zufrieden. Es war schnell klar, dass das reine Vorhandensein von Standards noch keine Qualität bedeutet. In vielen MDK-Stellen ist man daher zufrieden, wenn die Einrichtung sich mit ihrem Pflegemodell an ein Lehrbuch anlehnt, das der Einrichtung am nächsten kommt. Wer zum Beispiel Anhänger der Pflegetheorie von Monika Krohwinkel ist, kann die Bücher von Liliane Juchli oder Christel Bienstein heranziehen.

Eine Mitarbeiterin des MDK Alzey sagte einmal bei einer Veranstaltung, dass auf die Anwendung von Grundpflegestandards verzichtet werden könne, wenn eine gute Pflegeplanung vorliege. Bei den Standards der Behandlungspflege verhält sich das etwas anders. In der Behandlungspflege sind Standards notwendig, sinnvoll und durchaus nachvollziehbar. Sie legen ein gewisses Niveau fest, unter dem nicht gearbeitet werden darf. Jedem Beteiligten wird schnell klar, dass man im Bereich der Behandlungspflege unbedingt Standards haben muss – zum Schutz der Pflegekräfte und des Klienten.

Versetzen Sie sich in die Lage eines Hilfsbedürftigen, der einen Blasenkatheter benötigt. Hier würden Sie sicher auf einem standardisierten Vorgehen bestehen. Es gibt nämlich nicht ein Dutzend verschiedene Möglichkeiten, einen Katheter fachlich richtig zu legen. Dass es auch hier Abweichungen geben kann, liegt in der Natur der Sache (Mann oder Frau, Erkrankungen u. Ä.) oder auch an den unterschiedlich orientierten Einrichtungen (Krankenhaus und ambulanter Pflegedienst).

Standards kaufen oder selbst schreiben?

Ich werde immer wieder gefragt, ob man Standards nicht generell am besten selbst formulieren oder kaufen und auf die eigene Einrichtung anpassen soll? Bei dieser Fragestellung ist Folgendes zu bedenken: Nehmen Sie sich ein Blatt Papier und schreiben Sie einen Standard für die Dekubitusprophylaxe. Was glauben Sie, wie lange Sie brauchen werden? Zwei Stunden oder mehr?

Jetzt nehmen Sie sich irgendein Lehrbuch oder den Standard eines beliebigen Autors. Wie lange benötigen Sie, um diesen vorgegebenen Standard auf Ihre Einrichtung umzuschreiben? Eine Stunde oder weniger?

Es gibt zurzeit sehr gute und umfassende Literatur über Pflegestandards. Ich rate dazu, sich einige Bücher, z. B. Pflege heute (ambulant/stationär), anzuschaffen oder im Internet zu forschen und die Standards an die eigene Einrichtung anzupassen. Am besten beginnt man mit allen risikobehafteten Standards wie z. B. der Prophylaxe und Behandlungspflege.

Sie sollten deshalb mit den Prophylaxestandards beginnen, weil Standards und deren Einhaltung die einzige Möglichkeit sind, im Ernstfall über ein Beweismittel zu verfügen. Z. B. als Beweis dafür, dass man fachlich gesehen alles getan hat, um ein Pflegedefizit wie einen Dekubitus zu vermeiden. Weitere Defizite finden Sie in der Richtlinie zur Einstufung oder im ersten Teil dieses Buches.

7.1.18 Pflegevisite

Eine Visite ist ein Besuch. In diesem Fall ist eine Pflegevisite also ein geplanter Besuch zur Erhebung der Qualität in der Pflege. In der Regel wird hier die Ergebnisqualität überprüft: die Zufriedenheit des Klienten, die Einhaltung von Standards, die durchgeführten Arbeiten eines Mitarbeiters, die Überprüfung des Funktionierens des Pflegeprozesses und die Führung der Dokumentation. Diese Visite sollte von einem Fachvorgesetzten durchgeführt werden, der Einblick in die Gesamtorganisation hat und sowohl in Leitungsaufgaben als auch in der Personalführung geübt ist.

Pflegevisiten sollten regelmäßig durchgeführt werden, um vorhandene Missstände zu erkennen, die Zufriedenheit zu ergründen, Fehlern vorzubeugen oder Fehler in Zukunft zu vermeiden. Gleichzeitig werden die Pflege und die damit zusammenhängenden Prozesse überprüft. Der Kunde fühlt sich ernst genommen und sicher. Er hat zu dieser Zeit die Möglichkeit, die Pflege aus seiner Sicht zu beschreiben und diese Visite als Austausch und zur Kritik (positiv wie negativ) zu nutzen. Wie viele Kunden pro Jahr visitiert werden, ist Angelegenheit der Einrichtung, denn es gibt keine Vorschrift.

In der Anleitung zur Prüfung der Qualität ist zu lesen, dass es zur Durchführung von Pflegevisiten keine Vorgabe gibt. Aber die Inhalte sind unter Punkt 6.4 (stationär und ambulant) der internen Qualitätssicherungsmaßnahmen aufgelistet wie folgt: »Mit der Pflegevisite können u. a. folgende Ziele erreicht werden:
- Einbeziehung des Pflegebedürftigen und ggf. seiner Angehörigen im Sinne einer individuellen und bewohnerzentrierten Pflege in die Planung und Bewertung der Pflege

- Entscheidung des Bewohners für oder gegen eine Maßnahme auf der Basis einer kompetenten Beratung durch die Pflegefachkraft
- Steigerung der Zufriedenheit des Bewohners und der Transparenz des Pflegeprozesses für alle Beteiligten
- systematische Reflexion der Arbeit der professionell Pflegenden
- ggf. Anpassung der Pflegeziele und -maßnahmen
- Optimierung der Arbeits- und Organisationsstrategien
- Evaluation des Implementierungsgrades von Konzepten, Standards und durchgeführten Fortbildungen
- Unterstützung der Mitarbeiter in der direkten Pflege, insbesondere der Bezugspflegefachkräfte
- Ermittlung der Qualität der pflegerischen Leistung der einzelnen Mitarbeiter inklusive Feedback
- regelmäßige Ermittlung der Pflegeintensität und Anpassung der Einsatz- und Personalplanung.«

Eine Pflegevisite ist also kein direktes Muss, aber auf jeden Fall eines der sinnvollsten Qualitätssicherungsinstrumente generell. Die am Pflegeprozess Beteiligten bekommen Bestätigung und Sicherheit in dem, was sie tun. Das Team wird gefestigt und auftauchende Probleme im Alltag können gemeinsam mit der Leitung besser eruiert werden.

Pflegevisiten sollten nur von versierten Pflegefachkräften, am besten mit Leitungsweiterbildung, durchgeführt werden. Das soll nicht bedeuten, dass ich dies anderen Mitarbeitern nicht zutraue, sondern dass Mitarbeiter mit Leitungserfahrung oder Weiterbildung gewisse Strategien erlernt haben, um solche Visiten oder Gespräche gezielt zu führen, insbesondere wenn es zu kritischen Situationen und Abweichungen kommt, aus denen dann nach der Visite Kritikgespräche mit Mitarbeitern resultieren.

Inhalte einer Pflegevisite:
- Checkliste zur Überprüfung der Dokumentation
- Checkliste zur Überprüfung der hauswirtschaftlichen Tätigkeiten (auch ambulant)
- Fragen an den Pflegebedürftigen zum Thema Versorgungszeit, Pflegekräfte, Kritik zur Versorgung allgemein
- Hilfsmittelbedarf
- Störfaktoren im Pflegeablauf
- Wirksamkeit und Ergebnis der Pflege
- Verständnis für den Pflegeprozess

7.1.18.1 Formular für die Pflegevisite ambulant

Datum _____ Visiteur _____

Pflegebedürftiger _____ Pflegestufe _____ Tour-Nr.: ____

1. Umfeld Wohnung/Pflegezimmer
   (nur wenn Leistungen der Hauswirtschaft erbracht werden!)

   ordentlich/sauber   ☐ Ja   ☐ Nein

   Pflegeutensilien ausreichend vorhanden?   ☐ Ja   ☐ Nein

   Folgende Dinge fehlten zur Pflege

   ☐ _____

   ☐ _____

   Die persönlichen Dinge und Utensilien im Bad
   sind ordentlich   ☐ Ja   ☐ Nein

   Vorhandene Hilfsmittel ausreichend   ☐ Ja   ☐ Nein

   Wenn nicht, Hilfsmittel zu empfehlen: _____

   Vorhandene Hilfsmittel sauber   ☐ Ja   ☐ Nein

   Vorhandene Hilfsmittel funktionstüchtig   ☐ Ja   ☐ Nein

   Küche sauber?   ☐ Ja   ☐ Nein

   Liegt das im Einflussbereich des Pflegedienstes   ☐ Ja   ☐ Nein

   Bemerkungen: _____

   Kühlschrank aufgefüllt?   ☐ Ja   ☐ Nein

   Liegt das im Einflussbereich des Pflegedienstes   ☐ Ja   ☐ Nein

   Bemerkungen: _____

   Böden sauber?   ☐ Ja   ☐ Nein

   Liegt das im Einflussbereich des Pflegedienstes   ☐ Ja   ☐ Nein

   Bemerkungen: _____

   Badezimmer sauber?   ☐ Ja   ☐ Nein

   Liegt das im Einflussbereich des Pflegedienstes   ☐ Ja   ☐ Nein

   Bemerkungen: _____

   Fenster sauber?   ☐ Ja   ☐ Nein

   Liegt das im Einflussbereich des Pflegedienstes   ☐ Ja   ☐ Nein

   Bemerkungen: _____

▶

Wäsche versorgt? ☐ Ja ☐ Nein

Liegt das im Einflussbereich des Pflegedienstes ☐ Ja ☐ Nein

Bemerkungen: _____

Sonstige Bemerkungen: _____

_____

2. Pflegebedürftiger

   wirkt gepflegt ☐ Ja ☐ Nein

   Haare gewaschen ☐ Ja ☐ Nein

   Bart gepflegt ☐ Ja ☐ Nein

   saubere Kleidung ☐ Ja ☐ Nein

   Kleidung ist intakt ☐ Ja ☐ Nein

   ☐ ungepflegtes Äußeres

   Begründung: _____

   _____

3. Ist die Pflegestufe dem pflegerischen
   Aufwand angemessen? ☐ Ja ☐ Nein

4. Hautdefekte vorhanden? ☐ Ja ☐ Nein (weiter mit Frage 5.)

   ☐ Dekubitus/Ulcus

   Wunde gemeldet: ☐ Ja ☐ Nein

   Ort: _____

   seit: _____

   wo entstanden: _____

   Größe: _____

   Aussehen: _____

   Foto angefertigt? ☐ Ja ☐ Nein

   Bradenskala aktuell und ausgefüllt? ☐ Ja ☐ Nein

   Wundbeschreibung korrekt? ☐ Ja ☐ Nein

   Verlauf erkennbar? ☐ Ja ☐ Nein

☐ Wundsein/gerötete Haut

Ort: _____

seit: _____

festgestellt am: _____

Verlauf beschrieben?   ☐ Ja   ☐ Nein

Besserung in Sicht?   ☐ Ja   ☐ Nein

Adäquate Maßnahmen ergriffen?   ☐ Ja   ☐ Nein

Maßnahmen wurden undifferenziert durchgeführt:

_____

_____

5. Fragen an den Pflegebedürftigen oder Angehörigen
   Wie zufrieden sind Sie mit der Pflege (z. B. Pflegekräfte, Versorgung
   etc.)?

_____

Was gefällt Ihnen nicht?

_____

Was gefällt Ihnen gut?

_____

Was können wir besser machen?

_____

Kommen die Mitarbeiter im Allgemeinen pünktlich?

_____

Wie lange dauert die Versorgung? Etwa _____ Minuten

Falls eine Verrichtung visitiert wurde, sind Richtlinien,
Standards etc. ordnungsgemäß eingesetzt worden?   ☐ Ja   ☐ Nein

Wenn nicht, was wurde beanstandet?

_____

_____

Weitere Bemerkungen oder Anmerkungen

_____

_____

Datum/Unterschrift des Visiteurs _____

Kontrollvisite notwendig   ☐ Ja   ☐ Nein

Kontrolltermin angesetzt am: _____

Kontrolle erledigt am: _____

Kontrollvisite notwendig   ☐ Ja   ☐ Nein

7.1.18.2 Formular für die Pflegevisite stationär

Datum _____ Visiteur _____

Pflegebedürftiger _____ Pflegestufe _____ WB _____

1. Umfeld Zimmer

   ordentlich/sauber   ☐ Ja   ☐ Nein

   Pflegeutensilien ausreichend vorhanden   ☐ Ja   ☐ Nein

   Folgende Dinge fehlten zur Pflege

   ☐ _____

   ☐ _____

   Die persönlichen Dinge und Utensilien im Bad

   sind mit Namen versehen   ☐ Ja   ☐ Nein

   Vorhandene Hilfsmittel ausreichend   ☐ Ja   ☐ Nein

   Wenn Nein, Hilfsmittel zu empfehlen: _____

   Vorhandene Hilfsmittel sauber   ☐ Ja   ☐ Nein

   Vorhandene Hilfsmittel funktionstüchtig   ☐ Ja   ☐ Nein

   Bemerkungen: _____

2. Pflegebedürftiger

   wirkt gepflegt   ☐ Ja   ☐ Nein

   Haare gewaschen   ☐ Ja   ☐ Nein

   Bart gepflegt   ☐ Ja   ☐ Nein

   saubere Kleidung   ☐ Ja   ☐ Nein

   Kleidung ist intakt   ☐ Ja   ☐ Nein

   ☐ ungepflegtes Äußeres

   Begründung: _____

3. Ist die Pflegestufe dem pflegerischen
   Aufwand angemessen?   ☐ Ja   ☐ Nein

4. Hautdefekte vorhanden?   ☐ Ja   ☐ Nein (weiter mit Frage 5.)

   ☐ Dekubitus/Ulcus

      Wunde gemeldet: ☐ Ja   ☐ Nein

      Ort: _____

      seit: _____

      wo entstanden: _____

      Größe: _____

      Aussehen: _____

      Foto angefertigt?   ☐ Ja   ☐ Nein

      Bradenskala aktuell und ausgefüllt?   ☐ Ja   ☐ Nein

      Wundbeschreibung korrekt?   ☐ Ja   ☐ Nein

      Verlauf erkennbar?   ☐ Ja   ☐ Nein

   ☐ Wundsein/gerötete Haut

      Ort: _____

      seit: _____

      festgestellt am: _____

      Verlauf beschrieben?   ☐ Ja   ☐ Nein

      Besserung in Sicht?   ☐ Ja   ☐ Nein

      Adäquate Maßnahmen ergriffen?   ☐ Ja   ☐ Nein

      Maßnahmen wurden undifferenziert durchgeführt:

▶

5. Fragen an den Pflegebedürftigen oder Angehörigen
Wie zufrieden sind Sie mit der Pflege (z. B. Pflegekräfte, Weckzeiten, Nachtversorgung etc.)?

_____

Was gefällt Ihnen nicht?

_____

Was gefällt Ihnen gut?

_____

Was können wir besser machen?

_____

Falls eine Verrichtung visitiert wurde, sind Richtlinien, Standards etc. entsprechend der Unternehmensvorgaben ordnungsgemäß eingesetzt worden? ☐ Ja ☐ Nein

Wenn Nein, was wurde beanstandet?

_____

_____

Weitere Bemerkungen oder Anmerkungen

_____

_____

Datum/Unterschrift des Visiteurs _____

Kontrollvisite notwendig ☐ Ja ☐ Nein

Kontrolltermin angesetzt am: _____

Kontrolle erledigt am: _____

Kontrollvisite notwendig ☐ Ja ☐ Nein

Neben der Visite des Pflegebedürftigen macht die parallele Visite der Dokumentation durchaus Sinn. Hierzu ebenfalls eine Checkliste, die Ihnen helfen kann, den Prozess besser zu begleiten:

7.1.18.3 Checkliste

Checkliste Doku   **Name Klient:** _____

Stammblatt

Vollständig ausgefüllt?   Ja   Nein

(Betreuer, Pflegestufe, freiheitsentziehende Maßnahmen)   ☐   ☐

Pflegeanamnese   Ja   Nein

Vollständig ausgefüllt?   ☐   ☐

Von Pflegefachkraft/gegengezeichnet   ☐   ☐

Übereinstimmung von Formen der Selbstständigkeit
und Hilfebedarf   ☐   ☐

Sind neben den Problemen auch Ressourcen erfasst?   ☐   ☐

Zeitpunkt der Erstellung?   ☐   ☐

Biografieblatt

Enthält die Biografie Informationen über: Ja   Nein

Kindheit, Jugend und frühes Erwachsenenalter?   ☐   ☐

Das Milieu, in dem der/die Bewohner/-in aufgewachsen ist?   ☐   ☐

Die Familiensituation (früher/heute)?   ☐   ☐

Die Wohnsituation des/der Bewohners/Bewohnerin
vor dem Einzug in die Einrichtung?   ☐   ☐

Medikamentenblatt

	Ja	Nein
Sind alle verabreichten Medikamente vom behandelnden Arzt abgezeichnet?	☐	☐
Ist jede ärztliche Medikamentanordnung schriftlich festgehalten?	☐	☐
Ist die Auflistung der Medikamente übersichtlich und lesbar?	☐	☐

Bedarfsmedikation erfasst mit:

	Ja	Nein
Wann, warum (eindeutig, kein Handlungsspielraum für Pflegefachkraft) wie viel, wie oft, maximale Dosis in 24 Stunden?	☐	☐
Freie Felder vorhanden? Korrekte Entwertung beachten!	☐	☐

	Ja	Nein
Gewichtskontrolle monatlich, bei Abweichungen Begründung nachweisbar?	☐	☐

Durchführungsnachweis

	Ja	Nein
Einreibungen einzeln aufgeführt mit Ort und Häufigkeit? (Bei langfristiger Verschreibung ggf. in Bedarfsmedikationsspalte eintragen)	☐	☐

	Ja	Nein
Im Durchführungsnachweis einzeln dargestellt und abgezeichnet?	☐	☐

	Ja	Nein
Sind Maßnahmen für jeden Dienst individuell aufgeschrieben?	☐	☐
Lückenlos?	☐	☐
Sind Lücken nachvollziehbar (Bericht)?	☐	☐

	Ja	Nein
Stimmen die aufgelisteten Maßnahmen mit der Pflegeplanung und dem Maßnahmenblatt überein?	☐	☐
Sind die Prophylaxen einzeln aufgelistet?	☐	☐

Pflegeplanung

	Ja	Nein
Wurden Ressourcen und Bedürfnisse biografieorientiert beschrieben?	☐	☐
Wurden aktuelle und potenzielle Pflegeprobleme erfasst?	☐	☐
Sind die Pflegeziele realistisch, überprüfbar und eindeutig und individuell formuliert?	☐	☐
Werden die Pflegeziele regelmäßig (alle 4–6 Wochen) anhand einer PP-Auswertung überprüft?	☐	☐
Gibt es für die in der Pflegeplanung genannten Pflegehandlungen entsprechende Nachweisprotokolle (Trinkprotokoll, Ernährungsprotokolle, Lagerungspläne, Wundbeschreibungen, Bradenskala u. a.)?	☐	☐
Ist eine individuelle Anpassung der Standards/Richtlinien erkennbar?	☐	☐
Entsprechen die Maßnahmen dem aktuellen Pflegebedarf und der Pflegeplanung des/der Bewohners/Bewohnerin? (Stichproben und z. B. Pflegevisiten) (Stichproben z. B. bei Dekubitus, Sturzgefahr/-ereignis, Ernährungsproblemen, Wunden, Beschwerden)	☐	☐
Wird deutlich, ob und an welchen Aktivitäten des Hauses der/die Bewohner/-in teilnimmt (Ausflüge, kulturelle Angebote, Beschäftigung, Kaffeetrinken u. a.)?	☐	☐

Pflegebericht	Ja	Nein
Häufigkeit der Eintragungen je nach Pflegestufe eingehalten?	☐	☐
Wurden Befindlichkeiten, psychosoziale Komponenten erfasst?	☐	☐
Ist der Bericht logisch, konkret und nachvollziehbar?	☐	☐
Wird eine professionelle pflegerische Sprache verwendet (keine Wertungen, Vermutungen, Diagnosen)?	☐	☐
Wird der Bericht bei allen besonderen Vorkommnissen zeitnah geführt?	☐	☐

Grundsätzliches	Ja	Nein
Aktuelle Kürzellisten vollständig vorhanden (Name, Qualifikation)? (mindestens 2 Buchstaben, keine Dopplungen in den Kürzeln)	☐	☐
Übersichtlich?	☐	☐
Auf Tipp-Ex verzichtet?	☐	☐
Dokumentenechter Stift verwendet?	☐	☐
Name des Kunden auf allen Formularen?	☐	☐

7.1.19 Qualitätsbeauftragte

Die Schaffung dieser Stabsstelle kann einen kontinuierlichen Verbesserungsprozess einleiten. Der Stelleninhaber muss dabei nicht einer bestimmten Berufsgruppe zugehören, sollte aber über eine Weiterbildung im Qualitätsmanagement verfügen.

Zu den Aufgaben eines Qualitätsbeauftragten (QB) können u. a. gehören:

- Entwicklung des Pflegeleitbilds
- Entwicklung und Fortschreibung des Pflegekonzepts
- Entwicklung und Kontrolle von Standards
- Konzeption zur Erfüllung der Anforderungen, resultierend aus dem SGB XI
- Gründung und Führung verschiedener Arbeitsgruppen
- Planung der Fort- und Weiterbildungen
- Interne Begehungen mit Bericht-Erstellung
- Meldewesen integrieren, Informationsflüsse und anhängende Prozesse ergründen und optimieren

Um diese und die anderen anfallenden Tätigkeiten zur Zufriedenheit aller Beteiligten zu erfüllen, sollte der Qualitätsbeauftragte eine hohe soziale Kompetenz beweisen und neben den Moderationstechniken auch die Grundzüge der Gesprächsführung und Problemlösungstechniken anwenden können. Zudem ist es nahezu unausweichlich, dass der QB mit Leitungskompetenz ausgestattet wird. Wie soll ein QB arbeiten, wenn er keine Autorität gegenüber den Mitarbeitern besitzt?

Da es derzeit viele Weiterbildungsstätten gibt, die eine Ausbildung zum Qualitätsbeauftragten anbieten, gilt es, die Unterlagen eines Bewerbers genauestens zu prüfen. Zu viel hängt von dieser Stelle ab. Wer die Schwächen einer Stabsstelle zu spät bemerkt, kann schon in den Nesseln sitzen.

Des Weiteren ist zu bemerken, dass der Begriff »Qualitätsbeauftragter« nicht geschützt ist. Jeder kann sich so nennen, ohne besondere Kenntnis. Zudem ist der Aufgabenbereich eines Qualitätsbeauftragten (Qualität ist ein weites Feld) so vielfältig und bereichsübergreifend, dass eine Person mit einem Dreitagekurs diesen wohl sicher nicht umfassend überblicken und ausfüllen kann.

Im Bereich der Zertifizierung nach DIN EN ISO ist der Qualitätsmanagementbeauftragte ein Beauftragter der obersten Leitung, quasi die rechte Hand der obersten Etage, möglicherweise sogar der Chef selbst.

Beispiel für eine Stellenbeschreibung eines QB

Datum der Ausfertigung	1. Februar 20..
Stellenbezeichnung:	Qualitätsbeauftragter
Vorgesetzte Stelle:	
Stelleninhaber	
Vorgesetzte	
Dienstrang:	
Qualifikation:	Staatsexamen im Gesundheitswesen
	Berufserfahrung: ... Jahre
	Weiterbildung zum Qualitätsbeauftragten
	im Gesundheitswesen
Stellvertretung:	

1. Aufgaben und Ziele allgemein:
Schwerpunkt ist das Qualitätsmanagement, dazu gehört:

A) Qualitätsplanung
Qualitätsplanung bedeutet das Aufstellen von Regeln für die optimale Ausführung von Dienstleistungen im Namen und Auftrag der Einrichtung.
Das bedeutet die Erstellung einer organisatorischen Basis innerhalb der Einrichtung, auf der ein Qualitätsmanagementsystem entwickelt werden kann. Dazu gehört die Mitarbeit und Weiterentwicklung des Leitbildes und die Festlegung der Qualitätsziele im Einklang mit den Unternehmenszielen, angepasst an die Anforderungen, resultierend aus dem MDK-Konzept zur Qualitätssicherung.
Weiteres Ziel ist es, die Mitarbeiter zu motivieren, sich in allen Belangen der Qualitätsentwicklung und -sicherung zu beteiligen.

Aufgaben im Detail:
- Überprüfung und ggf. Überarbeitung von Unternehmensleitbild, Pflegeleitbild und Pflegekonzept einmal pro Jahr.
- Entwicklung spezieller Konzeptionen für die Schwerpunktpflege.
- Einrichtung weiterer Qualitätszirkel und Arbeitsgruppen.
- Entwicklung und Erarbeitung von Standards der Mikro-, Medial- und Makroebene mit Priorität der haftungsrechtlichen Belange.
- Überdenken und Weiterentwicklung des Leistungsangebotes der einzelnen Einrichtungen.

- Organisation von Fortbildungen, intern und extern. Jeder Mitarbeiter der Einrichtung nimmt mindestens einmal jährlich an einer Fortbildung teil.
- Überdenken und Weiterentwicklung der Dokumentation des Pflegeprozesses.

B) Qualitätslenkung
Diese umfasst die ständige Analyse von Schwachstellen und soll den Prozess der Qualitätssicherung gezielt steuern.

Aufgaben im Detail:
Anregung und Aufbau von Kooperationen mit anderen Dienstleistern (Ärzte, Therapeuten etc.).
- Teilnahme und Lenkung von Leitungssitzungen (PDL) einmal pro Quartal.
- Detaillierter Reportbericht über alle Bereiche an die Vorgesetzte einmal pro Halbjahr.
- Einführung und Förderung von Angehörigenabenden und Betreuertreffen.
- Überprüfung der Arbeitsbedingungen der Einrichtungen einmal jährlich.
- Überprüfung und Weiterentwicklung der Stellenbeschreibungen einmal jährlich.
- Ausbau und Förderung der Bereichs-/Bezugspflege in Zusammenarbeit mit der Leitung vor Ort.
- Fortschreibung und Überprüfung des Einarbeitungskonzepts einmal jährlich.

C) Qualitätsbeurteilung
Das bedeutet, es werden Maßnahmen ergriffen, die dazu dienen, Pflege und Organisation den aufgestellten Qualitätskriterien gegenüberzustellen.

Aufgaben im Detail:
- Durchführung von Pflegevisiten einmal pro Quartal in jeder Einrichtung.
- Umfrage bei Pflegebedürftigen und deren Angehörigen einmal pro Jahr.
- Umfrage bei Mitarbeitern der einzelnen Einrichtungen einmal pro Jahr.
- Umfrage bei Kooperationspartnern alle zwei Jahre.

- Schaffung eines innerbetrieblichen Vorschlagwesens.
- Begehung der Einrichtungen anhand des MDK-Konzepts zur Qualitätssicherung mindestens einmal pro Jahr und vor jeder angemeldeten MDK-Prüfung.

D) Qualitätssicherung
Darunter fallen alle Maßnahmen, die der kontinuierlichen Sicherung einer erfolgreichen Arbeit dienen. Dazu gehören Organisation, Entwicklung und Einführung der Maßnahmen sowie deren Überprüfung.

Aufgaben im Detail:
- Assessmentrunden mit den Pflegedienstleitungen und deren Vorgesetzten mindestens einmal pro Quartal.
- Förderung von Arbeitsgruppen und deren Leitung mindestens einmal pro Quartal.
- Förderung von Konferenzen der externen Dienstleister.
- Förderung von Konferenzen mit Mitbewerbern.
- Abwägung der Notwendigkeit von Zertifizierungen.
- Jährliche Erstellung eines Fort- und Weiterbildungskatalogs.
- Motivation der Mitarbeiter zur Qualitätsentwicklung und -sicherung, Durchführung von Ursachenanalysen bei Nichteinhaltung.

Weitere betriebsbezogene Aufgaben:
- Sicherung und Umsetzung der Unternehmensphilosophie.
- Vertretung der Interessen und Repräsentieren des Unternehmens.
- Kalkulation des Nutzens von Änderungen und Neuanschaffungen innerhalb der Qualitätsentwicklung.

Verantwortung und Kompetenzbereich
Der Stelleninhaber ist generell für die fachliche und sachliche Ausübung der in der Stellenbeschreibung genannten direkten Aufgaben verantwortlich. Der Stelleninhaber hat deshalb auch die Kompetenz, sofern anders lautende Vorschriften nicht missachtet werden, Aufgaben an kompetente Mitarbeiter zu delegieren. Die fachliche Aufsicht obliegt ihm. Der Stelleninhaber kann alle mit der Qualitätssicherung in unmittelbarem Zusammenhang stehenden Anforderungen von den jeweiligen Arbeitsbereichen der Einrichtungen einfordern. Über die Nichteinhaltung von Absprachen oder das Nichtzustandekommen von Handlungen wird der jeweilige Vorgesetzte unmittelbar informiert.

Der Stelleninhaber ist in der Lage, sinnvolle Einschätzungen seines Wirkungsbereiches durch Erforschung und Erfassung des spezifischen Ausmaßes durchzuführen. Aufgaben, die der Beauftragte durchführt oder delegiert, müssen aufgeführt werden, deshalb erstellt der Stelleninhaber monatlich einen Kurzbericht.

Der Stelleninhaber unterliegt der Verschwiegenheitspflicht nach den §§ 4 und 5 der Arbeits- und Vertragsrichtlinie und ist weiterhin verpflichtet, die Annahme von Geschenken abzulehnen (§ 14 Abs. 4 Heimgesetz).

Wiesbaden, den

Unterschrift Stelleninhaber

Unterschrift Stellvertretung

Unterschrift Vorgesetzte

7.1.20 Qualitätshandbuch/Pflegequalitätshandbuch

Ein Handbuch soll einen detaillierten Überblick über alle Maßnahmen der Einrichtung ermöglichen, die der Qualitätsplanung, -entwicklung, -sicherung, -lenkung und -prüfung dienen.

Ich kann der stationären und ambulanten Versorgung nur empfehlen, die Prüfhilfe als Maßstab für ihr Qualitätshandbuch zu nutzen. Jeder sollte die Prüfhilfe für sich zunächst einmal durcharbeiten, sich Anmerkungen machen, was bereits erfüllt, teilweise erfüllt oder nicht vorhanden bzw. nicht erfüllt ist. Alles, was bereits zusammengetragen werden kann, sollte bei der betreffenden Frage im Text der Prüfhilfe eingetragen, Nachweise an der betreffenden Stelle angeheftet werden. So kann man zum einen seine Stärken und Schwächen herausarbeiten und eine etwaige bevorstehende Prüfung besser vorbereiten. Man muss am Tag der Prüfung dann nicht erst alles zusammensuchen und hat durch die eingetragenen Notizen etwas, woran man sich festhalten kann. Denn Prüfungen sind meistens auch emotionale Herausforderungen und bevor man vor Aufregung ins Stocken gerät, kann man mit einem Blick in die vorbereitete Prüfhilfe fließender antworten und vergisst auch nichts zu erwähnen.

Jeder Leser wird beim Durchblättern der MDK-Anleitung zur Prüfung der Qualität entdecken, dass das eine oder andere noch fehlt. Hier sollte man sich eine Prioritätenliste machen. Ein Blick gilt dabei immer auch den Informationsfragen, die zwar nicht bewertet werden, aber durchaus mit einer qualitativ hochwertigen Arbeit einhergehen.

Bei dem Abarbeiten der Prioritätenliste sollte man sich als Erstes mit den leichteren Fragen bzw. mit denen, die leichter zu erfüllen sind, befassen. Diese Vorgehensweise hat zum einen den psychologischen Effekt, schnell etwas erreicht zu haben. Viel wichtiger ist aber, dass man schneller vorankommt und somit die Zeit bis zur möglichen Prüfung (die schon morgen sein kann) sinnvoll nutzt und wertvolle Pluspunkte sammelt.

Wer ein separates Handbuch anlegen möchte, weil er neben den MDK-Ansprüchen auch eigene hat, kann unten ein Beispiel für ein strukturiertes Handbuch finden.

Es genügt allerdings, wenn Sie sich einen Ordner für die MDK-Prüfung anlegen, damit Sie und Ihre Mitarbeiter jederzeit die Prüfer empfangen können, die nur noch unangemeldet auftauchen. Siehe Überschrift 7.5.1 in diesem Buch »Gute Vorbereitung ist die halbe Miete«.

Die Inhaltsangabe eines vollständigen und über die Anforderungen des MDK hinausgehenden Handbuches könnte folgendermaßen aussehen (vgl. »rat & tat Pflegezeit GmbH« in Mainz und Wiesbaden):

Tabelle 34: Beispielhafte Inhaltsangabe eines Handbuchs.

	Ordnungskriterium		Dokumententitel	Inhalt
	Q-Handbuch	0	Qualitätshandbuch_V1.6.doc	Qualitätshandbuch
	Konzept	1	Pflegekonzept_V2.5.doc	Basiskonzeption Pflege und Betreuung
A	**Verträge**	A1	**Arbeitsverträge**	
			A1.1_unbefristet_V2.1.doc	Allgemeiner Arbeitsvertrag
			A1.2_befristet_V2.1.doc	Befristeter Aushilfsarbeitsvertrag
			A1.3_Gfb_V2.1.doc	Arbeitsvertrag geringfügig entlohnte Beschäftigung
			A1.4_Schweigepflicht_ohne_Arbeitsvertrag_V1.0.doc	Schweigepflichterklärung für Praktikant, Zivi etc.

▶

Ordnungskriterium			Dokumententitel	Inhalt
		A2	**Pflegeverträge**	
			A2.0_Patientenvertrag Tagespflege_V2.1.doc	Pflegevertrag Tagespflege
		A3	**Kooperationsverträge**	
			A3.0_Kooperationsverein-barung_Blanko_V1.0.doc	Vordruck für künftige Kooperationsverträge
			A3.1_Kooperationsverein-barungASB.doc	Kooperationsvertrag ASB
			A3.2_Kooperationsverein-barungSanitätshaus.doc	Kooperationsvertrag Sanitätshaus
B	**Kunde**	B1	**Neukunden**	
			B1.0_VA_Aufnahme_neuer_KundInnen_V2.0.doc	Verfahrensanweisung Aufnahme Anfragen u. Erst-besuche
			B1.1_FD_Aufnahme neuer KundInnen_V1.0.doc	Flussdiagramm Neukunde/ Erstbesuch
			B1.2_Formular_Anfrage-bogen_V2.1.xls	Formular Anfragebogen Neukunden
		B2	**Notfallmanagement**	
			B2.0_VA_Notfallmanage-ment_V2.1.doc	Verfahrensanweisung Notfallmanagement
			B2.1_FD_Notfallmanage-ment_V2.0.doc	Flussdiagramm Notfall-management
			B2.2_FD_Not- und Zwischenfälle_V1.0.doc	Flussdiagramm Not- und Zwischenfälle
			B2.3_FD_Erste Hilfe_V1.1	Flussdiagramm Erste Hilfe
			B2.4_Protokoll_Ereignis_V1.0	Protokoll zu einem Sturz-Ereignis
		B3	**Beschwerdemanagement**	
			B3.0_VA-Beschwerde-management_V2.1.doc	Verfahrensanweisung Beschwerdemanagement
			B3.1_FD_Beschwerde-management_V1.1doc	Flussdiagramm Beschwer-demanagement
			B3.2_Protokoll_Beschwerde-management_V2.0.doc	Protokoll Beschwerde-management

►

Ordnungskriterium		Dokumententitel	Inhalt
	B4	**Kundenschlüssel**	
		B4.0_VA_Klientenschlüssel_ V2.1.doc	VA Umgang mit Schlüsseln von Klienten
		B4.1_FD_Klientenschlüssel-annahme_V2.0.doc	FD Schlüsselannahme
		B4.2_Protokoll Klienten-schlüssel_V2.0.doc	Protokoll zur Schlüssel-übergabe
	B5	**Sonstiges**	
		B.5.1_Tagebuch für Einstufung von Kunden	
	B6	**Betreuung und Beschäftigung**	
		B6.1_Beschäftigung_TPE_ V2.1.doc	Informationen zu Beschäfti-gungsmöglichkeiten in der Tagespflege
		B6.2_Betreuungsplan_TPE_ V2.2.doc	Beschäftigungs- und Therapieplan in der Tages-pflege
		B6.3_Bezugspflege_TPE_ V1.0.doc	Tagesplan zur Einteilung der Bezugspflege in der Tagespflege
C	**Mitarbeiter**	C1	**Stellenbeschreibungen**	
		C1.1_Aufgaben- und Tätig-keitsprofil Pflegedienstlei-tung_V2.1.doc	Stellenbeschreibung PDL
		C1.2_Aufgaben- und Tätig-keitsprofil stv. Pflegedienst-leitung_V2.1.doc	Stellenbeschreibung stell-vertretende PDL
		C1.3_Aufgaben- und Tätig-keitsprofil Pflegefachkraft_ V2.1.doc	Stellenbeschreibung Pflegefachkraft
		C1.4_Aufgaben- und Tätig-keitsprofil KPH_V2.2.doc	Stellenbeschreibung Krankenpflegehelferin
		C1.5_Aufgaben-und Tätig-keitsprofil nicht examinierte Pflege_V2.2.doc	Stellenbeschreibung nicht examinierte Mitarbeiter
		C1.6_Aufgaben- und Tätig-keitsprofil ESPL_V2.2.doc	Stellenbeschreibung Hauswirtschaft

▶

Ordnungskriterium		Dokumententitel	Inhalt
		C1.7_Aufgaben und Tätigkeitsprofil Sekretariat_ V2.2.doc	Stellenbeschreibung Sekretariat
	C2	**Dienstanweisungen**	
		C2.1_DA_Dienstbesprechung_V2.0	Dienstanweisung zur Teilnahme an Dienstbesprechungen
		C2.2 entfallen	
		C2.3_DA_Einhaltung_ Einsatzzeiten_V2.0.doc	Dienstanweisung zur Einsatzzeit
		C2.3.1 entfallen	
		C2.4_DA_Übergabebuch_ V2.0.doc	Dienstanweisung zum Übergabebuch
		C2.5_DA_Pflegehilfsmittelnutzung_V2.0.doc	Dienstanweisung zum Umgang mit Pflegehilfsmitteln
		C2.6 entfallen	
	C3	**Neue Mitarbeiter**	
		C3.0_VA-Einarbeitung_ V2.0.doc	Verfahrensanweisung Einarbeitung Mitarbeiter
		C3.1_FD-Einarbeitung_ V2.0.doc	Flussdiagramm Einarbeitung neuer Mitarbeiter
		C3.2_Checkliste_V2.2.doc	Checkliste zur Einarbeitung neuer Mitarbeiter
		C3.3_Infoblatt_V2.3.doc	Informationsunterlagen für neue Mitarbeiter
		C3.4_entfallen	
		C3.5_entfallen	
		C3.6_Einarbeitungskonzept_ V1.0.doc und Tagespflege	Einarbeitungskonzept für neue Mitarbeiter ambulant
	C4	**Administration**	
		C4.1_Zeitnachweis_V2.0.xls	Zeitnachweis
		C4.2_Personalbogen_ V2.0.xls	Personalbogen
		C4.3_Urlaubsantrag_ V2.0.doc	Urlaubsantrag

▶

Ordnungskriterium			Dokumententitel	Inhalt
			C4.4 Mitarbeiterinformation_ V2.0.doc	Mitarbeiterinformation
			C4.5_Ausgabe von Pflege- hilfsmitteln_V2.0.doc	Formular zur Ausgabe von Pflegehilfsmitteln
			C4.6_Handzeichenliste_ V2.1.xls	Handzeichenliste
			C4.7_Übergabebuch_ V2.0.xls	Formular zur Übergabe
		C5	**Dienstplan**	
			C5.1_Dienstplan_V1.0.doc	Dienstplan
			C5.2 entfallen	
			C5.3_Pflege-Tourzeiten- erfassung_V2.0.doc	Pflege Tourzeiterfassung
			C5.4_Dienstplanwünsche_ V2.0.doc	Dienstplanwünsche
			C5.5_Tourenzeiterfassung_ V1.0.xls	Tourenzeiterfassung
			C5.6_WE-Checkliste_V1.1.xls	Checkliste Wochenende/ Feiertage
			C5.7_Änderungsmitteilung Einsatzplan_V2.0.xls	Änderungsmitteilung Einsatzplan
D	Pflege- dokumentation	D1	**Umgang mit der Pflegedokumentation**	
			D1.0_Leitfaden_Doku_ V2.1.doc	Leitfaden zum Umgang Pflegedokumentation
			D1.1_Checkliste Dokumen- tation_V1.3.doc	Formular Checkliste Doku
			D1.2_umgewandelt in D2.2	
			D1.3_Checkliste_Sturzrisiko_ V1.0.doc	Checkliste zur Ermittlung des Sturzrisikos bei Kunden
		D2	**Formularwesen**	
			D2.1_Bewegungsprotokoll_ TPE_V1.0.xls	Bewegungsprotokoll und Kontrakturenprophylaxe
			D2.2_Deckblatt Doku_ Notfalladressen_v2.0.doc	Deckblatt mit Notrufnum- mern
			D2.3_Trinkprotokoll_TPE_ V1.0.xls	Protokoll zur Erfassung der Trinkmengen

▶

Ordnungskriterium			Dokumententitel	Inhalt
		D3	entfallen	
		D4	**Pflegevisiten**	
			D4.0_VA_Pflegevisiten_ V2.0.doc	Verfahrensanweisung Pflegevisite
			D4.1_FD_Pflegevisiten_ V2.0.doc	Flussdiagramm Pflegevisite
			D4.2_Formular Pflegevisite_ V2.2.doc	Formular Pflegevisite generell
			D4.3 entfallen	
			D4.4 entfallen	
E	**Standards/ Richtlinien**	E1	**Richtlinien Grundpflege**	
			E1.0_Richtlinie_Prophy_ Deku_V1.1.doc	Richtlinie zur Dekubitus-prophylaxe
			E1.1_Richtlinie_Prophy_ Kont_V1.1.doc	Richtlinie zur Kontrakturen-prophylaxe
			E1.2_Richtlinie_Prophy_ Soor_V1.1.doc	Richtlinie zur Soorprophy-laxe
			E1.3_Richtlinie_Prophy_ Pneu_V1.1.doc	Richtlinie zur Pneumonie-prophylaxe
		E2	**Standards Behandlungspflege**	
			E2.0_Standard_VW_V1.0.doc	Standard Verbandswechsel
			E2.1_Standard_VW_PEG_ V1.1.doc	Standard Verbandswechsel PEG
		E3	**Standards Hygiene**	
			E3.0_Standard_MRSA_ V1.0.doc	Standard Umgang mit Kunden mit MRSA
			E3.1_Standard_Hygiene_ TPE_V1.0.doc	Reinigungs- und Hygiene-plan Tagespflege
		E4	**Standards Sonstige**	
			E4.0_Standard_Freiheit_ V1.1.doc	Standard Umgang mit frei-heitseinschränkenden Maßnahmen
F	**Büro**	F1	**Listen und Protokolle**	
			F1.0_Besprechungsprotokoll allgemein_V2.0.doc	Vordruck Besprechungs-protokoll allgemein

▶

279

Ordnungskriterium			Dokumententitel	Inhalt
			F1.1_Fallbesprechungsproto-koll_V2.0.doc	Vordruck Fall-, Klienten-besprechungsprotokoll
			F1.2_Schlüsselentnahme-liste_V2.0.doc	Vordruck Schlüssel-entnahmeliste
			F1.1.3 entfallen	
	F2	**Kommunikation**		
			F2.1 entfallen	Telefonnotiz allgemein
			F2.2_Anruferliste_V2.0.xls	Anruferliste für PDL/GF
			F2.3_VA_Infoweitergabe_Telefonat_V2.0	Verfahrensanweisung Umgang mit Informationen am Telefon bzw. Annahme und Weiterleitung
			F2.4 entfallen	
	F3	**Schriftverkehr**		
			F3.1_Faxvorlage_V2.0	Faxvorlage PC und per Hand
			F3.2_Anschreiben neue Mitarbeiter_V2.0	Anschreiben an neue Mitarbeiter für Unterlagen
			F3.3_Briefettikette rat und tat_V2.0	Etiketten-, Adressaufkleber mit rat und tat
			F3.4_Faxvorlage_TP_V2.0.doc	Faxvorlage Tagespflege PC und per Hand
			F3.5 entfallen	
			F3.6_Vorlage Briefkopf_V1.0.doc	Vorlage Briefkopf mit neuem Logo
	F4	**Verfahren und Regelungen**		
			F4.1 entfallen	
			F4.2 entfallen	
			F4.3_FD_Datenweitergabe Neukunde_V1.0	Flussdiagramm Vorgehens-weise bei Neukunden
			F4.4.0_VA_Verordnungen_V2.0	Verfahrensanweisung zu Anforderung und Umgang mit ärztlichen Verordnungen nach SGB V

▶

Ordnungskriterium			Dokumententitel	Inhalt
			F4.4.1_FD_Verordnungen_ V1.0	Flussdiagramm zur Anforderung und Umgang mit ärztlichen Verordnungen nach SGB V
			F3.5_Vorlage Briefkopf_V1.0	Briefkopf neues Logo
G	**Fahrzeuge**	**G1**	**Formulare und Protokolle**	
			G2.1_Formular Kilometernachweis_V2.0.doc	Kilometernachweis
			F2.2_Formular Ölstand_ V2.0.doc	Ölstand
			F2.3_Pflegerucksack_ V2.0.doc	Inhalt Pflegerucksack
H	**Leitung**	**H1**	H1.0_PDCA_1.0doc	Erläuterung des PDCA-Zyklus und Bedeutung für das Unternehmen

7.1.21 Qualitätszirkel

Qualitätszirkel sind

- »auf Dauer angelegte Kleingruppen,
- in der Mitarbeiter einer hierarchischen Ebene
- mit einer gemeinsamen Erfahrungsgrundlage
- in regelmäßigen Abständen
- auf freiwilliger Basis zusammenkommen,
- um Themen des eigenen Arbeitsbereiches zu analysieren und
- unter Anleitung eines Moderators
- mit Hilfe erlernter Techniken
- Lösungswege erarbeiten,
- selbstständig oder im Instanzenweg umsetzen,
- eine Ergebniskontrolle oder das Nachhalten von Ergebnissen vornehmen,
- wobei die Gruppe als Bestandteil des organisatorischen Rahmens eingebunden ist und zu anderen Elementen kommunikative Beziehungen hegt« (vgl. Deppe, 1994).

Der Begriff Qualitätszirkel muss jedoch nicht automatisch so eng gesteckt werden. Als Qualitätszirkel kann man alle Kleingruppen bezeichnen, die sich

- auf freiwilliger Basis in ihrer Arbeitszeit
- zu festgelegten Zeiten bzw. Zeiträumen treffen und
- aus ihren Ideen Möglichkeiten entwickeln,
- diese schriftlich nachhalten,
- um Qualität zu benennen, zu sichern und weiterzuentwickeln.

In der MDK-Prüfung wird ebenfalls nach Qualitätszirkeln gefragt, Grundlage ist der Erhebungsbogen und die Anleitung zur Prüfung der Qualität. Ambulant und stationär finden wir unter Überschrift 6.4 folgende Hinweise: »Unter Qualitätszirkeln sind Arbeitsgruppen zu verstehen, in denen Mitarbeiter zeitlich begrenzt zur Lösung eines oder mehrerer Probleme zusammenarbeiten. Das Ziel, die Zeitvorgabe und die einzelnen Arbeitsschritte müssen protokolliert werden.«

7.1.22 Schweigepflicht

Die Schweigepflicht für Mitarbeiter der Gesundheitsberufe ergibt sich bereits aus der Gesetzgebung, siehe auch die Ausführungen weiter unten. Trotzdem sollten Vorgesetzte zumindest bei der Einstellung eines neuen Mitarbeiters noch einmal auf die Verschwiegenheitspflicht hinweisen bzw. die Verpflichtung an den Arbeitsvertrag anhängen. Zusätzlich sollte dieser Hinweis in regelmäßigen Abständen, mindestens alle zwei Jahre, zum Beispiel in einer Dienstbesprechung wiederholt werden. Der Mitarbeiter weiß im Prinzip um die Anforderung der Verschwiegenheitspflicht, vergisst nur das ein oder andere Mal wesentliche Punkte daraus. Eine Auffrischung kann hier nicht schaden.

Aber auch die Kassen halten sich offensichtlich nicht immer an die ordnungsgemäße Einhaltung der Gesetze, wie der nachfolgende Artikel aus dem Heft 08/2004 der HÄUSLICHEN PFLEGE zeigt:

Kassen haben kein Recht auf Einsicht in die Pflegedokumentation

Wie in Schleswig-Holstein bekannt wurde, setzt die AOK Mitarbeiter als Pflegeberater ein, die während Hausbesuchen bei ambulant gepflegten Versicherten Einsicht in die Pflegedokumentation nehmen. Dies widerspricht einer aktuellen Stellungnahme des Bundesbeauftragten für Datenschutz zufolge den Datenschutzbestimmungen und ist somit rechtswidrig. »Eine Einsichtnahme in die Pflegedokumentation bzw. der Wunsch nach Übermittlung derselben ist nach Aussagen des Bundesbeauftragten selbst dann rechtswidrig, wenn der Versicherte eine Einverständniserklärung abgegeben hat«, sagt der Jurist und Sozialrechtsexperte Ronald Richter, der bei Bekanntwerden der Praktiken der AOK Schleswig-Holstein im April 2004 den Bundesbeauftragten einschaltete.

Die Pflegedokumentation stellt demzufolge keine Abrechnungsunterlage im Sinne des § 115 Abs. 1 SGB XI dar. Für die Weitergabe der Pflegedokumentation an die Pflegekasse selbst bzw. für eine über den dargestellten Umfang hinausgehende Einsichtnahme durch Mitarbeiter der Pflegekasse bestehe weder eine rechtliche Grundlage noch ein Bedarf. Eine offizielle Stellungnahme der Krankenkasse lag bei Redaktionsschluss noch nicht vor. Dieter Konietzko, Sprecher der schleswig-holsteinischen AOK, äußerte sich jedoch gegenüber der Wochenzeitung CARE konkret: »Man wird überlegen müssen, ob man damit einverstanden ist.« Es könne doch nicht sein, so Konietzko weiter, dass die Krankenkassen immer die Dummen seien. Den Kassen müsse die Möglichkeit der Überprüfung vorbehalten sein. Die AOK muss nach Aussagen Richters mit weitreichenden Konsequenzen rechnen. »Es ist durchaus möglich«, so Richter, »dass sich auf Verlangen des Datenschutzbeauftragten Schleswig-Holsteins die Staatsanwaltschaft einschaltet und gegen die einzelnen Pflegeberater ermittelt.«

Tabelle 35: Übersicht der Auskunftspflichten.

Anfragende Stelle	Voraussetzung für die Auskunftspflicht/-berechtigung	Vergütung
Krankenkassen	Gesetzliche Erlaubnis oder schriftliche Einwilligung des Patienten	EBM-GNRN 71 f
MDK	Begutachtungs- oder Prüfauftrag durch die Pflege- oder Krankenkasse	EBM-GNRN 72 Feststellung der Pflegebedürftigkeit € 15
Sozialämter	Erforderlichkeit der Auskunft zur Aufgabenerfüllung und schriftliche Einwilligung des Patienten	EBM-GNRN 72
Rentenversicherungsträger	Erforderlichkeit der Auskunft zur Aufgabenerfüllung und schriftliche Einwilligung des Patienten	ZSEG (Anlage zu § 5)
Arbeitsämter	Erforderlichkeit der Auskunft zur Aufgabenerfüllung und schriftliche Einwilligung des Patienten	ZSEG (Anlage zu § 5)

Anfragende Stelle	Voraussetzung für die Auskunftspflicht/ -berechtigung	Vergütung
Gesundheits- ämter	Erforderlichkeit der Auskunft zur Aufgabenerfül- lung und schriftliche Einwilligung des Patienten; Ergänzung: Meldepflicht von Krankheiten i.S.d. § 6 »Erfüllung der Meldepflicht« Infektions- schutzgesetz	ZSEG (Anlage zu § 5) Aufwandsersatz
Unfallversiche- rungsträger	Gesetzliche Pflicht nach §§ 201 u. 203 SGB VII Vertrag Ärzte/Unfallversicherungsträger im Anhang des Vertrages (Einwilligung des Patienten nicht erforderlich)	Vereinbartes Gebührenver- zeichnis
Versorgungs- ämter	Gesetzliche Pflicht und schriftliche Einwilligung des Patienten	ZSEG (Anlage zu § 5)
Gerichte	Schriftliche Einwilligung des Patienten	ZSEG (Anlage zu § 5)
Patienten/ Rechtsanwälte	Auskunftsrecht nach Art. 2 GG, schriftliche Einwilligung des Patienten	Nur Kosten- erstattung
Patienten	Anfrage an behandelnden Arzt, Auskunft zu Behandlungskosten nach § 305 Abs. 2 SGB V	€ 1
Arbeitgeber	Schriftliche Einwilligung des Patienten	GOÄ GNRN 70
Reha-Einrich- tungen	Rechtsgrundlage § 73 I b 3 SGB V	GOÄ GNRN 70
Private Versiche- rungsgesell- schaften und Krankenversiche- rungen	Schriftliche Einwilligung des Patienten	GOÄ GNRN 70
Pflege- und Alteneinrich- tungen	Keine Verpflichtung des Arztes zur Dokumenta- tion	§ 10 M-BOA
Leichenschau	Verpflichtung nach § 11 Abs. 2 Bestattungsge- setz des jeweiligen Bundeslandes	GOÄ GNR 100 16

Tabelle 36: Informationelle Selbstbestimmung und Schweigepflicht im Überblick (vgl. Schell, W.: Arbeits- und Arbeitsschutzrecht für die Pflegeberufe von A bis Z).

Regelbereich	Rechtsgrundlage	Normadressaten	Regelungsinhalt
Standesrechtliche Schweigepflicht der Ärzte	MBO-Ä 1997	Ärzte	Unbefugtes Offenbaren kann berufsgerichtliche Maßnahmen auslösen
Vertragliche Schweigepflicht	Behandlungsvertrag	Vertragspartner des Arztes und seiner Helfer	Unbefugtes Offenbaren begründet Haftung
Strafrechtliche Schweigepflicht	§§ 203 und 353b StGB	Verschiedene Berufe (z. B. Pflegepersonen und Angehörige des Öffentlichen Dienstes)	Unbefugtes Offenbaren von Geheimnissen ist strafbar
Zeugnisverweigerungsrecht/ Schweigerecht	§§ 53, 53a StPO und §§ 383ff. 7PO	Verschiedene Personen (z. B. Pflegepersonen als Zeugen vor Gericht)	Unter bestimmten Voraussetzungen besteht Schweigepflicht
Arbeits- und beamtenrechtliche Schweigepflicht	Arbeitsvertrag, Tarifvertrag (z. B. § 9 BAT), Beamtengesetze	Arbeitnehmer, Beamte	Patientendaten und dienstliche Angelegenheiten sind verschwiegen zu behandeln
Öffentlich-rechtlicher Datenschutz	BDSG, KRG, Landesdatenschutzgesetze, kirchliche Regelungen	Öffentliche und private Einrichtungen (z. B. Länder, Krankenhäuser) mit personenbezogener Datenverarbeitung	Bürger (Patient) soll über Datenverwendung selbst bestimmen können
Sozialrechtlicher Datenschutz	§§ 35 SGB I, 284ff. SGB V und § 67ff. SGB X	Sozialleistungsträger (z. B. Krankenkassen) und Leistungserbringer	Unbefugtes Offenbaren von Sozialdaten ist unzulässig und strafbar

7.1.23 Sicherheitsmaßnahmen (BGW)

Die Berufsgenossenschaft Wohlfahrtsverbände (BGW) hat in den letzten Jahren deutlich an Bedeutung gewonnen. Die wichtigsten Broschüren sind ohne Zweifel die Unfallverhütungsvorschrift (UVV) und die Hygienevorschrift. Beide können in mehrfacher Ausfertigung kostenfrei bei jeder Berufsgenossenschaft angefordert werden.

Eine relative Neuerung stellt dabei der § 6 BGI 508 dar. Dieser besagt, dass in Betrieben mit mehr als 20 anwesenden Versicherten 10 % der Versicherten eine Ersthelferausbildung vorhalten müssen. Davon kann nach Rücksprache mit der BGW abgewichen werden.

Wenn Sie also nicht 10 % Ihrer Mitarbeiter geschult haben, holen Sie das nach oder fragen Sie bei Ihrer zuständigen BGW nach, ob eine Ausnahme gemacht werden kann, weil der Rettungsdienst gut funktioniert o. Ä.

7.1.24 Stellenbeschreibung

Stellenbeschreibungen legen den Aufgaben- und Verantwortungsbereich einer bestimmten Stelle fest. In der Anleitung zur Prüfung der Qualität wird eine klare Abgrenzung der einzelnen Stellen mit Beschreibung der Aufgabenbereiche und Abgrenzungen zu anderen Bereichen gefordert. Jede Stelle im Pflegebereich sollte daher beschrieben sein:

- Pflegedienstleitung
- Wohnbereichs-/Stationsleitung
- Bereichsleitung
- Examinierte Mitarbeiter
- Ergänzende Hilfen (nicht examinierte Mitarbeiter)
- Hauswirtschaftsleitung
- Hauswirtschafter
- Qualitätsbeauftragte
- Hygienebeauftragte

Stellenbeschreibungen dienen also der Abgrenzung der Aufgabenbereiche, zur Transparenz innerhalb der Zuständigkeiten und sind letztendlich auch ein Motivationsschub für den Stelleninhaber. Er kennt seine Kompetenzen und Verpflichtungen ebenso wie seine Berechtigungen. Die Vorlage von Stellenbeschreibungen kann daher auch Kosten und lange Wege oder Ungereimtheiten und Kompetenzgerangel verhindern.

7.1.25 Übergabe

Die Übergabe ist eine Überlappungszeit zwischen zwei Schichten und wird in der Regel nur in teil- und vollstationären Einrichtungen eingesetzt. Es gibt bereits viele Pflegekräfte, die eine Übergabezeit als unnötige Arbeitszeit ansehen. Denn all das, was in einer Übergabe besprochen wird, sollte in den entsprechenden Dokumenten (Dokumentation der Pflegebedürftigen,

Terminplaner etc.) zu finden sein. Eine Informationsweitergabe könne per Planer, Reitersystem o. Ä. erfolgen.

Diese Argumentation ist nachvollziehbar, aber nicht immer förderlich für die Gruppendynamik oder das subjektive Wohlbefinden der Mitarbeiter. Gleichzeitig aber klagen die meisten über fehlende Zeit für den Pflegebedürftigen oder die Dokumentationsführung. Ich will nicht behaupten, dass ein wenig mehr Zeit nicht sinnvoller wäre. Aber solange wir vorhandene Ressourcen unbeachtet lassen, müssen wir das Jammern einstellen. Als unbeachtete Ressource sehe ich beispielsweise an, dass Mitarbeiter die Pausen ausdehnen. Wenn drei Mitarbeiter fünf Minuten überziehen, sind das 15 Minuten, die dem Pflegebedürftigen oder der Dokumentation zugutekommen könnten. Eine weitere vergeudete Ressource ist das vielbeachtete Phänomen, dass Kollegen aufeinander warten müssen. Sie suchen Kollegen, um in die Pause zu gehen und warten, bis dieser seine Verrichtung beendet hat, statt schon vorzugehen. Sie suchen den Kollegen oder warten auf ihn vor der Übergabe, statt sich eine Doku zu nehmen und z. B. eine Auswertung der Pflegeplanung vorzunehmen.

In der MDK-Prüfung wird ebenfalls nach Zeiten für Übergaben gefragt, offensichtlich hält es der MDS in seiner Anleitung zur Prüfung der Qualität für eine wichtige Sache und weist sogar ambulant in Frage 6.10 aus: »Werden Methoden zur Sicherstellung der Informationsweitergabe genutzt?
a. geregelte Übergabe
b. regelmäßige Dienstbesprechungen
c. schriftlich fixierte Regelungen (z. B. Dienstanweisungen, Rundschreiben, Aushang)
Erläuterung zur Prüffrage 6.10 a: Keine.
Erläuterung zur Prüffrage 6.10 b:
Die Frage ist mit »Ja« zu beantworten, wenn regelmäßige Dienstbesprechungen durch Nachweise belegt werden.
Erläuterung zur Prüffrage 6.10 c: Keine.«

Das bedeutet, in Frage 6.10 werden geregelte Übergaben abgefragt, aber kein Rahmen für die Beantwortung mit ja gegeben. Wann wird die Frage mit »Ja« zu beantworten sein? Wenn der ambulante Dienste einmal pro Woche in einer Teamsitzung die Informationen weitergibt oder fordert man tatsächliche Übergaben wie in stationären Einrichtungen? Wie soll das gehen, wenn der Mitarbeiter von Tour 2 seinen Frühdienst um 12.45 beendet und der Kollege, der die Tour am Abend fährt, um 16.30 Uhr beginnt? Wird erwartet, dass man sich hinterhertelefoniert oder sich sogar im Dienst trifft?

Ich persönlich halte eine Übergabe allerdings für völlig überflüssig, ambulant wie stationär. Denn in einer Übergabe wird genau das besprochen, was bereits in der Pflegedokumentation (insbesondere Pflegebericht) des Pflegebedürftigen zu lesen sein sollte. Dass man ohne Übergabe auskommt, beweisen bereits viele Träger. Gerade ambulante Dienste, bei denen jeder Mitarbeiter zu einer anderen Zeit Feierabend hat und sich die Mitarbeiter manchmal tagelang nicht sehen, muss die Pflegedokumentation das Informationsmittel sein. Pflegerelevante Dinge stehen in der Pflegedokumentation, organisatorische, wie beispielsweise Termine, finden sich im Terminplaner oder an der Pinnwand.

Das Phänomen »Stille Post«

Versuchen Sie mal, den folgenden Sachverhalt nachzuvollziehen: Da kommt ein Mitarbeiter montagnachmittags zum Dienst, der das Wochenende frei hatte. Dieser Mitarbeiter soll nun vom Kollegen des Frühdienstes alles erfahren, was seit Freitag los war. Der Kollege vom Frühdienst hat aber nur die Informationen über Ereignisse, die er selbst erlebt hat. Ansonsten baut er auf die Informationen, die er vom Nachtdienst am Morgen bekommen hat. Der Nachtdienst wiederum hat seine Informationen vom Spätdienst am Sonntagabend. Der wiederum von Frühdienst am Sonntag usw. Am Ende spielen also alle »Stille Post« und es herrscht Unwissenheit. Machen Sie einen Selbstversuch: Setzen Sie sich an einem Tag in eine Übergabe und notieren Sie stichpunktartig mit. Vergleichen Sie dann 24 Stunden später bei der nächsten Übergabe, was von der Übergabe des Vortages hängen geblieben ist. Vermutlich nicht einmal 15 %.

Ich würde mich nie auf eine Übergabe verlassen. Man liest am Ende der Schicht oft zufällig etwas in der Dokumentation, was einem bei der Übergabe nicht erzählt wurde. Jede Pflegekraft kennt diese Momente: Da fällt einem auf dem Nachhauseweg noch etwas ein, das man hätte übergeben sollen. Also greift man kurzerhand zum Telefon.

Was nun, wenn im Pflegebericht steht »Rötung an der rechten Ferse«? Ich weiß von diesem Eintrag nichts, weil ich die Dokumentation zu Dienstbeginn nicht lese und der Kollege in der Übergabe nichts berichtet hat. Was glauben Sie, wer im Schadensfalle haftet? Wer durchführt, haftet! Nehmen wir also weiter an, dass ich den Pflegebedürftigen am Abend versorge. Ich ziehe ihm Schuhe und Strümpfe aus, inspiziere aber die Fersen nicht, denn die Rötung ist mir ja nicht bekannt. Später zeichne ich die erbrachten Leistungen ab und weil bei mir in der Schicht/Tour nichts los war, trage ich auch nichts in den

Pflegebericht ein. Das Gleiche widerfährt dem Nachtdienst stationär, dem ich natürlich ebenfalls nichts von der Ferse erzählt habe. Der Nachtdienst verrichtet seine Arbeit, quittiert Leistungen, trägt aber nichts in den Pflegebericht ein, denn »es war nichts«. Am nächsten Tag hat der Kunde einen Dekubitus. Da ich den Pflegebedürftigen versorgt habe, würde ich ggf. zur Verantwortung gezogen werden, ebenso wie der Nachtdienst. Und das nur, weil ich nicht in den Pflegebericht gesehen, sondern mich auf die Übergabe verlassen habe.

Was lernen Sie aus dem Beispiel? Zeichnen Sie niemals eine Leistung ab, ohne einen kurzen Blick in den Pflegebericht geworfen zu haben. Dieser Blick kostet 5 Sekunden und hilft allen.

Jetzt werden einige Mitarbeiter sicher um ihre Übergabe und den Informationsaustausch bangen und befürchten, weiter en Sparzwängen zum Opfer zu fallen. Aus meiner Sicht kann man die eingeräumte Zeit belassen und zum Lesen der Dokumentation jener Kunden nutzen, die man in seiner Schicht hauptsächlich versorgen wird. Für das Lesen von 10 Akten genügen im Schnitt 10 Minuten, denn nicht in jedem Bericht muss man mehrere Sätze lesen, in 70 % der Fälle gibt es nichts Relevantes zu berichten. Nach dem Lesen sollten die Mitarbeiter dann die Zeit für Fallbesprechungen nutzen. Es gibt stationär sicher jeden Tag einen Fall zu besprechen. Da ist ein Bewohner aus dem Krankenhaus gekommen, ein anderer hat deutlich an Gewicht verloren, einer ist gestürzt, ein demenziell Erkrankter zeigt bestimmte Verhaltensauffälligkeiten etc.

Beispiel für ein Fallbesprechungsformular:

Kunde		Pflegestufe:	
Fr. König		2	
Datum	Bereich	Protokollant	
28.12.20..	*Vergiss-Mein-Nicht Ebene 5*	*Elina*	
Art der Fallbesprechung		Hausarzt informiert:	
☐ Evaluation		☒ ja am: 23.12. _____	
☒ anlassbezogen, welcher: *KH-Entlassung*		☐ nein	

Informationen und Anlass der Fallbesprechung

Fr. K kam am 23.12. aus dem KH zurück, der Herzschrittmacher ist implantiert, der Verdacht auf Fraktur der rechten Elle hat sich nicht bestätigt. Fr. K. wirkte relativ ungepflegt (fettige Haare, lange Nägel und Schweißgeruch, Pilzinfektion Genitalbereich) und ein wenig verwirrt. Sie kannte ihr Zimmer nicht mehr, erkannte aber ihre Zimmernachbarin noch und war zufrieden, wieder hier zu sein, sie meinte: »Die Kur war nicht gut.« Sie hat in den 14 Tagen KH 8 Kilo abgenommen und ist schwach auf den Beinen. Man muss fürchten, dass sie erneut stürzt.

Was soll erreicht werden, was ist das Ziel (realistisch)

1. Gewichtszunahme von 2 Kilo bis 8. Januar und Erreichen des Ausgangsgewichts bis Ostern.

2. Fr. K. soll möglichst nicht mehr allein gehen, sie wird zu den Verrichtungen begleitet und ansonsten darauf hingewiesen, dass sie jederzeit klingeln kann.

Einzuleitende Maßnahmen durch die Pflegekräfte

1. Fr. K. isst gerne Griesbrei und erhält nun einen mit Kalorien angereicherten Griesbrei jeden Abend als Spätmahlzeit und jederzeit zwischendurch, wenn sie Lust hat. Es wird für fünf Tage ein Ernährungsplan geführt, um zu sehen, ob sie alle Mahlzeiten aufisst oder ob der Appetit nachgelassen hat.

2. siehe oben

Einbeziehung Angehörigen/Bezugspersonen/Betreuer

☐ nein ☒ ja, wann: 25.12.

Und was wurde beraten:

Die Tochter Elisabeth wurde gebeten, der Mutter Süßigkeiten mitzubringen und auch bei den Besuchen anzubieten. Zudem wurde sie auf das erhöhte Sturzrisiko hingewiesen und die Anschaffung von Protektorenhosen.

Teilnehmer der Fallbesprechung:

Anika, Jutta

Kontrolle/Evaluation geplant bis: 15. Januar 20..

Unterschrift und Datum des Protokollanten: _____

7.1.26 Verfahrensanweisung

Verfahrensanweisungen stellen Prozesse bzw. Tätigkeitsabläufe einer Einrichtung dar, entweder als fortlaufende, stichpunktartige Niederschrift oder in Form eines Flussdiagramms. Ganz gleich, nach welchem Prinzip man vorgeht, die Abläufe sollten für alle Beteiligten nachvollziehbar und transparent dargestellt werden. Eine Verfahrensanweisung sollte anwenderfreundlich und möglichst auf einen Blick zu verstehen sein. Auf jeder Anweisung sollten die folgenden Punkte vermerkt sein (auch als Raster zu sehen):
1. Titel der Anweisung
2. Ziel des Verfahrens
3. Verantwortlichkeiten klären
4. Verfahren beschreiben
5. Dokumente lenken
6. Verfahren überprüfen
7. Verantwortliche Person(en)

7.1.26.1 Beispiel für eine Verfahrensanweisung anhand des Beschwerdemanagements (s. Abb. 12)
Symbole und ihre Bedeutung:

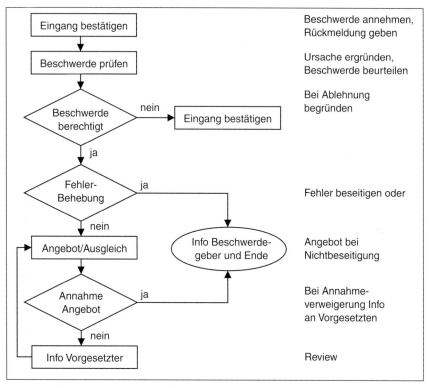

Abb. 12: Ablauf bei Eingang einer Beschwerde.

7.1.27 Verhaltensanweisung

Abhängig davon, welche Präferenz eine Einrichtung hat, können Vorgaben in verschiedenen Schattierungen erarbeitet werden. Neben Merkblättern oder Checklisten stellen auch Formulare zur Verhaltensweise eine weitere Möglichkeit dar.

Diese Formulare dienen als Richtlinie oder Anhaltspunkt für Mitarbeiter und sollen helfen, mit bestimmtem, meist unvorhersehbarem Geschehen in der Pflege besser fertig zu werden. Die folgenden Punkte sind Anregungen, zu welchen Themen sich Formulare als Hilfestellung einsetzen lassen:

- Beschwerden von Klienten oder anderen Beteiligten
- Tod eines Klienten
- Unfall eines Klienten

- Notfall eines Mitarbeiters
- Nichtantreffen eines Klienten (ambulant)
- Weglaufen eines Klienten aus der Einrichtung
- Arbeitsunfähigkeit
- Maßnahmen zur Fixierung
- Annahme von Geschenken

7.1.28 Pflegedokumentation

Die Dokumentation ist zunächst eine Sammlung von Daten und Fakten; sie ist Ordnung, Speicherung und Auswertung von Urkunden bzw. schriftlich fixiertem Wissen. Hier ist zwischen administrativer Dokumentation der Verwaltung, der ärztlichen Dokumentation und der pflegerischen Dokumentation zu unterscheiden (vgl. Böhme 1999).

Neben der **Wahrheit** muss das Dokument auch Klarheit schaffen. Das bedeutet zum einen, die Eintragung muss eindeutig und nachvollziehbar sein, wobei sich »nachvollziehbar« mit »logisch« übersetzen lässt. Zum anderen muss das Handzeichen eindeutig einer bestimmten Person zuzuordnen sein.

Die **Echtheit** beinhaltet keine Eintragungen mit Bleistift oder Füller. Ebenso ist die Benutzung von Tipp-Ex verboten. Echtheit heißt aber auch, dass jeder für sich selbst einträgt.

»**Keine Streichung**« heißt keine Striche, z. B. für erbrachte Leistungen. Diese Striche sind sehr verbreitet, aber unzulässig. Auch wenn beispielsweise im ambulanten Dienst die Kassen eine Strichliste zur Abrechnung zulassen, ist diese Strichelung keineswegs als Beweis tauglich.

»**Lesbar**« bedeutet, dass Geschriebenes immer lesbar bleiben muss. Verschreibt man sich und möchte ein Wort im Nachhinein als ungültig erklären, so ist das nur wie folgt möglich: ~~schade~~. Keinesfalls erlaubt ist die Streichung bis zur Unleserlichkeit wie z. B.: ███. Zum Punkt »aussagefähig« finden Sie weitere Erläuterungen in Kap. 7.1.28.3.

Tabelle 37: Das Dokument und seine Bedingungen.

Dokumentationswahrheit	Dokumentationsklarheit
Tatsachen	Eindeutig
Wahrheit	Nachvollziehbar
	Aussagefähig
	Echt
	Keine Streichung
	Lesbar

7.1.28.1 Wozu dokumentieren?

Immer wieder stellen sich Pflegekräfte die Frage, wozu dokumentiert wird. Diese Frage ist angesichts der immer weiter steigenden Anforderungen an ein Dokumentationssystem aus Sicht der Pflegenden durchaus verständlich. Die eine Instanz hält etwas für richtig; die andere Instanz hält es für kritisch oder gar falsch.

Ein eindeutiges Gesetz, das die Dokumentationsform regelt oder gar Inhalte definiert, existiert nicht. Die Dokumentationspflicht ergibt sich aus allgemeinen Rechtsgrundsätzen und aus der Rechtsprechung. Hans Böhme schreibt in seinem Rechtshandbuch für Führungskräfte von 1999, dass die Begründung für eine Verpflichtung zur Dokumentation in mehreren Ebenen zu finden sei:

»Haftungsrecht
- Der Vertragspartner hat einen vertraglichen Anspruch auf sach- und fachkundige Arbeitsleistung.
- Oberstes Gebot ist die Sicherheit des Patienten.
- Es haftet der, der ausführt.

Vertragsrecht
- Pflegevertrag/Heimvertrag
- Eigenverantwortung
- Verantwortungsebenen in der Arbeitsteilung
- Organisationsverantwortung

Sicherungs- und Verkehrspflicht der Einrichtung

Qualitätssicherung

Krankenkassenversicherungsrecht und Pflegeversicherung (Qualitätssicherung)« (vgl. Böhme 1999).

Die Dokumentation der Pflegeeinrichtung muss also verschiedenen Kriterien genügen:

- Gewährung der Sicherheit des Pflegebedürftigen
- Leistungstransparenz
- Interdisziplinäre Information und Kommunikation
- Qualitätssicherung
- Organisationshilfe
- Planungshilfe
- Arbeitsgrundlage
- Leistungsnachweis auch externer Dienste

Für wen wird dokumentiert?

- Für die eigene Sicherheit, zum Beweis der geleisteten Arbeit, aus haftungsrechtlicher Sicht
- Für den Pflegebedürftigen/Angehörigen/Betreuer
- Für Kollegen als Information oder Arbeitsanweisung
- Für die Einrichtung als Leistungsnachweis
- Für den betriebswirtschaftlichen Erfolg, für eine korrekte Einstufung
- Für den MDK zur Qualitätssicherung
- Für andere Institutionen wie Heimaufsicht, Gesundheitsamt etc.
- Für Kostenträger wie Pflegekasse, Sozialamt u.a.
- Für den Informationsaustausch mit Ärzten, Therapeuten, Krankenhäusern etc.

Diese Vielzahl diverser Kriterien verlangt flexible Denkprozesse und kaum jemand ist sicher, wie und was nun dokumentiert werden muss. Im Folgenden soll klargestellt werden, wie die Dokumentation zu führen ist, um so zum einen haftungsrechtlich sicherer zu sein und zum anderen den Anforderungen aus dem MDK-Konzept gerecht zu werden.

Ein standardisiertes einheitliches Pflegedokumentationssystem kann so aussehen:
Es handelt sich um ein System, das folgende Formulare umfasst:
- Stammblatt
- Medizinische Verordnungen
- Pflegeplanung
- Vitalwerte
- Durchführungsnachweis
- Berichte
- Pflege- u. Sozialanamnese
- Biografie

Des Weiteren kann es sinnvoll sein, die folgenden Formulare darüber hinaus bei Bedarf einzusetzen:
- Wundversorgung
- Norten-/Braden- oder Waterlow-Skala
- Flüssigkeitsprotokoll
- Ernährungsprotokoll
- Lagerungsprotokoll oder Bewegungsprotokoll
- Toilettentraining/Miktionsprotokoll
- Kurzbericht zur Vorstellung/Verlegung
- Meldung von Dekubitus und Wunden

Die einzelnen Schritte des Pflege- und Betreuungsprozesses werden den folgenden Formularen zugeordnet:
1. Schritt, Informationssammlung:
   – Pflege- und Sozialanamnese mit Biografiebogen
   – Überleitungsbogen
   – Stammblatt

2. Schritt, Erkennen der Probleme, Ursachen, Symptome (Pflegediagnose) und Ressourcen:
   – Pflege- und Sozialanamnese mit Biografiebogen
   – Pflegeplanungsformular
   – Berichtsblatt
   – Modifizierte Braden-Skala

3. Schritt, Festlegung der Ziele (Nahziele, Fernziele):
   – Pflegeplanungsformular

4. Schritt, Planung der Pflegemaßnahmen/Pflegeinterventionen:
   – Pflegeplanungsformular
   – Pflegemaßnahmenformular
   – Arztvisiteformular
   – Wundformular

5. Schritt, Durchführung der Pflege und Betreuung:
   – Durchführungsnachweis
   – Berichtsblatt
   – Wundformular
   – Pflegeplanungsblatt

6. Schritt, Beurteilung/Evaluation der Wirksamkeit der Pflege und Betreuung:
   – Berichtsblatt
   – Wundformular

Nicht alle der oben genannten Blätter sind verpflichtend, aber zum Teil durchaus sinnvoll und notwendig. Welche Dokumentation die beste ist, kann objektiv gesehen niemand sagen. Natürlich wird jeder Hersteller von Dokumentationssystemen seine Variante als die beste anpreisen. Ich habe in meiner Tätigkeit sehr viele, auch EDV-gestützte Dokumentationen im Einsatz gesehen und kann nur sagen: Die beste Dokumentation ist die Eigenproduktion, die je nach Bedarf und speziell auf die Einrichtung bezogen erstellt wurde.

Was nutzt der Einrichtung ein Ferrari in der Garage, wenn niemand diese Investition fahren kann? Damit will ich zum Ausdruck bringen, dass keine Anschaffung einer neuen, noch so ausgeklügelten Dokumentation das Dokumentieren verbessert oder erleichtert.

Wenn die Mitarbeiter den Pflegeprozess nicht begriffen haben, wenn sie die Notwendigkeit und den Sinn der Dokumentation nicht verstehen, werden sie mit der neuen Anschaffung nicht zurechtkommen. Die Fehler, die mit der »alten« Dokumentation gemacht werden, werden durch eine neue Dokumentationsmappe allein nicht verhindert.

Wenn die Aufgabe des Dokumentierens unter den Mitarbeitern klar ist, kann auch auf dem schlechtesten Dokumentationssystem noch ausreichend gut dokumentiert werden. Poetischer hat es Antoine de Saint-Exupéry formuliert: »Wenn du ein Schiff bauen willst, so trommle nicht Männer zusammen, um Holz zu beschaffen, Werkzeuge vorzubereiten, Aufgaben zu vergeben und die

Arbeit einzuteilen, sondern lehre die Männer die Sehnsucht nach dem weiten endlosen Meer.« Oder um es mit den Worten der anerkannten Wissenschaftlerinnen June Clark und Norma Lang wiederzugeben: »Solange wir nicht in der Lage sind, die Pflege zu benennen, können wir sie weder überprüfen, finanzieren, lehren oder erforschen, noch können wir sie vom Gesetzgeber oder von der Politik anerkennen lassen ...«

7.1.28.2 Vorzuhaltende Dokumentationsblätter im Detail

Stammblatt

Das Stammblatt enthält alle versicherungsrelevanten, verwaltungstechnisch und persönlich wichtigen Daten und Fakten über einen Pflegebedürftigen, z. B. Personalien, Kostenträger, Religion, ärztliche Versorgung. Darüber hinaus enthält das Blatt organisatorische Informationen wie Nachlassregelung, mitgebrachte Gegenstände, Verfügungen, Betreuerregelungen etc. Deshalb wird dieses Blatt am besten in der Verwaltung oder vom Sozialarbeiter einer Einrichtung in Zusammenarbeit mit dem Pflegebedürftigen und/oder dessen Angehörigen und Bezugspersonen bei der Aufnahme ausgefüllt.

Anamnese

Anamnese heißt Vorgeschichte. Die Pflegeanamnese ist bereits der erste Schritt im Pflegeprozess. Hier werden Informationen zur aktuellen und vergangenen Pflegesituation gesammelt. Die Anamnese spiegelt den Status vor Aufnahme bzw. vor Beginn der Pflege wider. Die Anamnese wird am Tag der Aufnahme, spätestens jedoch bei Beginn der Pflege ausgefüllt.

Man stellt also den Zustand bei Aufnahme der Pflegetätigkeit fest: als sogenannten Ist-Zustand. Dieser Ist-Zustand wird nicht überarbeitet oder ergänzt. Das würde den ursprünglichen Zustand verfälschen.

In der Anamnese nimmt man die vorliegenden Fakten so auf, wie sie am Tag der Pflegeaufnahme wahrgenommen wurden. Es kann natürlich sein, dass dieser Aufnahmezustand bereits nach wenigen Tagen oder Wochen nicht mehr zutrifft. Das macht nichts. Der aktuelle Pflegezustand wird in der Pflegeplanung festgehalten.

Änderungen jeglicher Art gehören in die Pflegeplanung. Somit kann der Gesundheits- und Pflegezustand zum Zeitpunkt der Aufnahme jederzeit transparent gemacht werden. Oft wird dies von Pflegekräften oder auch prüfenden Instanzen völlig missverstanden. Bleibt die Frage, warum man an einer »Vorgeschichte« (= Anamnese) ständig weiterarbeiten soll. Die Aktualität der Bedingung muss doch einzig in der Aktualität der Pflegeplanung vorliegen.

Die Anamnese ist nicht zu verwechseln mit der Informationssammlung. Die Informationssammlung ist der erste Schritt des Pflegeproblemlösungsprozesses und endet nie. Die Informationssammlung beginnt mit der Aufnahme der Kundenversorgung und wird fortlaufend weitergeschrieben. Die Informationen zur Kundenversorgung werden dabei auf den verschiedensten Blättern gesammelt:

• Stammblatt
• Medizinische Verordnungen/Medikamentenübersicht
• Pflegeplanung
• Vitalwerte
• Durchführungsnachweis
• Pflegebericht
• Biografiebogen
• Wundversorgung
• Norten-/Braden- oder Waterlow-Skala
• Flüssigkeitsprotokoll
• Ernährungsprotokoll
• Lagerungsprotokoll oder Bewegungsprotokoll
• Toilettentraining/Miktionsprotokoll

Der Anamnesebogen kann Pflegediagnosen enthalten. Das Wort Diagnose kommt aus dem Griechischen und bedeutet so viel wie Unterscheidung, Feststellung von kennzeichnenden Merkmalen eines Zustandes, eines Zusammenhangs etc. Somit wird klar, dass das Wort Diagnose kein exklusiver medizinischer Begriff ist. Medizinische Diagnosen verweisen darauf, warum ein Mensch einer medizinischen Behandlung bedarf und Pflegediagnosen weisen daraufhin, warum ein Mensch der pflegerischen Hilfe bedarf. Pflegediagnosen sind also Diagnosen, die das pflegerische Handeln begründen. Sie grenzen sich dabei von ärztlichen Diagnosen ab, wobei es auch einige Überschneidungen geben kann, wie z. B. Diarrhö, Thrombosegefahr und Hautveränderungen verschiedener Art. So könnte man grob darstellen, Pflegediagnosen sind: Erhebungen/Befunde der Pflegefachkraft, die ein pflegerisches Handeln erfordern und wozu zunächst kein Arzt benötigt wird.

Die in Deutschland wohl bekannteste Gruppe von Fachleuten, die sich der Klassifizierung der Pflegediagnosen gewidmet hat, ist die North American Nursing Diagnosis Association, kurz genannt NANDA, gegründet 1973. Die Definition von Pflegediagnose lautet hier: »Eine Pflegediagnose ist die klinische Beurteilung der Reaktionen von Einzelpersonen, Familien oder sozialen Gemeinschaften auf aktuelle oder potentielle Probleme der Gesundheit oder im Lebensprozeß. Pflegediagnosen liefern die Grundlagen für die Auswahl von Pflegehandlungen, um Pflegeergebnisse zu erreichen, für welche die Pflegeperson verantwortlich ist.«

Anbei einige Beispiele von Pflegediagnosen anhand der Klassifizierung nach NANDA (Philadelphia 1994):

- Angst
- Aspirationsgefahr
- Dekubitusgefahr
- Diarrhö
- Erschöpfung
- Flüssigkeitsmangel
- Gewalttätigkeit
- Hautschädigung (Intertrigo, trockene Haut, Dekubitus usw.)
- Immobilität
- Infektionsgefahr
- Mangelnde Durchblutung
- Obstipation
- Schlafstörung (Durchschlaf-, Einschlafstörung)
- Schmerz
- Stuhlinkontinenz
- Sturzgefahr
- Urininkontinenz (Drang-, Stress-, funktionelle Inkontinenz)
- Verletzungsgefahr

Neben den pflegerischen Diagnosen soll die Anamnese auch die Probleme und Ressourcen des Pflegebedürftigen aufzeigen. Hier gibt es unter den Herstellerfirmen von Dokumentationssystemen verschiedene Vorgehensweisen. Einige basieren auf der Richtlinie zur Einstufung und enthalten als wesentliche Merkmale die Körperpflege, Ausscheidung, Ernährung und Mobilität. Andere Hersteller wiederum favorisieren das Modell nach Monika Krohwinkel. Die Anamnese nach einem Modell zu verfassen ist, entgegen landläufiger Meinung, keine Pflicht, auch wenn es grundsätzlich sinnvoll ist.

Dennoch sollte die Anamnese folgende wesentlichen Punkte enthalten:
- Gewohnheiten, soziale Beziehungen, Kontakte, Befinden, Emotionen, Wünsche
- Wohn- und Lebensbereich, hauswirtschaftliche Versorgung, Bezugspersonen
- Bedürfnisse und Sorgen des Klienten
- Grad der Selbstständigkeit bei den Aktivitäten des täglichen Lebens
- Gedächtnis, Leistungs- und Konzentrationsfähigkeit

- Vitalwerte und pflegerelevante Probleme in Bezug auf Herz-Kreislauf, Atmung, Stoffwechsel, Schmerzen
- Eintragungen zu anderen, die an der Versorgung beteiligt sind, wie Ärzte oder Therapeuten

Im Aufbau ist es dennoch sinnvoll, dass sich die Pflegeanamnese an dem Pflegemodell orientiert, an das sich die Pflegeeinrichtung anlehnt bzw. nach dem sie arbeitet.

An Virginia Henderson angelehnt ist zum Beispiel die Vorgehensweise nach den AEDL, den Aktivitäten und existenziellen Erfahrungen des Lebens, die durch Monika Krohwinkel bekannt wurden. An das Modell von Nancy Roper angelehnt ist die Vorgehensweise nach den ATL, den Aktivitäten des täglichen Lebens, die durch Liliane Juchli bekannt wurden.

Tabelle 38: Pflegemodelle im Vergleich. (Reihenfolge geändert)

ATL (Juchli)	AEDL (Krohwinkel)
Kommunizieren	Kommunizieren können
Sich bewegen	Sich bewegen können
Körpertemperatur regulieren	Vitale Funktionen des Lebens aufrechterhalten können
Sich waschen und kleiden	Sich pflegen können
Essen und trinken	Essen und trinken können
Ausscheiden	Ausscheiden können
Atmen	Sich kleiden können
Wach sein und schlafen	Sich beschäftigen können
Raum und Zeit gestalten	Sich als Mann und Frau fühlen können
Frau, Mann sein	Für eine sichere Umgebung sorgen können
Sich sicher fühlen und verhalten	Soziale Bereiche des Lebens sichern können
Sinn finden im Werden, Sein, Vergehen	Mit existenziellen Erfahrungen des Lebens umgehen können

7.1.28.3 Die Pflegeplanung

A. Die Informationssammlung

Die Informationen erhält man durch:

- Gespräche mit Angehörigen
- Äußerungen des Kunden
- Beobachtungen der Pflegekräfte
- Geplante und ungeplante Gespräche mit dem Patienten
- Berichte von Arzt und Therapeuten sowie Krankenhäusern

Im Team werden die gesammelten Kenntnisse zusammengetragen und erörtert. Auf Basis der Informationssammlung sollen die Probleme und Ressourcen gefunden, Ziele vereinbart, Maßnahmen erst geplant und schließlich durchgeführt werden. Zum Schluss wird der Pflegeplan ausgewertet und die Ergebnisse in der Evaluation festgehalten.

B. Pflegeprobleme und Pflegeressourcen

Bei der Problemformulierung beginnen für viele Pflegekräfte im wahrsten Sinne des Wortes die Probleme. Das, was wir landläufig unter einem Problem verstehen, muss noch kein Pflegeproblem sein. So sind Blindheit, Apoplex, Hemiparese, Querschnittlähmung, Bettlägrigkeit u. a. m. keine Pflegeprobleme, sondern vielmehr die Ursache für mögliche andere Probleme.

Eine gute Problemformulierung ist präzise, kurz und möglichst objektiv. Eine Angabe über die Ursache kann sinnvoll sein. Eine Verknüpfung von Problem und Ursache anhand von Begriffen wie »aufgrund, infolge, durch, weil, wegen« helfen bei der Formulierung.

Es ist wichtig, nicht nur das Problem selbst zu erkennen, sondern auch die Ursache für das zugrunde liegende Problem. Denn von der Ursache sind wiederum die Zielformulierungen und Maßnahmen abhängig.

Beispiele

Ein Pflegebedürftiger kann sich nicht selbst waschen. Es ist offensichtlich von maßgeblicher Bedeutung, warum sich dieser Mensch nicht waschen kann. Kann sich der Pflegebedürftige nicht selbstständig waschen, weil er es vergisst, weil er keine Einsicht in die Notwendigkeit hat oder weil er die körperlichen Fähigkeiten nicht besitzt?
Ein Pflegebedürftiger trinkt zu wenig. Ist dies ein Pflegeproblem? Sicherlich. Es fehlt aber wiederum die Ursache für das Problem. Trinkt dieser Mensch zu wenig, weil er es vergisst, weil er Angst hat, dadurch zu oft zur Toilette zu müssen, weil die Getränke Geld kosten oder weil er kein Durstgefühl hat? Ein Problem mit vier verschiedenen Ursachen. Das bringt gleichzeitig verschiedene Zielvereinbarungen und verschiedene Maßnahmen mit sich.

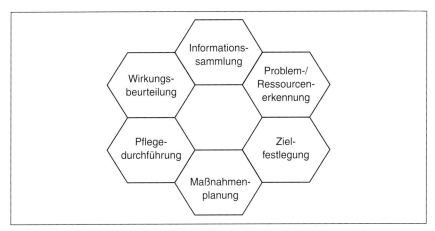

Abb. 13: Der Regelkreis nach Fiechter und Meier (Pflegeplanung von 1997).

Neben Problem und Ursache muss die Fähigkeit des Pflegebedürftigen einbezogen werden. Jeder Mensch hat Fähigkeiten, auch wenn diese verborgen sind. So hat ein Mensch, der nicht allein essen kann, dem das Essen also gereicht wird, vielleicht noch die Ressource, dass er schlucken oder kauen oder seine Wünsche bezüglich des Essens äußern kann, dass er die angebotenen Mahlzeiten mit Appetit isst oder das Gewicht angemessen ist.

Aber Ressourcen sind nicht nur die aktiven und passiven Möglichkeiten des Pflegebedürftigen, sondern auch Hilfsmitteleinsatz und Angehörige oder Externe gehören zu den pflegerischen Ressourcen.

So sind z. B. folgen Tatsachen auch Ressourcen:

- Fr. K. sitzt tagsüber im Rollstuhl auf einem Gelkissen.
- Fr. K. liegt im Bett auf einer Weichlagerung.
- Die Tochter von Fr. K. kommt wöchentlich und wäscht der Mutter die Haare.
- Fr. K. nimmt zweimal pro Woche an der rezeptierten Physiotherapie teil.
- Fr. K. geht alle 6 Wochen zum Friseur.
- Fr. K. nimmt alle 8 Wochen die Fußpflege in Anspruch.

C. Ziele

Ziele sind

- realistisch,
- erreichbar,
- überprüfbar,
- unterteilt in Nah- und Fernziele.

Ziele können eine Beschreibung sein der
- Zustandserhaltung,
- Zustandsverbesserung,
- Zustandsbewältigung.

Ziele können folgende Bereiche abdecken:
- Verhalten,
- Zustand,
- Können,
- Wissen,
- Befund.

Aber bitte bleiben Sie bei allem Ehrgeiz dennoch auf dem Boden der Tatsachen. Sie machen keinen lahmen Gaul gehend und keinen Blinden sehend. Wenn sie es schaffen, dass jemand, der ein Gewicht von 48 Kilo hat, nicht weiter abnimmt, kann das schon das erste Ziel sein. Oder bei jemandem, der aktuell 800 ml am Tag trinkt, kann das Ziel lauten 1000 ml zu trinken. Oder für jemanden, der aus dem Krankenhaus kommt nach einer Fraktur oder der lange Zeit nicht gelaufen ist und nun mobilisiert werden soll, lautet das Ziel ggf. »läuft vom Bett zum Tisch« oder »macht bei jedem Transfer mindestens 3 Schritte, bevor er sich setzt«.

D. Maßnahmenplanung
Maßnahmen müssen wie folgt aufgelistet werden:
- Vollständig,
- Zeitpunkt und Zeitrahmen der Maßnahme der Pflegekräfte,
- Frequenz,
- Durchführungstechniken.

Das bedeutet nichts anderes, als dass alle »W-Fragen« in der Maßnahmenplanung detailgetreu dargestellt werden müssen:

Wer macht was, bis wann, womit und wie.

Es genügt keinesfalls zu schreiben: »regelmäßige Lagerung« oder »Obstipationsprophylaxe nach Standard«.

E. Durchführung der Maßnahmen
Die Durchführung wird im Leistungsnachweis und/oder Durchführungskontrollblatt abgezeichnet. Jeder, der eine Maßnahme erbringt, muss eigenhändig und zeitnah abzeichnen.

Das Abzeichnen muss aber keinesfalls mit 17 Handzeichen pro Einsatz oder Vormittag geschehen. Die Leistungen können selbstverständlich auch gebündelt werden. Sehen Sie dazu Tabelle 39 an.

Tabelle 39: Von Leistungen zu Leistungskomplexen.

Vorher		Nachher	
Leistung	Handzeichen	Leistung	Handzeichen
Aufstehen aus dem Bett	JK	Aufstehen aus dem Bett	
Hilfe beim Gehen (zum Bad)	JK	Hilfe beim Gehen (zum Bad)	
Wasser lassen	JK	Wasser lassen	
Inkontinenzmaterial-wechsel	JK	Inkontinenzmaterial-wechsel	
Entkleiden	JK	Entkleiden	
Ganzkörperwäsche	JK	Ganzkörperwäsche	
Eincremen/Hautpflege	JK	Eincremen/Hautpflege	JK
Ankleiden	JK	Ankleiden	
Zahnprothese reinigen	JK	Zahnprothese reinigen	
Rasur	JK	Rasur	
Haare kämmen	JK	Haare kämmen	
Bett machen	JK	Bett machen	
Zum Frühstückstisch begleiten	JK	Zum Frühstückstisch begleiten	
Frühstück richten		Frühstück richten	
Medikamente verabreichen	BR	Medikamente verabreichen	BR

F. Wirkungsbeurteilung

Die Wirkungsbeurteilung wird auch als Kontrolle, Evaluation oder Auswertung betrachtet. Die Zielkontrolle rundet den Regelkreis ab, schließt ihn aber nicht. Die Kontrolle gibt Auskunft über die einzelnen Punkte der Pflegeplanung und deckt mögliche Fehlerquellen auf. Sie ist eine kritische Reflexion der geleisteten Arbeit und aller Planungsschritte. Eine systematische Zielüberprüfung kann daher über mögliche Fehler an verschiedenen Punkten Auskunft geben.

Der Pflegeplan wird auch innerhalb der Prüfung durch den MDK nach ähnlichem Muster überprüft. Zunächst wird kontrolliert, ob sich die erbrachten

Leistungen im Leistungsnachweis mit den geplanten Maßnahmen aus der Pflegeplanung decken. Danach wird geprüft, inwieweit die Ziele erreicht wurden und ob die Probleme noch in gleichem Maße vorhanden sind. Damit zeigt sich, dass der MDK den Pflegeplan häufig von hinten liest. Dies ist eine gute Strategie, den Pflegeplan auch für sich zu betrachten bzw. zu kontrollieren.

Da es bei einigen Pflegekräften im Pflegeplan immer wieder zu Ungereimtheiten kommt, Probleme aufgeführt werden, die keine sind, Ziele völlig abgehoben oder sehr spärlich definiert werden, empfehle ich, ähnlich wie der MDK es tut, den Pflegeplan von hinten zu beginnen. Natürlich werden einige Leser denken, dass der Pflegeplan vor dem Tun steht, dass keine Pflegekraft ohne Plan arbeitet. So verlangt es die Theorie und mitunter klappt es auch genauso. Aber viel zu viele Pflegepläne sind nach einem falschen Muster gestrickt (Tabelle 40).

Solange es noch solche oder ähnliche Pflegepläne wie in Tabelle 40 gibt, muss man neben der Theorie bestimmte Strategien erarbeiten, die zum Gelingen beitragen. Eine dieser Strategien ist also, den Pflegeplan da zu beginnen, wo er am leichtesten zu packen ist, nämlich bei den Maßnahmen, denn jeder Mitarbeiter weiß, was er tut.

Tabelle 40: Die »falsche« Pflegeplanung.

Problem	Ziel	Maßnahme
Schwankender RR	stabile Werte	täglich RR messen
Bettlägerigkeit	Selbstständigkeit fördern	Ganzwaschung im Bett
Dekubitus 2. Grades	Abheilung	VW 1 x täglich
Kann nicht allein trinken	ausreichende Flüssigkeitszufuhr	zum Trinken auffordern

Strategie zum Schreiben oder Überprüfen des Pflegeplans
Beginnen Sie bei der Pflegeplanung am besten mit den Maßnahmen. Listen Sie Ihre Tätigkeiten am und mit dem Pflegebedürftigen auf.

1. Was wird wie und wann, wie oft und durch wen geleistet?
Das sind die Maßnahmen!

2. Warum müssen Pflegekräfte diese Maßnahmen leisten?
Warum macht der Pflegebedürftige dies nicht selbst?
Was ist die Ursache?

Damit ergibt sich das **Pflegeproblem**! Und bedenken Sie, ein Problem kommt selten allein. Z. B.: »Pflegebedürftiger kann sich nicht waschen« ist das eine Problem. Weitere könnten sein: trockene Haut, neigt zu Wundsein unter dem Busen, mag es nicht, im Intimbereich gewaschen zu werden etc.

Vergessen Sie bitte nicht, dass die meisten Menschen bis zum Tod noch Reserven, Ressourcen und Fähigkeiten haben. Deshalb ist es wichtig, zu jedem Problem auch eine Ressource zu finden, denn kein Mensch besteht ausschließlich aus Defiziten. Manchmal ist eine Fähigkeit sogar wichtiger als das eigentliche Problem. Dann nämlich, wenn die Ressource und das Problem haftungsrechtlich relevant werden könnten. Nehmen wir als Beispiel folgendes Problem: Ein Pflegebedürftiger ist gangunsicher, tippelt nur, hebt die Füße nicht und überschätzt seine Fähigkeiten. Da wird die Ressource »steht allein vom Bett auf« oder »läuft innerhalb des Zimmers« ganz wichtig. Denn ein Mensch, der selbst vom Bett aufsteht, kann auch mal davor liegen, ein Mensch, der sich selbst von A nach B bewegt, kann hinfallen und trägt selbst Sorge für seinen Schaden, als sogenanntes allgemeines Lebensrisiko.

Tabelle 41: Strategien für die »richtige« Pflegeplanung.

Problem	Ziele	Maßnahmen
Verknüpfung von Pflegeproblem mit der Ursache. Da kann ein Hinweis auf die machbaren Ziele sein.	Mit welchem Sinn und Zweck leisten wir diese Maßnahmen? Was kann erreicht werden?	Was wird wie und wann zu dieser AEDL geleistet?

3. Welchen Sinn und Zweck haben die Maßnahmen?

Was soll erreicht werden?
Was soll vermieden werden?
Welcher Zustand wird angestrebt?
Was ist messbar?
Was ist machbar?

Das sind dann die **Ziele**!

4. Stimmen die Maßnahmen noch?

Welche Ziele sind erreicht?
Besteht das Problem noch in der Art?
Sind Ressourcen noch in diesem Maße vorhanden?

Das ist die **Ergebnisprüfung** nach vier bis sechs Wochen!

Leider kommt der Punkt Auswertung bzw. Evaluation in vielen Pflegeplänen zu kurz. Einige Pflegekräfte finden keine Auswertungspunkte, möglicherweise weil die Ziele zu global sind. Steht beispielsweise als Ziel »ausreichend trinken«, so muss man bedauerlicherweise zugeben, dass das Problem noch vorhanden ist, die Maßnahmen so bleiben können und leider kein Ziel erreicht wurde. Hätte man hier die Ziele – wie gefordert – messbar gemacht oder in Nah- und Fernziele unterteilt, hätte eine bessere Auswertung erfolgen können. Ist es etwa kein Erfolg, wenn ein Pflegebedürftiger 1000 ml Flüssigkeit zu sich nimmt? Jeder, der in der Pflege arbeitet weiß, wie viel Mühe es kosten kann, diesen Liter Flüssigkeit zuzuführen.

Mitunter fällt die Auswertung auch deshalb schwer, weil Pflegekräfte ihre Erfolge nicht transparent machen können. Ist das Ziel unter dem Punkt Waschen »intakte Haut«, so ist auch dies keine Selbstverständlichkeit. Bei der Auswertung könnte man jeden Monat aufs Neue klar machen, dass die Pflege Erfolg hatte, indem die Haut nach wie vor intakt ist, obwohl die Umstände bisweilen ungünstig sind oder der Pflegebedürftige bereits lange bettlägerig ist.

Je genauer Ziele formuliert sind, umso leichter fällt eine Auswertung!

Tabelle 42: Beispiele und Formulierungshilfen zur Zielfindung und besseren Auswertung.

Explizite Ziele	Globale Ziele
Trinkt 1 Flasche Limonade	Ausreichend trinken
Isst die angebotenen Speisen	Gut ernährt
Wäscht sich das Gesicht selbst	Selbstständigkeit fördern
Geht in Begleitung vom Bett zum Bad	Beweglichkeit fördern

Berichteblatt

Das Berichteblatt ist sicher das Papier, mit dem die Mitarbeiter vor Ort die größten Probleme haben. Nicht, dass die Pflegemitarbeiter nicht wüssten, was oder wie sie zu dokumentieren haben. Sie haben es einfach verlernt. Nahezu in jeder Fortbildungsveranstaltung, nach jeder Sitzung zu diesem Thema, kamen »neue« Erkenntnisse und Anforderungen auf die Dokumentation zu. Was gestern noch in der Fachschule gelehrt wurde, wird heute in einer Fortbildung zunichte gemacht. Was die Fortbildung klar machte, wird durch die Erläuterungen von Vorgesetzen oder Kollegen wieder unklar.

Die Anforderungen an die Berichterstattung sind einerseits im Krankenpflegegesetz verankert, andererseits aber durch die neuen Rahmenverträge mit Eintritt der Pflegeversicherung neu interpretiert worden.

Folgende Zitate stammen aus den Anforderungen der Rahmenverträge nach § 75 SGB XI:
»Die Dokumentation muss:
- kontinuierlich
- systematisch
- aussagefähig
- übersichtlich
- zielgerichtet
- von allen Beteiligten fortlaufend
- nachvollziehbar
- schriftlich
- mit Datum, Uhrzeit und HZ oder EDV-Kürzel geführt werden.«

Was bedeuten nun solche Begriffe wie kontinuierlich, aussagefähig und systematisch? Bedeutet kontinuierlich und systematisch, dass ein Pflegemitarbeiter jeden Tag, in jeder Schicht dokumentieren muss? Sicherlich nicht. Es soll vielmehr bedeuten, dass immer dann kontinuierlich und systematisch dokumentiert wird, wenn die Begebenheit es verlangt.

Eine gute Krankenbeobachtung lässt es zu, dass eine Eintragung nur jeden 2. oder 3. Tag erfolgt, wenn sich beim Klienten keine Besonderheiten zeigen. Je höher jedoch der Versorgungsaufwand, je höher die Pflegestufe, desto wahrscheinlicher ist eine tägliche Eintragung.

Was bedeutet in diesem Zusammenhang der Begriff »die Dokumentation muss eindeutig und aussagefähig sein«?
Zu vermeiden sind die Begriffe, die nicht eindeutig sind und damit Interpretationsspielraum lassen:
- aggressiv
- depressiv
- desorientiert
- verwirrt
- gut/schlecht
- viel/wenig

Das Motto lautet: Beschreibung von Tatsachen statt Umschreibung von Begebenheiten.

309

Einige Beispiele zur Verdeutlichung

»Aggressiv« als Umschreibung einer Begebenheit

Wie verhält sich ein Mensch, wenn er aggressiv ist? Finden Sie selbst diesen Begriff eindeutig? Statt der Umschreibung »Herr M. war heute sehr aggressiv« sollte der genaue Hergang beschrieben werden. Also z. B.: »Herr M. schlug mit dem Stock nach mir«, »Herr M. hat mich angespuckt« oder »Herr M. schrie mich an«. Diese Sätze stellen objektiv die Tatsachen dar.

»Verwirrt« als Umschreibung einer Begebenheit

Wie ist ein Mensch, wenn er verwirrt ist? Macht er Unfug, läuft in die falsche Richtung oder belästigt andere? Urteilen Sie selbst anhand des unten stehenden Beispiels: »Frau M. ist heute sehr verwirrt« lässt keine Rückschlüsse auf den Aufwand oder den Gehalt der Aussage zu. »Frau M. steckte ihre Zahnprothese in den Blumentopf« oder »Frau M. fragte mich innerhalb weniger Minuten zehnmal, wie ich heiße«. Diese Eintragungen sind im Gegensatz zu der oben genannten Bemerkung sehr aussagekräftig.

»Desorientiert« als Umschreibung einer Begebenheit

Wie und auf welche Art ist ein Mensch desorientiert? Wenn eine Begebenheit schlicht mit »desorientiert« abgetan wird, wo ist der Sinn einer solchen Eintragung? Was soll hier transparent gemacht werden? Ist eine solche Eintragung überhaupt relevant? Wenn ja, für wen? Deutlich zum Ausdruck der Situation und der Handlung dienen Eintragungen wie z. B.: »Herr L. sprach mich als Mutter an«, »Herr L. dachte, es sei mitten in der Nacht« oder »Herr L. sagt, er müsse jetzt zur Schule«.

Wer nun glaubt, Eintragungen solcher Art benötigen mehr Zeit, die natürlich niemandem zur Verfügung steht, hat nur sehr bedingt recht. Zählen Sie die Worte »Herr L. ist heute wieder sehr desorientiert« und vergleichen Sie diese mit der Anzahl der Worte in den Beispielsätzen. Sie kommen zu dem Ergebnis, dass es kaum einen Unterschied gibt.

»Solche Sätze müssen einem erst einmal einfallen«, höre ich viele Seminarteilnehmer sagen. Dies ist prinzipiell nicht richtig, denn die Beispiele, die ich angeführt habe, spiegeln die Tatsachen wider, während die Umschreibungen der Begebenheit nur einen Abriss darstellen. Die Worte aggressiv, desorientiert oder verwirrt sind uns nicht in die Wiege gelegt worden. Vielmehr haben wir sie im Laufe unseres Berufslebens erworben und angenommen.

Einige Mitarbeiter in der Pflege sitzen über dem Dokumentationssystem und zerbrechen sich den Kopf, was sie wie schreiben sollen. Statt, wie es richtig ist, einfach die gesehenen und gehörten Tatsachen niederzuschreiben, so wie sie erlebt wurden. Die Krankenbeobachtung und die Wahrnehmung spielen eine zentrale Rolle. Wie wichtig dies sein kann, verdeutlichen die folgenden Beispiele:

- »Die Wunde sieht besser aus.«
- »Herr Müller sieht schlecht aus.«
- »Frau Meier hat wenig getrunken.«

Keiner der oben aufgeführten Sätze ist aussagefähig, da die Begriffe keine klare Beschreibung bieten können und subjektiv gefärbt sind. Wer von Ihnen war nicht schon einmal in der Situation, in der ein Kollege sagte, dass irgendwas oder irgendjemand gut oder schlecht aussähe, während Sie dieser subjektiven Aussage absolut nicht zustimmen konnten.

Würde ein Kollege bei der Übergabe nur sagen: »Herr M. sieht nicht gut aus«, würde jemand aus der Runde nachfragen, wie und was zu beobachten war. Wenn ein Kollege bei der Übergabe schildert: »Die Wunde sieht schlecht aus«, würde sich ebenfalls niemand damit zufrieden geben. Es würde zu Recht nachgefragt werden. So ergibt sich, dass bei den Übergaben häufig detailliert Auskünfte und Tatsachen weitergegeben werden, während die Dokumentation nur bedingt aussagefähig bleibt.

Niemand zwingt die Mitarbeiter aus der Pflege, poetisch oder formvollendet zu schreiben. Grundsätzlich ist die Grammatik ebenso wenig zu bewerten wie die Rechtschreibung, solange der Sinn verständlich bleibt und sich die Tatsachen widerspiegeln.

Um dem Vorwurf der wertenden Äußerung aus dem Weg zu gehen, sollte auf folgende Begriffe verzichtet werden:

- gut gelaunt
- schlecht gelaunt
- gut/schlecht drauf
- wütend
- aufbrausend
- giftig
- unmöglich
- frech

Versuchen Sie auch hier die Tatsachen zu beschreiben. Als Beispiel: statt »gut gelaunt«: »Frau M. lachte heute viel«, »hat sich gefreut über« oder »scherzte mit mir während der Grundpflege«.

Statt »wütend, aufbrausend« oder Ähnliches, z. B.: »Herr M. war aufgebracht, weil ich heute so spät zu ihm kam« oder »Frau M. ist verärgert wegen ihrer Nachbarin« oder »Frau M. hat mich angeschrien, weil ...«

Weitere Kategorien, die zu vermeiden sind, sind Selbstverständlichkeiten oder regelmäßig wiederkehrende Tätigkeiten wie z. B. die Aufzeichnung: »Herr M. wurde geduscht.« Wenn man davon ausgeht, dass in einem Bericht nur Besonderheiten stehen, so bedeutet der oben aufgeführte Eintrag, dass Herr M. sonst nicht geduscht wird oder dass es nötig war, dieses Duschen gerade heute durchzuführen. Sollte es aber der Fall gewesen sein, dass Herr M. geduscht werden musste, weil er beispielsweise eingenässt hatte, so sollte dies unbedingt als Erklärung dabeistehen.

Genauso kritisch ist die Eintragung: »Versorgt nach Plan«. Geht man hier wiederum davon aus, dass der Bericht nur besonderen Einträgen vorbehalten bleibt, so bedeutet dieser Eintrag, dass es heute ausnahmsweise möglich war, diesen Pflegebedürftigen nach Plan zu versorgen. Sollte ein nachfolgender Kollege diesen Eintrag: »Versorgt nach Plan« nicht ebenfalls in den Bericht schreiben, so hat er eben diesen Pflegebedürftigen heute nicht nach Plan versorgt.

Eintragungen, die eher als Verlegenheitseintrag dienen, sind gleichermaßen zu vermeiden. Was bedeutet denn »keine Besonderheit«, »keine Auffälligkeiten«, »nichts Besonderes«? Ein Bericht dient doch nur der Eintragung von Besonderheiten, Auffälligkeiten und besonderen Umständen. Also kann man sich diese Sätze sparen. Andererseits wird klar, dass eine Pflegekraft, die eine solche Eintragung tätigt, wenig Beobachtungsgabe hat. Ist ein Mensch jeden Tag gleich? Gleicher Stimmung, gleicher Verfassung, gleichen Zustands? Wohl kaum. Sogar ein Apalliker unterliegt Schwankungen im Tagesverlauf. Hier ist gute Krankenbeobachtung gefragt.

Ein Pflegebedürftiger schläft mal gut, mal weniger gut. Er freut sich mal mehr, mal weniger über bestimmte Dinge und ist mehr oder weniger verärgert über andere Begebenheiten. Ein Pflegebedürftiger spricht mal mehr, mal weniger, denn ein pflegebedürftiger Mensch ist nun einmal ein Mensch wie Sie und ich. Oder wollen Sie behaupten, Sie waren vorgestern in exakt der gleichen Verfassung und Stimmung wie gerade jetzt in diesem Moment?

Tabelle 43 listet jene Dinge (links) auf, die in den Bericht gehören bzw. jene (rechts), die von vornherein nicht in eine professionelle Berichterstattung gehören.

Tabelle 43: Was in den Pflegebericht gehört – und was auf keinen Fall!

Das gehört hinein	Das gehört nicht hinein
Tatsachen beschreiben (messbar, nachvollziehbar)	Umschreibungen vermeiden, keine Überschriften für einzelne Ereignisse (AZ gut oder Kunde geht es bessser)
Veränderungen und Besonderheiten (geistige, seelische und körperliche)	Wertungen (z.B. schlecht gelaunt, aggressiv, böse, mürrisch)
Auffälligkeiten	Nicht aussagekräftige Begriffe wie gut/schlecht, wenig/viel, unruhig, verwirrt, desorientiert, keine Besonderheit, versorgt nach Plan
Das Befinden des Kunden	Nicht aussagekräftige Zeichen wie k.b.V., o.B., AZ
Visiten der Ärzte, aber mit genauer Benennung, was besprochen wurde	Regelmäßig wiederkehrende und geplante Maßnahmen (z.B. Duschen, Verbandswechsel)
Pflegerelevante Beobachtungen	Eigene Meinung
Soziale Kontakte oder Begebenheiten sofern pflegerelevant	Selbst gestellte ärztliche Diagnosen wie z.B. Pilz, Ekzem, Thrombose, Schlaganfall, verstorben

Medizinische Verordnungen/ärztliche Anordnungen

Alle Medikamente und Verordnungen sind vom Arzt anzuordnen. Der Arzt muss jedoch diese Anordnungen nicht schriftlich geben. Er ist ebenfalls nicht verpflichtet, in die Dokumentation einer Einrichtung zu dokumentieren. Er ist lediglich verpflichtet, seine Aufzeichnungen als Nachweis und Gedächtnisstütze zu führen. So sieht es die Musterberufsordnung der Ärzte vor. Dort sind unter § 10 der MBO-Ä die Dokumentationspflichten eines Arztes zu entnehmen:

»(1) Ärztinnen und Ärzte haben über die in Ausübung ihres Berufes gemachten Feststellungen und getroffenen Maßnahmen die erforderlichen Aufzeichnungen zu machen. Diese sind nicht nur Gedächtnisstützen für die Ärztin oder den Arzt, sie dienen auch dem Interesse der Patientin oder des Patienten an einer ordnungsgemäßen Dokumentation.

(2) Ärztinnen und Ärzte haben Patientinnen und Patienten auf deren Verlangen grundsätzlich in die sie betreffenden Krankenunterlagen Einsicht zu gewähren; ausgenommen sind diejenigen Teile, welche subjektive Eindrücke oder Wahrnehmungen der Ärztin oder des Arztes enthalten. Auf Verlangen sind der Patientin oder dem Patienten Kopien der Unterlagen gegen Erstattung der Kosten herauszugeben.«

Dass die Ärzte keine Dokumentationspflichten in Einrichtungen oder beim Kunden zu Hause haben, hat sich aber noch nicht überall herumgesprochen. So sind noch immer einige Prüfer des MDK, wie auch der Heimaufsicht der Meinung, dass die Medikamentenblätter vom Arzt gegengezeichnet werden müssten. Dies ist faktisch falsch! Es gibt keine Verpflichtung dazu, weil es weder ein Gesetz noch eine Bestimmung oder Verordnung dazu gibt.

Wer die Unterschrift eines Arztes unter einem angesetzten Medikament oder einer sonstigen Verordnung hat, ist auf der sicheren Seite. Auch wer keine Unterschrift bekommt, denn die Pflegedokumentation ist, wie der Name schon sagt, eine Dokumentation. Was dort drin steht, ist der Wahrheit entsprechend. Wer also eine telefonische oder sonstige mündliche Anordnung des Arztes entgegennimmt, muss dies nur sorgfältig dokumentieren und gegenzeichnen.

So ist es der MDK-Anleitung zur Prüfung der Qualität wie auch der Ausfüllanleitung innerhalb der Transparenzvereinbarung im gleichen Wortlaut zu entnehmen. Stationär Seite 59, Frage 12.2
»Entspricht die Durchführung der behandlungspflegerischen Maßnahmen den ärztlichen Anordnungen?

Ausfüllanleitung zu 12.2:
Die Frage ist mit ›Ja‹ zu beantworten, wenn das Pflegeheim die ärztlichen Anordnungen beachtet und deren Durchführung fachgerecht und eindeutig dokumentiert. Eindeutig dokumentiert ist eine behandlungspflegerische Maßnahme, wenn definiert ist, welche Maßnahme wann, wie, wie oft und womit durchgeführt werden soll.

Ist ein Eintrag in der Pflegedokumentation durch den Arzt nicht möglich, (z. B. im Notfall), sollte eine mündliche Anordnung des Arztes (auch per Telefon) durch eine Pflegefachkraft entgegengenommen und nach dem VUG-Prinzip (vorlesen und genehmigen lassen) dokumentiert werden.«

Jedes Medikament muss darüber hinaus mit Ansetzdatum und Dosierung sowie Applikationsform notiert werden. Abgesetzte Medikamente müssen sich klar von der aktuellen Medizin unterscheiden. Aber Vorsicht: Die abgesetzten Medikamente nicht einfach durchstreichen, sie müssen auch im Nachhinein noch gut lesbar bleiben. Durchstreichen würde bedeuten, dass dieses Medikament nie gültig war. Denn Streichen gilt landläufig als Fehleintrag.

Die Bedarfsmedikation ist ebenfalls einigen Bestimmungen unterworfen. So muss der Bedarf eindeutig genannt und darf nicht interpretierbar sein. Neben dem verordnenden Arzt muss das Anordnungsdatum, das Medikament, die Darreichungsform, der Bedarf (= Indikation), die Einzeldosis und die Maximaldosis für 24 Stunden genau benannt werden.

Unzulässig ist beispielsweise:
02.03.20.. Dr. XY.; Novalgin bei Schmerz 20 Tr.
Der Schmerz kann vielfältig sein, also muss der Bedarf genauer genannt werden, ob Rücken-, Knie-, Tumorschmerz oder sonstige Schmerzen.

Richtig wäre:
02.03.20.. Dr. XY.; Novalgin Tr. bei Knieschmerz 20 Tr., maximal 3 x 20 Tr.

Im Bereich der Psychopharmaka, Sedativa und Neuroleptika scheint diese Verordnung nach eindeutiger Indikation nahezu unerreichbar. Meist steht bei diesen Medikamenten schlicht nur »bei Bedarf«. Wann dieser Bedarf eintritt, wird nicht erläutert. Diese Vorgehensweise ist klar unzulässig.

Wie bekommt man nun eine explizite Bedarfsbeschreibung für einen unruhigen demenziell Erkrankten? Wer legt diesen Bedarf überhaupt fest? Der Arzt? Nein, weit gefehlt. Die beteiligten Pflegekräfte sind die Personen, die den Bedarf festlegen.

Folgender Fall dürfte so oder ähnlich auch Ihnen bekannt sein. In dem Medikamentenblatt steht: »10 ml Eunerpan bei Unruhe«. Wie kommt so ein Eintrag zustande? Die Pflegekraft gibt dem Arzt beispielsweise die Auskunft: »Frau M. lehnt schon die dritte Nacht am Fenster und ruft um Hilfe. Sie ist ganz aufgewühlt und durcheinander, sie sucht ihren vor 30 Jahren verstorbenen Mann. Wir können sie nicht beruhigen«. Der Arzt möchte der Pflegebedürftigen natürlich etwas Ruhe gönnen und verordnet ein Medikament, in dem Fall Eunerpan, zur Beruhigung. Was ist nun der Bedarf? Zum Beispiel: »Wenn Fr. M. nachts länger als eine Stunde am Fenster steht und nach ihrem Mann ruft und sich nicht beruhigen lässt.« Viele Worte, aber die einzige Möglichkeit korrekt zu handeln.

Der oben geschilderte Fall macht eines deutlich: Die Pflegekräfte geben dem Arzt die notwendige Information, damit dieser ein Medikament therapeutisch einsetzen kann. Von allein kommt ein Arzt nicht auf die Idee, für dieses und jenes vorsorglich einen Bedarf festzulegen. Das wäre angesichts der vielen Varianten Unsinn. Das bedeutet gleichzeitig: Die Schilderung der Pflegekräfte ist bereits der Bedarf.

Wer im Bereich der Psychopharmaka, Neuroleptika und Sedativa als Nichtmediziner eingreift und den Bedarf quasi selbst ermittelt, handelt eigenmächtig und damit gegen geltendes Recht.

Vitalwerte

Alle gemessenen Körperzustände müssen mit Datum, Uhrzeit und Handzeichen angegeben werden. Wenn ein Wert in das Vitalwerteblatt eingetragen ist, so muss das Messen dieses Körperzustands nicht noch einmal im Durchführungsnachweis mit Handzeichen als Leistung erfasst werden.

Misst ein Mitarbeiter also den Blutdruck eines Pflegebedürftigen und trägt den ermittelten Wert ins Vitalzeichenblatt ein, muss er das Messen selbst nicht in den Leistungsnachweis oder das Berichteblatt übertragen.

Ausnahme: Wenn ein Pflegebedürftiger unplanmäßig eine Messung eines Körperzustands benötigt, beispielsweise bei Schwindelgefühl, dann wird dieses Messen als Zeichen der Reaktion auf dieses Schwindelgefühl in den Bericht eingetragen.

Die Vitalwerte sollen immer sofort bei Beginn der Pflege erhoben werden, also bereits bei der Anamnese, um einen Anhaltswert zu haben. Bei Menschen mit Herzerkrankungen oder Medikamenten für die Stabilisierung des Blutdrucks ist eine Messung in regelmäßigen Abständen (mindestens monatlich) durchaus empfehlenswert. Sollte ein Pflegebedürftiger mal einen Notarzt benötigen, gilt die erste Frage natürlich den aktuellen Vitalwerten und den Vergleichswerten der Vergangenheit. Dazu muss man allerdings darauf achten, dass die Werte unter gleichen Bedingungen ermittelt werden. Also den Blutdruck nicht mal um 8 Uhr am Morgen und dann im nächsten Monat um 15 Uhr am Nachmittag. Eine solche instabile Werteermittlung ist überflüssig, weil nicht vergleichbar.

Bei der Messung von Blutzucker sind zwei Dinge zu beachten. Zum einen ist das Stechen eine invasive Maßnahme und der Kunde muss damit einverstanden sein. Des Weiteren bezahlen viele Krankenkassen die Teststreifen für Routinemessungen nicht mehr.

Biografie

Die Biografiearbeit sollte, zumindest in jeder stationären Einrichtung, bereits im Konzept als Schwerpunkt einer pflegerischen Versorgung abgehandelt werden.

Die Biografie wird zusammen mit dem Pflegebedürftigen und, wenn möglich, auch mit dessen Bezugspersonen und Angehörigen erarbeitet. Die Inhalte können sich auf folgende Punkte beziehen:

- Gewohnheiten
- Rituale
- Vorlieben
- Abneigungen
- Bisherige Lebensumstände
- Soziale Kontakte
- Frühere Berufstätigkeit
- Hobby/Interessen
- Freizeitbeschäftigung

Die Biografie wird dann mit einer Auflistung der jetzigen Fähigkeiten ergänzt und abgerundet. Die Ressourcen beziehen sich dabei nicht auf die globalen körperlichen und geistigen Fähigkeiten.

Beispiel

Eine Pflegebedürftige, die früher Bibliothekarin war, kann sich heute stundenweise um die Bibliothek eines Altenheimes kümmern oder beteiligt sich vielleicht gern an der Heimzeitung. Eine ältere Dame, die früher in der Landwirtschaft tätig war, hilft bei gärtnerischen Arbeiten oder erklärt Vorgänge, die im Garten anfallen.

Je mehr Informationen über Gewohnheiten und Lebenswandel eines alten Menschen in Erfahrung gebracht werden können, desto eher kann eine Institution auf diesen Menschen eingehen. Viele Verhaltensmuster eines im Alter häufig veränderten Menschen können in der Biografie eine Erklärung finden. Auch der Bereich der Beschäftigungstherapie gewinnt enorm an Sinnhaftigkeit. Sicher ist das Malen und Basteln in einer Einrichtung auch eine willkommene Abwechslung im Tagesablauf. Aber sie ersetzt häufig keine der gewohnten und »sinnvollen« Tätigkeiten, die ein alter Mensch von früher kennt.

Manch älterer Mensch fühlt sich vielleicht beim Kartoffelschälen oder Stra-
ßekehren wohler als bei der Seidenmalerei. Andererseits ist es eben einfacher,
acht Menschen zusammen in einem Raum zu beschäftigen, als acht verschiedene Charaktere ihren Interessen zuzuführen.

Insgesamt ist das Thema Biografie in der Pflege aus meiner Sicht noch deutlich unterbesetzt.

Viele Einrichtungen haben sich in den letzten Jahren sehr viel Mühe gegeben
mit der Biografiearbeit. Doch eines habe viele dabei falsch gemacht. Sie haben
lediglich Lebensdaten gesammelt und diese in einen vorgefertigten Vordruck
eingefügt. Wir alle kennen diese Bögen, die nach Herkunft, Geschwistern,
Schulbildung, Beruf, Konfession, Familienstand, Hobby etc. fragen.

Wenn ich mir vorstelle, ich würde meine Mutter ambulant oder stationär
versorgen lassen, so kann ich mir nicht denken, dass ich bereit wäre, diesen
Fragebogen auszufüllen. Was soll ein Laie denken, wenn die eigene Mutter
Hilfe bei der Pflege in Anspruch nimmt und ein Mitarbeiter drückt ihm
bereits zu Beginn einen Fragebogen in die Hand, bei dem es um die o. g.
Daten aus der Vergangenheit geht. Wozu brauchen Sie das alles, höre ich so
manchen Angehörigen sagen, und: recht haben sie. Wozu ist es wichtig, zu
wissen, welche Schulbildung meine Mutter hat und welchen Beruf und ob sie
geschieden ist, wenn der ambulante Dienst einmal die Woche zum Duschen
einbestellt ist?

Aus meiner Sicht macht eine Biografie dieser Art wenig Sinn. Sinnvoll ist eine
Biografie, die am ersten Tag als fortlaufende Information beginnt und die
nicht endet, solange der Kunde Dienstleistungen in Empfang nimmt.

Die Biografie wird aus meiner Sicht dabei nicht in einen vorgefertigten Bogen
eingetragen, sondern ist ein leeres Stück Papier, das sich im Laufe der Zeit
immer mehr füllt. Und aus diesem fortlaufenden Informationsbogen schöpft
man dann die Dinge ab, die benötigt werden zu gegebener Zeit. Zeigt ein
Mensch eine Verhaltensauffälligkeit, z. B. ruft nach Martin, dann wird es
Zeit, diesem Martin auf die Spur zu kommen, um zu ergründen, wer das ist,
welche Rolle Martin spielte. So kann dann letztlich vielleicht erkannt werden, was dem Menschen, der fortlaufend Martin ruft, denn eigentlich fehlt.

In der MDK-Prüfung ist der Biografiebogen ebenfalls nicht mehr von
wesentlicher Bedeutung. Es wird in der Prüfung eher gezielt geschaut, wie
die Biografie in der alltäglichen Pflege einfließt. Das erkennen wir an Fragen

wie: Ist die Körperpflege den individuellen Bedürfnissen entsprechend? Oder: Sind individuelle Ernährungsressourcen erfasst? Oder: Sind individuelle Ressourcen und Risiken bei der Ausscheidung benannt? Oder auch: Wird bei Menschen mit Demenz die Selbstbestimmung in der Pflegeplanung berücksichtigt? etc. Es geht also heute mehr den je darum, dass die Biografie sich in der alltäglichen Pflege widerspiegelt, als dass mehrseitige Fragebogen zur Biografie ausgefüllt werden, die ungenutzte, nichtssagende Daten enthalten.

Leistungsnachweis

Jeder muss das, was er geleistet hat, zeitnah und mit Handzeichen eintragen. Dabei müssen die Leistungen deutlich werden, unterteilt nach Tageszeit. Es muss allerdings nicht mehr alles einzeln quittiert werden, es können bestimmte Tätigkeiten zusammengefasst werden. Wo man früher acht Handzeichen für acht Tätigkeiten

- ins Bad begleiten,
- Hilfe beim Ausscheiden,
- Nachthemd ausziehen,
- Körperpflege,
- kämmen, rasieren,
- Zähne putzen, ankleiden,

leistete, genügt für diesen Komplex der Morgenversorgung ein Handzeichen, sofern der Komplex in der Pflegeplanung auch so hinterlegt ist.

Es gibt viele verschiedene Leistungsnachweise, aber sicher nicht den einzigen allgemeingültigen und richtigen.

7.1.28.4 Typische Dokumentationsprobleme

Die häufigsten Probleme und möglichen Gesetzeskonflikte ergeben sich aus den §§ 267/268/269/270/271 StGB (Strafgesetzbuch).

§ 267 Urkundenfälschung

Wer zur Täuschung im Rechtsverkehr eine unechte Urkunde herstellt, eine echte Urkunde verfälscht oder eine unechte oder verfälschte Urkunde gebraucht, wird mit Freiheitsstrafe bis zu drei Jahren oder mit Geldstrafe bestraft. Der Versuch ist strafbar. In besonders schweren Fällen ist die Strafe eine Freiheitsstrafe nicht unter einem Jahr.

§ 268 Fälschung technischer Aufzeichnungen

Wer zur Täuschung im Rechtsverkehr eine unechte technische Aufzeichnung herstellt oder eine technische Aufzeichnung verfälscht oder unechte oder verfälschte technische Aufzeichnung gebraucht, wird mit Freiheitsstrafe bis zu fünf Jahren oder mit Geldstrafe bestraft. Der Versuch ist strafbar.

§ 269 Fälschung beweiserheblicher Daten

Wer zur Täuschung im Rechtsverkehr beweiserhebliche Daten so speichert oder verändert, dass bei ihrer Wahrnehmung eine unechte oder verfälschte Urkunde vorliegen würde, oder derart gespeicherte oder veränderte Daten gebraucht, wird mit Freiheitsstrafe bis zu fünf Jahren oder mit Geldstrafe bestraft. Der Versuch ist strafbar.

§ 270 Täuschung im Rechtsverkehr bei Datenverarbeitung

Der Täuschung im Rechtsverkehr steht die fälschliche Beeinflussung einer Datenverarbeitung im Rechtsverkehr gleich.

§ 271 Mittelbare Falschbeurkundung

Wer bewirkt, dass Erklärungen, Verhandlungen oder Tatsachen, welche für Rechte oder Rechtsverhältnisse von Erheblichkeit sind, in öffentlichen Urkunden, Büchern, Dateien oder Registern als abgegeben oder geschehen beurkundet oder gespeichert werden, während sie überhaupt nicht oder in anderer Weise oder von einer Person in einer ihr nicht zustehenden Eigenschaft oder von einer anderen Person abgegeben oder geschehen sind, wird mit Freiheitsstrafe bis zu einem Jahr oder Geldstrafe bestraft.

Zusammenfassung

Eine Pflegedokumentation und andere Dokumente müssen den folgenden Grundsätzen entsprechen:

Dokumentationswahrheit

- Verbot der schriftlichen Lüge
- Gebot der historisch richtigen und vollständigen Darstellung
- Verbot der Urkundenfälschung
- Verbot der vorsätzlichen Urkundenfälschung

Dokumentationsklarheit

- Strukturdisziplin (logisch, nachvollziehbar, lückenlos, eindeutig usw.)
- Sprachdisziplin (verständlich, aussagefähig, eindeutig usw.)
- Schreibdisziplin (lesbar, echt, keine Streichungen oder Gekritzel)

7.1.28.5 Checkliste zur Überprüfung der Dokumentation

Grundsätze

☐ Übersichtlich

☐ Dokumentenecht, kein Tipp-Ex verwendet

☐ Dokumentenechter Stift verwendet

☐ Lückenlos oder wenn nicht, Erklärung vorhanden

Abweichungen: _____

_____

_____

Stammblatt

Prüfen auf Vollständigkeit:

☐ Persönliche Daten: Name, Geb.-Name, Vorname, Geb.-Ort

☐ Familienstand, Religions-
zugehörigkeit

☐ Versicherungsrelevante Daten: Krankenkasse, Krankenkassennummer

☐ Kostenträger, Renten-
versicherungsträger

☐ Abrechnungsbezogene Daten: Zuzahlungsbefreiungen jeder Art

☐ Pflegestufe

☐ Anschriften: Bezugspersonen, Haus- und Fachärzte

☐ Verfügungen: gerichtlich (Betreuung jegl. Art)
persönlich (Patiententestament, Bestat-
tungswunsch)

☐ Pflegerelevante Daten: Diagnosen (ärztl.)

☐ Kostform, Hilfsmittel,
Besonderheiten (Allergien,
Schrittmacher)

☐ Datum der Aufnahme

☐ Abwesenheitszeiten

Abweichungen: _____

_____

_____

▶

Biografieblatt:

Prüfen auf Vollständigkeit:

☐ Personalien → Name, Vorname, Geburtsname

☐ Familienstand

☐ Konfession

☐ Staatsangehörigkeit

☐ Beruf/Schulbildung

☐ Angehörige

☐ Wichtige Lebensereignisse

☐ Hobbys

☐ Lebensgewohnheiten

☐ Heutige Interessen

☐ Datum der Erstellung

☐ Bezugspersonen

☐ Eigene Schilderung des Pflegebedürftigen und Wiedergabe ersichtlich

Abweichungen: _____

_____

Anamnese

Formulierung vollständig?

Z. B. nach AEDLs von Nancy Roper oder Krohwinkel oder ATLs

Nicht nur Probleme, sondern auch Ressourcen erfasst?

☐ Ja   ☐ Nein, es fehlt: _____

_____

☐ Grad der Hilfebedürftigkeit klar?

☐ Ja   ☐ Nein, es fehlt: _____

_____

☐ Datum, Unterschrift des Erfassers/Ist sie/er eine Fachkraft?

☐ Ja   ☐ Nein, es fehlt: _____

_____

☐ Wurde die Anamnese im Nachhinein ergänzt?

☐ Ja   ☐ Nein

☐ Lückenlose Anamnese
☐ Ja   ☐ Nein, es fehlt: _____

Ärztliche Verordnungen

Erfüllt das Blatt die folgenden Anforderungen?

Name des Pflegebedürftigen

☐ Ja   ☐ Nein, es fehlt: _____

Verordnungsdatum

☐ Ja   ☐ Nein, es fehlt: _____

Name des Medikaments/ärztliche Verordnung

☐ Ja   ☐ Nein, es fehlt: _____

Dosierung

☐ Ja   ☐ Nein, es fehlt: _____

Handzeichen

☐ Ja   ☐ Nein, es fehlt: _____

Absetzungsdatum

☐ Ja   ☐ Nein, es fehlt: _____

Einnahmezeitpunkt

☐ Ja   ☐ Nein, es fehlt: _____

Häufigkeit/Frequenz

☐ Ja   ☐ Nein, es fehlt: _____

▶

Bedarfsmedikation eindeutig?

Wann?/Warum?/Wie viel?/Wie oft?/In welchem Zeitraum?

☐ Ja   ☐ Nein, es fehlt: _____

_____

Abgesetzte Medikamente klar gekennzeichnet

☐ Ja   ☐ Nein, weil: _____

_____

Kürzelliste der Ärzte vorhanden

☐ Ja   ☐ Nein, es fehlt:_____

_____

Betäubungsmittelnachweise korrekt geführt

☐ Ja   ☐ Nein, es fehlt: _____

_____

Berichtsblatt

Pflegebedürftiger: Name und Vorname

☐ Ja   ☐ Nein, es fehlt:_____

_____

Monat, Jahr, Blatt-Nummer (fortlaufend)

☐ Ja   ☐ Nein, es fehlt:_____

_____

Kurze Zusammenfassung vorheriger Berichte

☐ Ja   ☐ Nein, es fehlt: _____

_____

Bericht erfasst mit:

Datum

Uhrzeit

Verlauf

Handzeichen

☐ Ja   ☐ Nein, es fehlt: _____

_____

▶

Handhabung: _____

☐ Ja ☐ Nein
Falsche Eintragungen lesbar durchgestrichen
☐ Ja ☐ Nein
Unterscheidung einzelner Schichten deutlich hervorgehoben
☐ Ja ☐ Nein, weil: _____

Pflege-/Arztvisiten markiert
☐ Ja ☐ Nein, es fehlt: _____

Besondere Vorkommnisse markiert
☐ Ja ☐ Nein, es fehlt:_____

Verlauf:
Kontinuierlicher, nachvollziehbarer Verlauf
☐ Ja ☐ Nein, es fehlt:_____

Konkrete Beschreibung (Was? Wann? Wo? Wie?)
☐ Ja ☐ Nein, es fehlt:_____

Wertfreie Beschreibung
☐ Ja ☐ Nein, weil: _____

Befindlichkeiten des Klienten erkennbar
☐ Ja ☐ Nein, es fehlt:_____

▶

Braden-Skala

Korrekt bepunktet

☐ Ja   ☐ Nein, weil: _____

Monatlich überprüft

☐ Ja   ☐ Nein, es fehlt: _____

Bei bestehendem Risiko in Pflegeplan aufgenommen

☐ Ja   ☐ Nein, es fehlt: _____

Wundbeschreibung

Wunde mindestens einmal die Woche beschrieben

☐ Ja   ☐ Nein, es fehlt: _____

Wundbeschreibung objektiv (Größe, Wundrand, Aussehen, Phase?)

☐ Ja   ☐ Nein, weil: _____

Ärztliche Anordnung erkennbar

☐ Ja   ☐ Nein, weil: _____

Lagerungs-/Trinkprotokoll

kontinuierlich und lückenlos geführt

☐ Ja   ☐ Nein, es fehlt: _____

7.1.29 Expertenstandards

In Punkt 6.3 (stationär und ambulant) wird nach der Umsetzung der Expertenstandards gefragt:

»Werden die für die stationäre Pflege relevanten Aussagen der Expertenstandards des DNQP im Rahmen des Qualitätsmanagements berücksichtigt oder sind konkrete Maßnahmen in dieser Hinsicht geplant?

a. Dekubitusprophylaxe
b. Pflegerisches Schmerzmanagement
c. Sturzprophylaxe
d. Kontinenzförderung
e. Chronische Wunden

Standards bestimmen nach einer Definition der WHO ein professionell abgestimmtes Leistungsniveau der Pflege, das den Bedürfnissen der zu versorgenden Bevölkerung entspricht (z. B. Expertenstandard Dekubitusprophylaxe in der Pflege). Die Messbarkeit der Wirkung von Standards wird durch Kriterien der Struktur-, Prozess- und Ergebnisqualität bestimmt.

Auch wenn die Expertenstandards des Deutschen Netzwerks für Qualitätsentwicklung in der Pflege keine direkte Verbindlichkeit für die Pflegekräfte und Pflegeeinrichtungen entfalten, können die Expertenstandards als »vorweggenommene Sachverständigengutachten« gewertet werden, die bei juristischen Auseinandersetzungen als Maßstab zur Beurteilung des aktuellen Standes der medizinisch-pflegewissenschaftlichen Erkenntnisse herangezogen werden. Bereits bei mehreren Bundessozialgerichtsurteilen (BSG Urteile vom 24. September 2002 Az B 3 KR 9/02 R und Az B 3 KR 15/02 R) wurde auf den Expertenstandard Dekubitusprophylaxe Bezug genommen.«

Der MDK prüft also vor Ort, ob und wenn ja, in welcher Form die Expertenstandards in der Einrichtung Anwendung finden. Hierbei wird eher weniger Wert auf die Umsetzung des Standards Kontinenzförderung gelegt. Das macht aus meiner Sicht auch Sinn. Zum einen ist der Standard aus meiner Sicht von allen der schlechteste, weil am schlechtesten anwendbar und mit zu wenig hilfreichen Hinweisen zur praktischen Umsetzung.

Ich habe im Folgenden die beiden Expertenstandards Sturz und Dekubitus in Auszügen und die häufigsten Fehler im Umgang damit dargelegt.

Expertenstandard Dekubitusprophylaxe in der Pflege

Strukturqualität

An die Pflegefachkraft werden folgende Anforderungen gestellt:
1. Sie aktualisiert ihr theoretisches Wissen.
2. Sie beherrscht Lagerungstechniken.
3. Sie ist kompetent, (un-)geeignete Hilfsmittel zu erkennen.
4. Sie kennt neben Lagerung und Hilfsmitteln auch weitere Maßnahmen, um Risikofaktoren zu minimieren.
5. Sie kann Kunden/Angehörige beraten.

6. Sie bezieht Externe bei Bedarf mit ein.
7. Sie beurteilt die Effektivität der ergriffenen Maßnahmen.

Prozessqualität

An die Pflegefachkraft werden folgende Anforderungen gestellt:
1. Sie beurteilt das Dekubitusrisiko des Kunden.
2. Sie legt Lagerungs-/Bewegungsplan fest.
3. Sie verwendet geeignete Hilfsmittel oder ist behilflich bei Auswahl, Anschaffung, Bedienung.
4. Sie leitet weitere erforderliche Maßnahmen ein.
5. Sie erläutert den Kunden/Angehörigen das Risiko und die erforderlichen Maßnahmen.
6. Sie informiert ggf. weitere Dienstleister, Arzt, Ernährungsberatung etc.
7. Sie begutachtet in gegebenen Zeitabständen die Haut.

Ergebnisqualität

An die Pflegefachkraft werden folgende Anforderungen gestellt:
1. Das Dekubitusrisiko wird anhand anerkannter Skala (z. B. Braden, Norton, Waterlow) ermittelt.
2. Der Lagerungs-/Bewegungsplan wird geführt.
3. Geeignete Hilfsmittel werden eingesetzt.
4. Weitere Maßnahmen zur Risikominimierung sind eingeleitet und dokumentiert.
5. Die Kunden/Angehörigen kennen das Risiko und die erforderlichen Maßnahmen.
6. Weitere Dienstleister, Arzt, Berater etc. sind informiert.
7. Der Kunde hat keinen Dekubitus.

Kennen ja, umsetzen nein!
Diese drei Ebenen, Struktur, Prozess, Ergebnis, kennen die meisten Einrichtungen (ambulant, teil- oder vollstationär), aber sie setzen diese Schritte nicht nachvollziehbar um.

Die häufigsten Fehler bei der Strukturqualität

Die Pflegefachkräfte sind nicht oder unzureichend in der Thematik Dekubitusgefahr geschult; das Wissen entspricht nicht mehr dem heutigen Stand.

Die Pflegekräfte beherrschen nicht alle Lagerungstechniken bzw. es wird immer noch zu steil gelagert (statt 30° eben 50° oder mehr).

Die Pflegekräfte ergreifen noch immer ungeeignete Hilfsmittel. Z. B. sind sogenannte kleinzellige Matratzen im Einsatz. Oder Wechseldruckmatratzen sind falsch eingestellt, mit zu hohem oder zu niedrigem Druck. Oder auf die Wechseldruck- oder Weichlagerungsmatratzen werden immer noch diverse Unterlagen und Kissen gelegt. Oder es werden immer noch zinkhaltige Salben und Cremes für gefährdete Stellen benutzt, wie z. B. Penatencreme, Mirfulan, Multilind etc. Oder der Intimbereich inkontinenter und dekubitusgefährdeter Menschen wird noch immer mit Schaum, Öl oder Feuchttüchern gesäubert. Außer der Lagerung und dem Hilfsmittel werden keine weiteren Maßnahmen ergriffen, um Risikofaktoren zu minimieren. Beispielsweise wird die Ernährung oder die Feuchtigkeit der Haut nicht beachtet.

Die Pflegekräfte beraten den Pflegebedürftigen und seine Angehörigen nicht nachweislich oder umfassend über das bestehende Risiko und entsprechende Maßnahmen zur Vorbeugung. Insbesondere im ambulanten Bereich und der Tagespflege spielt die Beratung eine wesentliche Rolle. Denn die Kunden werden nur punktuell, kurze Zeit am Tag versorgt, die übrige Versorgung übernehmen andere.

Die Pflegekräfte ziehen Externe bei Bedarf nicht hinzu. So wird das Thema Ernährung vernachlässigt und eine entsprechende Ernährungsberatung vergessen. Oder das Hilfsmittel ist ungeeignet oder es wird eines benötigt und ein Sanitätshaus wird nicht hinzugezogen.
Die Pflegefachkraft beurteilt die Effektivität der ergriffenen Maßnahmen nicht in regelmäßigen Abständen. Das hat sehr viel mit der Evaluation der Pflegeplanungen zu tun.

Die häufigsten Fehler bei der Prozessqualität

Das Dekubitusrisiko des Kunden wird nicht oder falsch ermittelt. Gerade ambulante Dienste und Tagespflegeeinrichtungen meinen häufig noch, sie könnten auf solche Instrumente verzichten, weil sie einen anderen Auftrag haben. Das ist nicht generell richtig. Wer mit dem Kunden im Bereich Grundpflege nach SGB XI (Körperpflege, Ausscheidung, Ernährung, Mobilität) etwas zu tun hat, sollte zwingend das Risiko einschätzen.

Es wird ein Risiko ermittelt, aber es werden keine entsprechenden Lagerungs-/Bewegungspläne festgelegt. Immer noch verwechselt die Pflege das Wort »Plan« gern mit »Nachweis«. Es muss nicht für jeden gefährdeten Kunden ein Nachweis über Bewegung und Lagerung geführt werden, aber es muss für jeden geplant werden, wer, was, wann, wie und wie oft und womit tun soll.

Die Pflegekräfte vor Ort verwenden nach wie vor ungeeignete Hilfsmittel oder beraten falsch bei der Auswahl, Anschaffung, Bedienung.

Die Pflegekräfte erläutern den Kunden/Angehörigen das Risiko und die erforderlichen Maßnahmen nicht ausführlich und nachvollziehbar oder dokumentieren dies nicht entsprechend.
Die gefährdeten Hautareale des Kunden werden nicht in gegebenen Zeitabständen kontrolliert, inspiziert und ggf. die entsprechenden Maßnahmen eingeleitet.

Wenn es bei den Strukturen und Prozessen hapert, ist es logisch, dass sich die Fehler in der Ergebnisqualität niederschlagen. Der Kunde erleidet einen Dekubitus. Die Angehörigen sind nicht über das Risiko informiert, die ergriffenen Maßnahmen sind ungeeignet usw.

Das richtige Vorgehen in der Pflegedokumentation könnte so aussehen:

- Risikoskala (Norton, Braden, Waterlow) sofort bei Beginn der Pflege und bei bestehender Gefahr in der Folge regelmäßig (ich empfehle monatlich) ausfüllen.
- Bei bestehender Dekubitusgefahr den Kunden/Angehörigen informieren, ggf. Externe (Arzt und/oder Ernährungsberatung) hinzuziehen.
- Ursachen des Risikos ermitteln und gemeinsam eruieren, ob an den Ursachen etwas geändert werden kann.

Risiken und deren Ursachen einzeln betrachten:
- Nicht einfach als Ergebnis der Skala »Dekubitusgefahr« in die Pflegeplanung übernehmen, sondern genau lokalisieren, wo sich das Hauptrisiko befindet und warum.
- Nicht nur die dekubitusgefährdete Stelle am Gesäß beachten, sondern auch die Randbedingungen wie den Ernährungszustand, die Hautbeschaffenheit, den Aktivitätsgrad etc.

Geeignete Maßnahmen planen:
- Vorhandene Hilfsmittel auf Tauglichkeit und korrekten Einsatz überprüfen.
- Fehlende Hilfsmittel mit Kunden/Angehörigen/Pflegeperson absprechen.
- Rezept beim Arzt bestellen (oder besorgen lassen).
- Hilfsmittelnutzung in die Pflegeplanung eintragen.
- Hilfsmittel fortan regelmäßig auf Einsatzbereitschaft überprüfen (z. B. Stufe der Wechseldruckmatzratze).

Pflegeplanung:
Ressourcen: Fähigkeiten des Kunden dokumentieren, z. B.: »Kann sich im Bett selbst drehen« oder: »Macht kleine Bewegungen beim Sitzen auf dem Stuhl« oder: »Hatte trotz Gefahr noch nie Dekubitus« oder: »Sitzt immer auf einem Gelkissen, akzeptiert die Wechseldruckmatratze« oder: »Die Angehörigen sind sich über Risikofaktoren im Klaren, versuchen das Gesäß zwischendurch zu entlasten durch Mikrobewegungen« oder: »Tochter lagert vorm Schlafengehen auf die Seite« etc. Weitere Randbedingungen nicht vergessen wie z. B. Ernährung. Hier können ebenfalls Ressourcen verborgen liegen, z. B.: »Isst jetzt zweimal täglich Joghurt oder Quark um Eiweißzufuhr zu erhöhen« oder: »Möchte 3 Kilo zunehmen, um, wie er sagt, mehr auf den Rippen zu haben« oder: »Akzeptiert, dass kein Melkfett mehr für seine Körperpflege genommen wird« usw.

Probleme: »Dekubitusgefahr lt. Skala xy Punkte, gefährdet hauptsächlich an folgenden Stellen: z. B. Sitzfläche aufgrund permanenten Sitzens oder vorwiegend Fersen aufgrund Hin- und Herbewegen auf dem Bettlaken«. Begleitprobleme nicht vergessen wie z. B.: »Hat im KH 10 Kilo abgenommen, Steißknochen deutlich sichtbar«.

Ziele: »Vermeiden von Druckstellen«, »Erhalten intakter Haut« oder: »Dreht sich selbst«, »Lagert sich selbst« oder: »Ehefrau lagert zusätzlich zweimal«.

Maßnahmen: siehe Richtlinie Dekubitus, folgende Möglichkeiten: Freilagerung (z. B. Fersen) oder Weichlagerung (z. B. Gesäß) oder Umlagerung (links, Rücken, rechts). Dabei sind immer folgende Fragen zu beantworten: Wer, wann, wie oft, womit, was? Je präziser die Handlungsanweisung, desto klarer die Aufgabe für alle Beteiligten und desto leichter die Auswertung des Erfolges einer Maßnahme.

Durchführung:
- Die geplanten Maßnahmen, die exakt benannt und geeignet sind, werden konsequent, von allen an dem Pflegeprozess Beteiligten durchgeführt. Dazu gehört z. B. auch das Führen von Bewegungs- und/oder Lagerungsprotokollen, der Einsatz der Hilfsmittel etc.

Evaluation:
- Beleuchtung des Pflegeproblems. Es erfolgt also eine erneute Beurteilung (anhand Skala) über das bestehende Risiko. Des Weiteren erfolgt eine Beurteilung weiterer Ursachen, die auf das Risiko Einfluss haben.

- Beurteilung der Ressourcen. Es wird beleuchtet, ob die Ressourcen noch, wie beschrieben, vorhanden sind.
- Beurteilung der Maßnahmen und Ziele. Es erfolgt eine Beurteilung darüber, ob die Maßnahmen zu dem gewünschten Ergebnis geführt haben, oder ob die Maßnahmen zur Erreichung der Ziele umgestellt und angepasst werden müssen.

Expertenstandard Sturzprophylaxe in der Pflege

Strukturqualität
An die Pflegefachkraft werden folgende Anforderungen gestellt:
1. Sie verfügt über das nötige theoretische Wissen.
2. Sie kann Kunden/Angehörige über Risiken beraten.
3. Sie kennt geeignete Mittel zur Intervention (kann gegensteuern).
4. Sie kennt Mittel zur Minimierung von Sturzfolgen.
5. Sie ist zur Analyse der Sturzrisiken in der Lage.
6. Sie bezieht Externe bei Bedarf mit ein.
7. Sie beurteilt die Effektivität der ergriffenen Maßnahmen.

An die Einrichtung werden folgende Anforderungen gestellt:
1. Sie gewährleistet (ambulant: empfiehlt!) geeignete Hilfsmittel und technische Hilfen.
2. Sie ermöglicht (ambulant: empfiehlt!) zielgruppenorientierte Interventionsmöglichkeiten.
3. Sie ist zur Koordination der Interventionen autorisiert (nicht ambulant).

Prozessqualität
An die Pflegefachkraft werden folgende Anforderungen gestellt:
1. Sie beurteilt das Sturzrisiko des Kunden systematisch und unmittelbar bei Übernahme der Pflege und in der Folge während der Versorgung.
2. Sie informiert den Kunden/Angehörigen über vorliegende Risikofaktoren.
3. Sie entwickelt mit dem Kunden/Angehörigen, ggf. Externen individuelle Maßnahmen.
4. Sie dokumentiert systematisch jeden Sturz, analysiert diesen und leitet ggf. weitere Maßnahmen ein.

An die Einrichtung werden folgende Anforderungen gestellt:
1. Sie gewährleistet (ambulant: empfiehlt!) gezielte Interventionen, in Absprache mit anderen Berufsgruppen.
2. Sie sorgt für (ambulant: empfiehlt!) individuelle Umgebungsanpassung und Einsatz von Hilfsmitteln.

Ergebnisqualität

An die Pflegefachkraft werden folgende Anforderungen gestellt:

1. Sie ermittelt Sturzrisikofaktoren und erfasst diese systematisch.
2. Sie sorgt dafür, dass Kunden/Angehörige die Risikofaktoren kennen.
3. Sie leitet individuelle Maßnahmen zur Risikominimierung ein und dokumentiert diese.
4. Sie setzt geeignete Hilfsmittel ein.
5. Sie sorgt dafür, dass Umgebung, Maßnahmen und Hilfsmittel dem individuellen Risiko angepasst sind.
6. Sie sorgt dafür, dass den beteiligen Berufsgruppen das individuelle Risiko bewusst ist.
7. Sie erfasst jeden Sturz; der Einrichtung liegen nachvollziehbare Daten zu Häufigkeit, Umständen und Folgen von Stürzen vor.

Kennen ja, umsetzen nein!
Diese drei Ebenen der Struktur-, Prozess-, Ergebnisqualität kennen die meisten Einrichtungen (ambulant, teil- oder vollstationär), aber sie setzen diese Schritte nicht nachvollziehbar um.

Die häufigsten Fehler im Umgang mit dem Expertenstandard

Die Pflegefachkräfte sind nicht oder unzureichend in der Thematik Sturzrisiko geschult, das Wissen entspricht nicht mehr dem heutigen Stand. Das Sturzrisiko wird unter- oder überbewertet. Das Sturzrisiko wird nur als Gefahr dargelegt. Es werden keine Faktoren, die zu dem Ergebnis führen, aufgezeigt. Es werden unreflektiert Sturzrisikoskalen ausgefüllt.

Der Kunde/Angehörige wird nicht nachweislich bezüglich der bestehenden Risiken beraten.

Die Pflegekräfte kennen nicht alle geeigneten Mittel zur Intervention und können so nicht gegensteuern. Es werden beispielsweise unreflektiert Protektorenhosen angewendet oder empfohlen, die aber die Sturzgefahr nicht minimieren, sondern nur in bestimmten Situationen die Folgen eines Sturzes mildern können.

Die Pflegekräfte kennen und nutzen nur begrenzt Mittel zur Minimierung von Sturzfolgen. Sie favorisieren, ganz gleich, welches Risiko vorausgeht, die Anwendung von Protektorenhosen.

Die Pflegekräfte sind zur Analyse der Sturzrisiken nicht ausreichend in der Lage und denken, das Ausfüllen einer Sturzrisikoskala reiche aus. Es werden nicht einzelne Risiken (extrinsisch und intrinsisch) angeschaut, sondern es wird global geurteilt.

Es werden bei Bedarf keine Externen miteinbezogen, z. B. bei Hilfsmittelanpassung das Sanitätshaus.

Es wird häufig nur »Sturzgefahr« in die Pflegeplanung geschrieben, nicht aber, welche Faktoren das Risiko auslösen und warum.

Bei festgestellten intrinsischen oder extrinsischen Faktoren wird sofort das Ergebnis »Sturzgefahr« festgestellt, ungeachtet der Möglichkeiten des Kunden. Nicht jeder, der ein Bein nachzieht und eine Brille trägt, ist sturzgefährdet!

Die Effektivität der ergriffenen Maßnahmen wird nicht, nicht umfassend oder nicht nachweislich in gegebenen Abständen überprüft. Ist erst einmal ein Hilfsmittel im Einsatz, wird nicht mehr geschaut, ob dies zum gewünschten Erfolg führte.

Die Einrichtung gewährleistet (ambulant: empfiehlt!) nicht die geeigneten Hilfsmittel und technischen Hilfen. Einrichtungen sehen sich oftmals bei der Beschaffung von Hilfsmitteln oder Pflegehilfsmitteln nicht in der Pflicht (siehe Kapitel 1.12.7).

Die Einrichtung ermöglicht (ambulant: empfiehlt!) keine zielgruppenorientierten Interventionsmöglichkeiten, z. B. Gruppen, Übungen, Gymnastik, Therapie etc.

Beachte: Jeder Mensch hat individuelle Risiken und ist damit in Gefahr zu stürzen!

Zu den Risiken gehören laut Experten im Wesentlichen folgende Faktoren:
- Funktionseinbußen (z. B. Gehbehinderung, Sehschwäche)
- Beeinträchtigung des Gedächtnisses (jemand vergisst, was er nicht oder noch kann)
- Erkrankung innerer Organe, die Ohnmacht auslösen können (z. B. morgens niedriger Blutdruck)
- Ausscheidungsprobleme wie Drangblase/Nykturie (z. B.: Wer nachts zur Toilette muss, hat es eilig und ist evtl. schlaftrunken)
- Angst vor Stürzen (Ängste haben Unsicherheit als Begleiterscheinung)

- Hilfsmittelanwendung (z. B. Rollator ungeeignet oder er wird vergessen)
- Schuhe und Kleidung (z. B. offene, heruntergetretene Schuhe, zu lange Hosenbeine)
- Medikamente (z. B. sedierende Mittel oder Schlafmittel)
- Umgebungsgefahren (Stolperquellen, Treppen, Licht, glatte oder unebene Böden etc.)

Vorgehensweise und Dokumentation

Es ist also nicht sinnvoll, irgendeine Bewertungsskala auszufüllen, die einen beliebigen Punktwert ergibt. Es ist vielmehr wichtig, sich den einzelnen Risikofaktoren zu widmen, die ein Kunde haben und mit sich bringen kann.

Wenn diese Risiken ermittelt sind, muss man mit dem Kunden/Angehörigen sprechen. Falls an den Ursachen etwas zu ändern ist, kann man gemeinsame Strategien entwickeln, diesen Problemen zu begegnen. Selbst wenn ein Kunde keine Veränderung mitmachen möchte, so muss die Einrichtung/die Pflegekraft wenigstens nachweisen können, dass sie sich um das Problem bemüht hat.

Meine Empfehlung lautet, entsprechend des Pflegeprozesses vorzugehen:

- Informationen sammeln:
  Z. B. entsprechend des Expertenstandards die Risikofaktoren ermitteln oder eigenes System nutzen. Ein Beispiel zur systematischen Ermittlung folgt auf den nächsten Seiten.

- Ressourcen erkennen und dokumentieren, Probleme definieren:
  Die Ressourcen (Fähigkeiten und Möglichkeiten) spielen eine große Rolle. Für alles, was der Kunde selbstbestimmt für sich regelt, muss weder die Einrichtung noch die Pflegekraft die Verantwortung übernehmen. Wer allein entscheidet, auf seinen Bettvorleger nicht zu verzichten, hat auch allein das Risiko zu tragen. Wer allein im Zimmer herumläuft, hat auch die Möglichkeit zu fallen usw. Es empfiehlt sich dringend, immer zuerst die Ressourcen zu beschreiben. Denn Pflegekräfte neigen dazu, aus einem körperlichen Defizit sofort ein Problem zu definieren. Wer die Ressource zuerst beschrieben hat, z. B.: »Frau Xy zieht das recht Bein nach, läuft aber selbstständig im Zimmer«, der kommt dann vielleicht nicht mehr auf die Idee, aus diesem Humpeln ein Problem machen zu wollen.

Wenn die Ressource beschrieben ist und dennoch ein Problem übrig bleibt, muss dieses so präzise wie möglich beschrieben werden. Also statt »bewegungseingeschränkt und sturzgefährdet« besser das Gangbild, das Gehvermögen, die Hilfsmittelnutzung und das Verhalten des Kunden.

- Ziele gemeinsam festlegen:
  Die Ziele müssen realistisch, konkret und möglichst messbar formuliert werden. Es nützt nichts, wenn die Pflege Ziele definiert, an denen die Kunden kein Interesse haben oder denen sie sogar entgegenarbeiten. Es ist unrealistisch zu schreiben: »Sturz vermeiden«, denn das ist nur mit einer einzigen Möglichkeit wirklich realisierbar, mit einer Fixierung. Und es ist kaum messbar, wenn geschrieben wird: »Beweglichkeit fördern«. Besser wäre es zu definieren, was genau gefördert werden soll und wo die Messlatte liegt, z. B.: »Läuft vom Bett zum Waschbecken«.

- Maßnahmen planen:
  Auch bei der Maßnahmenplanung muss man realistisch und achtsam vorgehen. Es können nur Maßnahmen geplant werden, die auch durchführbar sind. Pauschale Formulierungen wie »Beaufsichtigen« oder »Beim Gehen begleiten«, müssen dringend vermieden werden. Besser wäre klarzumachen, was, wann und wie die einzelne Maßnahme für diesen Kunden aussieht. Z. B.: »Beim Gehen zum Badezimmer begleiten«, oder: »Beaufsichtigen beim Zubettgehen«.

- Maßnahmen durchführen:
  Alles, was an Maßnahmen geplant wurde, muss auch so durchgeführt werden. Eine Pflegeplanung ist insofern eine verbindliche Handlungsanweisung für die Pflegekräfte. Alle Abweichungen vom Plan müssen im Pflegebericht begründet werden.

- Evaluation:
  Die Auswertung rundet den Pflegeprozess bekanntlich ab, schließt ihn aber nicht. Bei der Evaluation sollen alle Prozessschritte noch einmal überprüft werden. Der Pflegeprozess wird dabei von hinten aufgerollt und komplett, also jeder Prozessschritt, betrachtet.

7.2 Externe Qualitätssicherung

7.2.1 Berater

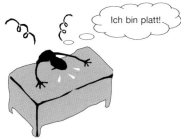

Drum prüfe, wer sich ewig bindet, ob sich nicht noch was Besseres findet.

Wer hat nicht schon von Kollegen gehört, die einem Berater aufgesessen sind, der allein schon durch die Höhe seines Honorars auf Qualität hoffen ließ. Hier gilt es, besondere Vorsicht walten zu lassen. Natürlich kostet gute Beratung auch gutes Geld.

Dennoch: Lassen Sie sich Referenzadressen geben und forschen Sie nach. Lassen Sie sich im Bedarfsfall immer mindestens zwei unabhängige Angebote erstellen und greifen Sie nicht einfach zum erstbesten. Schlechte Berater sind manchmal gute Verkäufer, andere sind des Verkaufens nicht mächtig, aber dafür passable Berater. Machen Sie sich vor dem Erstgespräch (dies muss kostenlos sein!) Notizen über die Ziele, die Sie erreichen möchten. Setzen Sie sich inhaltliche und finanzielle Grenzen, die Sie aus gutem Grund nicht überschreiten möchten.

Versuchen Sie sich anhand Ihrer Notizen nach dem Erstgespräch klar darüber zu werden, ob der Berater Ihre Ansprüche erfüllt, ob er konkret auf Ihre Fragen geantwortet oder Sie eher mundtot geredet und mit Standardfloskeln um sich geworfen hat. Erkennt der Berater die wesentlichen Probleme und bietet er dafür Lösungsansätze? Welche Reputation hat er? Legt er nur den Finger in die offene Wunde oder hat er auch »Pflaster« dabei?

Eine externe Beratung ist grundsätzlich positiv. Man verliert in seiner eigenen Einrichtung sehr schnell den Blick für Details und wird »betriebsblind«. Ein Berater kann neuen Wind in die Einrichtung bringen und damit auch einen neuen Motivationsschub. Ich habe selbst erfahren, dass der Prophet im eigenen Land nichts gilt. Oft habe ich meinen Mitarbeitern die Sinnhaftigkeit der Dokumentation erklärt. Viele Mitarbeiter haben wegen meiner vielen Bemerkungen und Änderungswünsche mit den Augen gerollt, nach dem Motto, die König will alle paar Wochen was anderes. Bei jeder Dokuprüfung hatte ich tatsächlich immer wieder Beanstandungen. Und ich war mir nicht sicher, ob die Mitarbeiter mein Anliegen tatsächlich verstehen. Eines Tages bat ich eine Kollegin in meiner Einrichtung einen Nachmittag zu dem Thema Dokumentation zu unterrichten. Dabei vermittelte sie meinen Mitarbeitern exakt die Inhalte, die ich immer wieder predige. Die Resonanz meiner Mitarbeiter war durchweg gut. Eine Kollegin sagte sogar, dass sie das oder jenes noch nicht gewusst und noch nie so gesehen habe. Das wiederum fand ich sehr verblüffend, denn die Schulung wurde anhand meines Skripts durchgeführt und enthielt all das, was ich auch immer vorbete. Ich zog die Konsequenz: Der Prophet im eigenen Land gilt nichts.

Dies beweist: Wenn der Vorgesetzte etwas von den Mitarbeitern will, reagiert eher der Bauch, als der Kopf. Viele fühlen sich bei dieser Konstellation persönlich angegriffen oder sind pikiert, wenn bestimmte Themen zur Sprache kommen, obwohl diese oft auch nach Meinung der Mitarbeiter Schwachpunkte sind. Werden diese Themen aber durch einen Externen vermittelt, hat die Sache sofort einen anderen Charakter und man kann sich den Inhalten auf Sachebene widmen.

Erlauben Sie mir einen poetischen und versöhnlichen Schluss: »»Wenn ich einem General geböte, nach der Art der Schmetterlinge von einer Blume zur anderen zu fliegen oder eine Tragödie zu schreiben oder sich in einen Seevogel zu verwandeln, und wenn dieser General den erhaltenen Befehl nicht ausführte, wer wäre im Unrecht, er oder ich?‹ ›Sie wären es‹, sagte der kleine Prinz überzeugt.
›Richtig. Man muss von jedem fordern, was er leisten kann‹, antwortete der König. ›Die Autorität beruht vor allem auf der Vernunft. Wenn du deinem Volk befiehlst zu marschieren und sich ins Meer zu stürzen, wird es revoltieren. Ich habe das Recht, Gehorsam zu fordern, weil meine Befehle vernünftig sind.‹« (Antoine de Saint-Exupéry: Der Kleine Prinz)

7.2.2 Auditoren

Der Begriff Audit leitet sich von dem Begriff auditus ab und bedeutet so viel wie Anhörung. Ein Auditor ist also ein Mensch, der eine Anhörung durchführt. Im Falle der Qualitätssicherung sind Auditoren dazu da, einen Prozess zu begleiten oder ihn abzunehmen, sprich: zu überprüfen. Ein Auditor gibt bisweilen Regeln vor und überprüft auch deren Einhaltung.

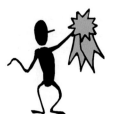

Wie bitte, Sie sind noch nicht zertifiziert?

7.2.3 Zertifizierungen

Es herrscht in Deutschland derzeit eine zweite Welle der Zertifizierungswut, die selbst von einigen Auditoren als bedenklich eingestuft wird. Die erste Welle von Zertifizierungen war nach Einführung des PQSG, des Pflegequalitätssicherungsgesetzes 2002, und ebbte bis 2006 deutlich ab. Die zweite Welle rollt nun seit Anfang 2009.

Aber welchen Wert hat ein Siegel, wenn es jeder hat? Welchen Wert hat ein Siegel, das vom eigenen Verband ausgestellt wurde? Erkennt der Klient, welche Arbeit, welche Schwerpunkte dahinterstecken? Kann der Kunde zwischen einem Gütesiegel und einem Qualitätssiegel unterscheiden?

Für mich stellt sich eher die Frage: Was will der Kunde und was verspricht er sich von einer Zertifizierung? Jede Einrichtung, die über eine Zertifizierung nachdenkt, sollte sich als Erstes Gedanken darüber machen, warum und wozu eine Zertifizierung angestrebt wird. Geht es allein darum, ein Zertifikat gleich welcher Art in Händen zu halten, so sollte man sich den günstigsten Zertifizierer suchen, den man findet.

Dazu muss man aber vorher sehen, welches Zertifikat angestrebt wird. Ein Gütesiegel irgendeines No-Name-Partners erhalten Sie sicher für € 1000. Eine Zertifizierung nach DIN EN ISO, KTQ oder Diakonie-Siegel sicher nicht unter € 10 000.

Es gehört heute zum guten Ton, als Einrichtung zertifiziert zu sein. Viele sind hier im Zugzwang, weil bereits alle Mitbewerber zertifiziert sind. Hier ist guter Rat meist teuer. Denn jedes Zertifizierungsunternehmen, jeder Berater wird sein Produkt als das beste anpreisen. Da es jedoch kein verbindliches Siegel gibt, keine Vorschrift über die Mindestanforderungen an einen Zertifizierungsbetrieb, bleibt die Einrichtung meist alleingelassen. Es gibt nach meiner Auffassung nicht das Siegel oder den Zertifizierer, weil jeder Leistungserbringer eine andere Intention hat.

Hier muss jede Einrichtung selbst die Ziele und gewünschten Ergebnisse definieren und die Angebote abwägen. Es muss nicht immer die DIN-ISO-Norm sein, aber es darf auch mehr als »nur« das Siegel vom eigenen Berufsverband sein.

Vor der Prüfung klären

Grundsätzlich muss eine Prüfung aber folgenden Anforderungen genügen:

- Wer berät, darf nicht prüfen.
- Die Prüfung muss von einem externen Experten mit Erfahrung und unter realen Bedingungen durchgeführt werden.

7.2.4 Begehungen – externe Audits

Einige Verbände sind dazu übergegangen, in ihren Einrichtungen sogenannte »Kollegiale Hausbegehungen« durchzuführen. Im Kreis Künzelsau wurde von Mitgliedern des Verbandes z. B. ein Fragenkatalog erarbeitet, nach dem die Befragungen durchgeführt werden sollten. Die Begutachtung der Einrichtungen konnte nach festgelegten Kriterien durchgeführt werden. Die Einrichtungen haben sich gegenseitig besucht und anhand des einheitlichen Fragenkatalogs bewertet. Leider ist das System nicht von langer Dauer gewesen, nach zwei Begehungen war Schluss. Vermutlich passen doch nicht so viele verschiedene Betreiber unter einen Hut oder das Wort »kollegial« wurde missverstanden.

Dennoch rate ich jeder Einrichtung, sich eine Begehung zu gönnen. Nichts ist besser als der Blick eines Außenstehenden in die eigenen Wände. Hier kommen Fragen auf und Dinge zum Vorschein, die man als Interne nicht bedacht hätte. Wer in einem größeren Verbund arbeitet, kann sich kollegial begehen lassen von Kollegen und später dann deren Einrichtung nach gleichen Kriterien überprüfen. Wer als Solitäreinrichtung unterwegs ist oder dessen Träger keinen Austausch unter seinen Einrichtungen wünscht (so rückständige Denker gibt es wirklich), der muss sich extern umsehen. Schauen Sie zunächst nach der kostengünstigen Lösung im Bekanntenkreis. Kennen Sie eine Leitung, mit der Sie sich schon immer gut verstanden haben? Dann nichts wie los. Ist auch das nicht möglich oder gewünscht, so bleibt letztlich nur der externe Berater. Einrichtungen oder Kollegen, die gegen ein festes Entgelt eine Begehung der Einrichtung durchführen und danach eine Stärken-Schwächen-Analyse und ggf. eine Maßnahmenplan erstellen.

Achten Sie darauf einen Fixpreis inkl. Bericht und Maßnahmenplan zu vereinbaren, sonst kommt das böse Erwachen. Ich habe von Einrichtungsleitungen gehört, die einen Tag externes Audit gebucht hatten und dann drei

Tage bezahlen mussten. Für Bericht und Maßnahmenplan entstanden jeweils erhebliche Mehrkosten (siehe auch Überschrift Berater in diesem Buch).

7.2.5 Kooperation mit anderen Institutionen

Der MDK sieht in seiner Prüfkonzeption auch die Kooperation zwischen Dienstleistern als durchaus denkbar und fruchtbar an. Kooperationen, die momentan gerade bei kleinen ambulanten Pflegediensten laufen, sind jedoch meist aus der Not heraus geboren. Sie kooperieren oder fusionieren, um zu überleben.

Kooperationen können jedoch weitaus größere Dienste leisten, beispielsweise beim Einkauf, bei Veranstaltungen, Schulungen und Fortbildungsangeboten sowie bei der Personalvermittlung. Es besteht sogar die Möglichkeit, einen eigenen Dienstleistungszweig mit Zeit- oder Leasingkräften zu eröffnen.

7.2.6 Konferenzen

Konferenzen dienen der externen Qualitätssicherung. Es gibt örtliche und überregionale Konferenzen mit verschiedenen Teilnehmern und Themen, beispielsweise Heimleiter- oder Pflegedienstleiterkonferenzen, Verbandskonferenzen u. a. m. Diese Konferenzen dienen im Allgemeinen dazu, ein bestimmtes Thema zu bearbeiten, das auch mit einem Ergebnis abgeschlossen werden sollte.

7.2.7 Treffen/Meetings

Solche Treffen dienen ebenfalls der externen Qualitätssicherung, müssen jedoch nicht immer mit einem bestimmten Thema verknüpft sein. Treffen werden z. B. auf Verbandsebene organisiert und dienen mehr dem Austausch von Informationen als einer ergebnisorientierten Sitzung. Sie haben daher auch häufig einen weniger offiziellen Charakter als eine Konferenz.

In solch einer eher entspannten Atmosphäre lassen sich jede Menge Kontakte knüpfen und Erfahrungen austauschen.

7.2.8 Mitgliedschaft in einem Berufsverband

Mitglieder von Berufsverbänden sitzen bei guten Verbänden an der Quelle der Information. Die Verbände vertreten ihre Mitglieder in vielen Ausschüssen und Gremien. Sie versorgen ihre Mitglieder mit Wissenswertem, mit Neuigkeiten oder vertreten deren Interessen gegenüber den Kostenträgern. Es ist durchaus von Vorteil, in einem Verband zu sein, denn gemeinsam ist man stärker. Doch auch hier gilt das Motto: »Drum prüfe, wer sich ewig bindet, ob sich nicht noch was Besseres findet.«

Manche Verbände sind in den vergangenen Jahren sehr schnell gewachsen, sodass heute teilweise der Eindruck entsteht, sie hätten mit der eigenen Organisation mehr zu tun als mit der Mitgliederbetreuung.

Bei anderen Verbänden stehen die Kosten in keiner vernünftigen Relation zur Leistung. Wieder andere sind noch so neu auf dem Markt, dass sie ihren Mitgliedern (noch) keine Unterstützung sein können.

8 Die häufigsten Mängel bei der Qualitätsprüfung

Der 3. Bericht des MDS nach § 118 Abs. 4 SGB XI stand bei Redaktionsschluss noch aus. So haben die Ergebnisse aus August 2007, mit den häufigsten Mängeln in der Pflege noch immer Bestand. Auch aus der Transparenzoffensive gab es bei Redaktionsschluss noch keine veröffentlichten Gesamtergebnisse. Lediglich einen Pressebericht des Dr. Pick vom MDS:

Von über 1000 geprüften Pflegeeinrichtungen waren im September 2009 zwei Drittel sehr gut oder gut. So heißt es in einer ersten Pressemitteilung zum Thema »Schulnoten 2009« beim MDS: »Über 700 Einrichtungen haben die Prüfer des Medizinischen Dienstes der Krankenversicherung (MDK) ›sehr gute‹ oder ›gute‹ Qualität bescheinigt; 73 Heime erhielten dagegen in der Gesamtnote lediglich ein ›ausreichend‹ und zwölf sogar nur die Gesamtnote ›mangelhaft‹. Die Gesamtnote ›befriedigend‹ bekamen 256 der geprüften Häuser.« »Die Ergebnisse zeigen, dass eine Reihe von Einrichtungen zum Teil deutliche Qualitätsdefizite hat und in die Verbesserung seiner Qualität investieren muss. Hier stellen die Pflegenoten endlich Transparenz her«, sagte Dr. Peter Pick, Geschäftsführer des Medizinischen Dienstes des Spitzenverbandes Bund der Krankenkassen (MDS).

Verwunderlich finde ich die Aussage, dass laut Peter Pick eine Reihe von Einrichtungen deutliche Qualitätsdefizite haben. Von 1057 geprüften Einrichtungen haben nur 12 Einrichtungen, also weniger als 1 %, die Note 5. Ich kenne keine Branche, die bei Überprüfungen mit solch guten Noten aufwarten kann. Es ist mal wieder eine Frage der Darstellung und weniger eine Frage des Inhalts. Wenn Stiftung Warentest 12 Dinge testet und davon sind zwei mangelhaft, sind das immerhin fast 20 %. Dennoch spricht man von »überwiegend positiven Ergebnissen« oder »nur 2 von 12 sind mangelhaft«. Aber in der Altenpflege reckt man bei einem Dutzend »schwarzer Schafe« (bei über 1000 Einrichtungen!) gleich den mahnenden Finger gen Himmel und fürchtet generell um die Qualität in Heimen.

Ein weiteres Indiz, dass die Altenheime besser als ihr Ruf sind, findet sich in der Veröffentlichung der Charité Berlin. Dort findet jährlich eine Erhebung zu bestimmten Risiken statt. Am 13.Oktober 2009 wurde folgendes Ergebnis veröffentlicht: »Im Durchschnitt wiesen 10 % aller bewegungsunfähigen Patienten in Pflegeheimen einen Dekubitus auf. In Kliniken waren es 27 %.« Dies ist ein Ergebnis der jährlichen Erhebung des Instituts für Medizin-/

Pflegepädagogik und Pflegewissenschaft am Campus Charité Mitte. Projektleiter Nils Lahmann: »Das liegt sicher auch an der deutlich häufigeren Versorgung der Heimbewohner mit modernen Pflegehilfsmitteln.« So erhielten 35 % der dauernd bettlägerigen Heimbewohner ein sogenanntes dynamisches Lagerungssystem, also eine Matratze, die automatisch für Druckausgleich sorgt. In den Kliniken waren es nur rund 17 %.« (vincentz.net, Dezember 2009).

Ergebnisse aus dem 2. Bericht des MDS zur Qualitätsprüfung werden auf der Homepage des MDS wie folgt dargestellt:

»Ergebnisse im Überblick: ambulante Pflegedienste

Der zweite Pflege-Qualitätsbericht des MDS bezieht sich auf die Jahre 2004 bis 2006. Ausgewertet wurden Daten aus 3.736 Qualitätsprüfungen in ambulanten Pflegediensten. Im Zuge der Qualitätsprüfungen gaben rund 14.950 Pflegebedürftige, die von ambulanten Pflegediensten betreut wurden, zu ihrer Versorgungssituation Auskunft. Außerdem wurde ihr Pflegezustand bewertet.

Das Vermeiden von Druckgeschwüren bzw. die Versorgung von entstandenen Druckgeschwüren, die Ernährung und Flüssigkeitsversorgung, der Umgang mit inkontinenten Pflegebedürftigen und der fachgerechte Umgang mit Menschen mit Demenz sind zentrale Qualitätskriterien bei der Qualitätsprüfung des MDK.

Werden bei diesen Parametern Qualitätsdefizite festgestellt, bedeutet dies nicht zwangsläufig, dass die Gesundheit bereits beeinträchtigt ist. Allerdings besteht die Gefahr, dass es zu Gesundheitsschädigungen der Pflegebedürftigen führt, wenn die Mängel nicht beseitigt werden.

Tabelle 44: Ergebnisse des 2. Pflegequalitätsberichtes des MDS.

Ja, die pflegerischen Maßnahmen bei folgenden Kriterien entsprachen den pflegerischen Standards (Auswahl; Anteil der positiv bewerteten Einrichtungen in Prozent)		
Kriterium	2006	2003
Dekubitusprophylaxe und -therapie	57,6	50,8
Ernährung und Versorgung mit Flüssigkeit	70,4	62,8
Versorgung von Menschen mit Demenz	73,9	67,3
Inkontinenzversorgung	78,5	75,2

Nein, der Pflegezustand war nicht angemessen (Anteil der positiv bewerteten Einrichtungen in Prozent)		
Kriterium	2006	2003
Pflegezustand	5,7	8,8

Der Pflegezustand ist dann unangemessen, wenn bei den Kriterien: Hautzustand, Mundzustand, Versorgung mit Sonden und Kathetern sowie weiteren Kriterien ein akuter pflegerischer Mangel vorliegt.

Ergebnisse im Überblick: stationäre Einrichtungen

Der zweite Pflege-Qualitätsbericht des MDS bezieht sich auf die Jahre 2004 bis 2006. 4 215 Qualitätsprüfungen in stationären Pflegeeinrichtungen wurden für die Berichterstattung ausgewertet. Im Zuge der Qualitätsprüfungen gaben rund 24 650 Bewohner von Pflegeheimen zu ihrer Versorgungssituation Auskunft. Außerdem wurde ihr Pflegezustand bewertet. Weiterhin wurden in den Einrichtungen Pflegekonzepte, Abläufe und die fachliche Arbeit der Pflegekräfte überprüft. Das Vermeiden von Druckgeschwüren bzw. die Versorgung von entstandenen Druckgeschwüren, die Ernährung und Flüssigkeitsversorgung, der Umgang mit inkontinenten Pflegebedürftigen und der fachgerechte Umgang mit Menschen mit Demenz sind zentrale Qualitätskriterien bei der Qualitätsprüfung des MDK.

Werden bei diesen Parametern Qualitätsdefizite festgestellt, bedeutet dies nicht zwangsläufig, dass die Gesundheit bereits beeinträchtigt ist. Allerdings besteht die Gefahr, dass es zu Gesundheitsschädigungen der Pflegebedürftigen führt, wenn die Mängel nicht beseitigt werden.

Tabelle 45: Weitere Ergebnisse des 2. Pflege-Qualitätsberichtes des MDS.

Ja, die pflegerischen Maßnahmen bei folgenden Kriterien entsprachen den pflegerischen Standards (Auswahl; Anteil der positiv bewerteten Einrichtungen in Prozent)		
Kriterium	**2006**	**2003**
Dekubitusprophylaxe und -therapie	64,5	56,9
Ernährung und Versorgung mit Flüssigkeit	65,6	59,0
Versorgung von Menschen mit Demenz	69,7	69,9
Inkontinenzversorgung	84,5	79,9

Nein, der Pflegezustand war nicht angemessen (Anteil der positiv bewerteten Einrichtungen in Prozent)		
Kriterium	**2006**	**2003**
Pflegezustand	10,0	17,4

Der Pflegezustand ist dann unangemessen, wenn bei den Kriterien: Hautzustand, Mundzustand, Versorgung mit Sonden und Kathetern sowie weiteren Kriterien ein akuter pflegerischer Mangel vorliegt.«

Definitionen und Abkürzungen

Anamnese	Vorgeschichte
Diagnose	Befund/Erhebung/Unterscheidung/Feststellung
EFQM	European Foundation for Quality Management
HACCP	Hazard Analysis and Critical Control Points, im Deutschen Lebensmittelhygienevorschrift genannt
HOPS	Hirnorganisches Psychosyndrom
ICD	International Classification of Diseases (internationle Klassifizierung der Diagnosen nach WHO)
KDA	Kuratorium Deutscher Altershilfe
KTQ	Kooperation für Transparenz und Qualität im Krankenhaus
MDK	Medizinischer Dienst der Krankenversicherung
MDS	Medizinischer Dienst des Spitzenverbandes Bund der Krankenkassen e. V.
NANDA	North American Nursing Diagnosis Association (Nordamerikanische Vereinigung von Pflegefachkräften)
Pflegebedürftige	Personen, die wegen einer Krankheit und/oder Behinderung bei den täglich wiederkehrenden Verrichtungen des täglichen Lebens auf Dauer, voraussichtlich mindestens sechs Monate, in erheblichem oder höherem Maße der Hilfe bedürfen.
Pflegefachkraft	Examinierte Mitarbeiter wie: • Krankenschwester/Krankenpfleger • Kinderkrankenschwester/Kinderkrankenpfleger • Altenpfleger/Altenpflegerinnen
Pflegekraft	Erwerbsmäßig tätige Mitarbeiter der Pflege
Pflegeperson	Personen, die nicht erwerbsmäßig mindestens 14 Stunden wöchentlich pflegen.
SGB	Sozialgesetzbuch
TQM	Total Quality Management
WHO	World Health Organisation (Weltgesundheitsorganisation)
ZNS	Zentralnervensystem

Literatur

Barth, M. (1999). Qualitätsentwicklung und -sicherung in der Altenpflege. München: Urban und Fischer

Blonski, H. (1998). Qualitätsmanagement in der Altenpflege. Hagen: Kunz

Böhme, H. (1999). Rechtshandbuch für Führungskräfte. Kissing: Weka

Budnik, B. (1999). Pflegeplanung leicht gemacht. München: Urban und Fischer

Deppe, J. (1988). Ideenmanagement durch Gruppenarbeit. In: Gablers Magazin 3, 14–18

Doni, C. & Gresch, U. (1997). Pflegehandbuch. Reutlingen: Diakonie Verlag

Fiechter, V. & Meier, M. (1998). Pflegeplanung. Bad Emstal: Recom

Giebing, H., Francois-Kettner, H., Roos, M. & Maar, M.: (1999). Pflegerische Qualitätssicherung. Bern: Huber

Gustav Werner Stiftung zum Bruderhaus (1998). Qualitätsmanagementhandbuch. Reutlingen: Diakonie

Häseler, I. (1997). Stellenbeschreibung in der Altenpflege. Hannover: Schlütersche

Kämmer, K. & Schröder, B. (1998). Pflegemanagement in der Altenhilfeeinrichtung. Hannover: Schlütersche

KDA (1999). Stellenbeschreibungen. Forum 36. Köln

Klie, T. (1998). Pflegeversicherung. Hannover: Vincentz

(MDS) (Hrsg.) (2005). Grundlagen der MDK-Qualitätsprüfungen in der ambulanten Pflege. Essen

(MDS) (Hrsg.) (2005). Grundlagen der MDK-Qualitätsprüfungen in der stationären Pflege. Essen

(MDS) (Hrsg.) (2005). MDK-Anleitung zur Prüfung der Qualität nach den §§ 112, 114 SGB XI in der ambulanten Pflege. 10. November 2005

(MDS) (Hrsg.) (2005). MDK-Anleitung zur Prüfung der Qualität nach den §§ 112, 114 SGB XI in der stationären Pflege. 10. November 2005

(MDS) (Hrsg.) (2005). Richtlinien der Spitzenverbände der Pflegekassen über die Prüfung der in Pflegeeinrichtungen erbrachten Leistungen und deren Qualität (Qualitätsprüfungs-Richtlinien – QPR) vom 10. November 2005

Reimer, W. & Fueller, F. (1998). Der Pflegeprozess. Ulm: Universitätsverlag

Schell, W. (1998). Arbeits- und Arbeitsschutzrecht für die Pflegeberufe von A bis Z. Hagen: Kunz

Statistisches Bundesamt (Hrsg.) (2005). Pflegestatistik 2005. Pflege im Rahmen der Pflegeversicherung. Deutschlandergebnisse des statistischen Bundesamtes. Wiesbaden

Stoecker-Joppich, H., Eiff, C. von & Bien, D. (1997). Stellenbeschreibungen für die Altenpflege. Kulmbach: Baumann

Weiß, P. (2000). Praktische Qualitätsarbeit in Krankenhäusern. Wien: Springer

Zawada, U. & Kellnhausen, E. (1996). Pflegeplanung und Dokumentation in ambulanten und stationären Einrichtungen. Dokumentation – Pflegeplanung – Pflegestandards. Mönchengladbach: Ursula Zawada Fachverlag

Richtlinie des Gemeinsamen Bundesausschusses über die Verordnung von Hilfsmitteln in der vertragsärztlichen Versorgung (Hilfsmittel-Richtlinie/ HilfsM-RL) in der Neufassung vom 16. Oktober 2008, veröffentlicht im Bundesanzeiger 2009, Nr. 61 S. 462, in Kraft getreten am 7. Februar 2009

Empfehlung des GKV-Spitzenverbandes nach § 282 Absatz 2 Satz 4 SGB V – Empfehlungen zur Hilfsmittelbegutachtung bei bestehender Pflegebedürftigkeit und häuslicher Pflege vom 08.06.2009.

2. Bericht des MDS nach § 118 Abs. 4 SGB XI, August 2007

Richtlinien des GKV-Spitzenverbandes über die Prüfung der in Pflegeeinrichtungen erbrachten Leistungen und deren Qualität nach § 114 SGB XI (Qualitätsprüfungs-Richtlinien – QPR) vom 11. Juni 2009 in der Fassung vom 30. Juni 2009

Erhebungsbogen zur Prüfung der Qualität nach den §§ 114 ff. SGB XI in der ambulanten Pflege, Anlage 1 zu den Qualitätsprüfungs-Richtlinien vom 11.06.2009 in der Fassung vom 30.06.2009

Erhebungsbogen zur Prüfung der Qualität nach den §§ 114 ff. SGB XI in der stationären Pflege, Anlage 1 zu den Qualitätsprüfungs-Richtlinien vom 11.06.2009 in der Fassung vom 30.06.2009

(Muster-)Berufsordnung für die deutschen Ärztinnen und Ärzte, zuletzt geändert durch die Beschlüsse des 107. Deutschen Ärztetages 2004 in Bremen, geändert durch den Beschluss des Vorstands der Bundesärztekammer am 24.11.2006 (§ 18 Absatz 1)

Register

Aktivierende Pflege 89
Aktivitäten des täglichen Lebens
  129
Anamnese 298
Ankündigung, rechtzeitige 85
Anleiter 216
Anleitung 78, 79
Arbeitsabläufe 216
Auditor 338
Aufklärung 17

Begehungen 340
Begutachtung 72, 84
Behandlungspflege 49
Berater 337
Beratung 17
Berichteblatt 308
Bescheid 138
Besuch 86
Betreuungsbedarf, erheblicher
  allgemeiner 52
Betriebsärztliche Untersuchung
  219
Biografie 317

Delegation 220
Demenziell Erkrankte 98
Diagnosen, pflegebegründende 130
Dienstanweisung 230
Dienstplan 228
Dienst- und Teambesprechung 230
Dokumentationsprobleme 319

EFQM 207
Eigenverantwortung 17
Einarbeitungsmappe 231
Empfehlungen 135
Ergebnisqualität 150, 203

Expertenstandard 327, 333

Fachaufsicht 188
Fachliteratur 238
Faktoren, erschwerende und erleich-
  ternde 104
Formulargutachten 115
Fort- und Weiterbildung 238

Gutachter 135

Häusliche Pflege, Vorrang der 16
Heilmittel 35
Hilfebedarf 76
–, Ermittlung des 89
Hilfeleistung, Formen der 76
Hilfsmittel 35

Informationssammlung 301

Kombinationsleistung 33
Kommunikation 103
Konferenzen 341
Kooperation mit anderen Instituten
  341
KTQ 208
Kurzzeitpflege 46

Leistungen für Pflegebedürftige mit
  erheblichem allgemeinen Betreuungsbedarf 57
Leistungsnachweis 319

Maßnahmenkatalog 240
MDK-Anleitung zur Prüfung der
  Qualität 182
MDK, Aufgaben des 59
MDK-Pflegeplan 43, 134

Meetings 341
Merkblätter 247

Null-Fehler-Prinzip 210

Organigramm 247

Pflegeaufwand 26
Pflegebedürftigkeit 16, 132
–, Begriff der 18
–, Festlegung der 82
–, Stufen der 25
–, Verfahren zur Feststellung der
 21, 81
Pflegebericht 313
Pflegedokumentation 97, 293
Pflegegeld 31
Pflegehandbuch 250
Pflegehilfsmittel 34, 40
Pflegekonzept 251
Pflegekurse 52
Pflegeleitbild 249
Pflegeperson 22
–, Verhinderung der 33
Pflegeplanung 301
Pflegeproblem 302, 307
Pflegesachleistung 30
Pflegestandard 252
Pflegetagebuch 100
Pflegeversicherung 64
–, -(s)gesetz 29
Pflegevisite 257
Prognose 135
Prozessqualität 150, 203
Prüfebenen 149
Prüfungsablauf 192
Prüfungsanlass 190
Prüfverfahren 144

Qualität 198
–, -(s)beauftragte 269

–, -(s)handbuch 273
–, -(s)management 204
–, -(s)prüfung 343
–, -(s)prüfungsrichtlinie 145
–, -(s)sicherung 143, 201, 204, 216,
 337

Ressourcen 302

Schweigepflicht 282
Selbstbestimmung 16
Soziale Sicherung 50
Stammblatt 298
Stellenbeschreibung 286
Strukturqualität 149, 202

Tages- und Nachtpflege 45
Teilweise Übernahme 77
TQM 207

Übergabe 286

Verfahrensanweisung 291
Verhaltensanweisung 292
Verrichtungen, anrechenbare 75
Versorgungs- und Betreuungs-
 situation 129
Vitalwerte 316
Vollständige Übernahme 78
Vollstationäre Pflege 46
Vorgeschichte, pflegerelevante 129

Widerspruch 137
Wiederholungsbegutachtung 135

Zeitorientierungswerte 79
Zertifizierungen 339
Ziele 308

Jutta König

Was die PDL wissen muss

**Das etwas andere Qualitätshandbuch
in der Altenpflege**

4., aktualisierte Auflage

2010. ca. 380 Seiten, 17,3 x 24,5 cm
ISBN 978-3-89993-265-2
ca. € 34,95

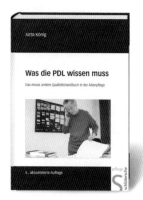

- Komplett, lesenswert und leicht verständlich
- Die »Bibel« für jede Pflegedienstleitung
- Auf dem aktuellsten Stand

»Das ist es in der Tat: Das etwas andere Qualitätshandbuch in der Altenpflege. Denn es enthält nicht nur alles Wesentliche, was man über die komplexen Strukturen und Anforderungen im Rahmen der Qualitätssicherung wissen muss, sondern man mag es sogar gern lesen.« *Altenpflege*

Diese mittlerweile 4., aktualisierte Auflage spricht eine deutliche Sprache: Jutta König hat mit ihrem »etwas anderen Qualitätshandbuch« einen Standard gesetzt. Die neue Auflage liefert das komplette Thema »Qualität« in gewohnter Übersichtlichkeit. Auf diese praktische Arbeitsgrundlage sollte keine PDL verzichten!

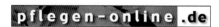

schlütersche

Stand April 2010. Änderungen vorbehalten.